事例でわかる
看護理論を看護過程に生かす本

【編著】
小田正枝

照林社

はじめに

　看護学のこれまでの発展の歴史を振り返ると、多くの看護理論家の研究への情熱と努力をみることができます。一方で、看護理論とは何か、看護過程とは何かについては、さまざまな論議があります。

　フォセット（Fawcett, J, 1955）は抽象度の違いで「モデル」と「理論」を区別しています。看護理論の分析で著名なメレイス（Meleis, AI, 1997）は「モデル」と「理論」を区別せず、併せて「理論」と呼んでいます。

　看護過程は、問題を解決する際に必要な行動や思考について、系統的に段階を追って示したものです。POSが示す4段階、米国看護師協会（ANA）やロイの示す6段階がありますが、現在は5段階（アセスメント・看護診断・計画・実施・評価）が基本となっています。いずれも同じ要素を含んでいるので、問題を解決するという大枠さえ理解しておけば活用できます。

　本書では、著名な看護理論として、ヘンダーソン、ロイ、オレム、ペプロウ、ゴードン、ベナーそして家族看護モデルの7つを紹介し、理論の視点を明確にしています。解説は各看護理論に精通し、現在、研究、教育、実践に取り組んでいる方たちによって執筆されています。

　第1章では現在の看護知識の構造に対する見解を述べ、第2章では看護理論の発展の経緯と看護過程に必要な6つの一般モデルを紹介しています。第3章は問題解決過程をたどる看護過程と看護診断について説明しています。第4章では、7つの看護理論の最新の見解について、包括的かつ客観的に概観し、その7つの看護理論を基に事例展開しています。看護過程と看護理論の平易で具体性のある解説を、すべての看護者と看護学生のために執筆しました。

　本書の出版にあたり、看護学を発展させたいという執筆者の先生方の熱意に感謝いたします。それと共に本書の構成および編集を担当してくださいました照林社の有賀編集部長さん、編集部の新居さんに感謝申し上げます。

2008年7月

小田 正枝

目　次

第1章　看護理論と看護過程

看護理論と看護過程の関係　　　小田　正枝 …… 2
1. 発展してきた看護理論 …… 2
2. "看護の自立"をめざす看護理論 …… 3
3. 互いに関連し合う看護過程の構成要素 …… 3
4. 看護過程の展開 …… 4
5. 看護過程と看護理論 …… 4

看護実践に必要な理論的知識　　　小田　正枝 …… 7
1. 看護学における4つの知の形態 …… 7
2. クリティカルシンキング …… 8

第2章　看護理論の特徴と目的

看護理論の発展の経緯　　　井手　裕子 …… 12
1. 看護の概念化の時代：ナイチンゲールの時代　主として1850年代 …… 12
2. 経験から得られた知恵に基づく看護の時代：1900年代初頭 …… 12
3. 看護を科学としてとらえるきっかけとなった時代：1950年代 …… 15
4. 看護の科学が開花した時代：1960年代 …… 15
5. 看護の科学が結実した時代：1970年代 …… 16
6. 看護の科学の見なおしの時代：1980年代以降 …… 17

看護理論を看護過程に生かす　　　小田　正枝 …… 18
1. さまざまな看護理論は人間の多様性の証し …… 18
2. 看護理論と看護過程の発展 …… 18
3. モデルと理論 …… 19
4. 本書で取り上げたモデルと理論 …… 19

一般モデルの概観

マズローの「ニード論」　　　山勢　博彰 …… 21
1. マズローの心理学の特徴：人間主義的心理学 …… 21
2. マズローのニード階層論 …… 21
3. 欠損動機と成長動機 …… 22
4. ニード論をどう使うか …… 23

エリクソンの「発達モデル」　　　山勢　博彰 …… 24
1. 発達過程とは …… 24
2. エリクソンの発達モデルとは …… 24
3. 各発達段階の概要 …… 24
4. 発達モデルをどう使うか …… 26

一般システムモデル　　　　山勢　博彰 …… 27
- 1 システムとは …… 27
- 2 生体のシステム …… 28
- 3 一般システム理論 …… 29
- 4 一般システムモデルをどう使うか …… 29

心理的ストレス・コーピングモデル　　山勢　博彰 …… 30
- 1 心理的ストレスとは …… 30
- 2 コーピング …… 31
- 3 心理的ストレス・コーピングモデルをどう使うか …… 32

危機モデル　　　　山勢　博彰 …… 33
- 1 危機とは …… 33
- 2 危機理論 …… 33
- 3 危機理論における危機の概念 …… 33
- 4 危機モデルとは …… 35
- 5 危機モデルをどう使うか …… 35

家族看護モデル　　　　藤野　成美 …… 36
- 1 家族の形態や機能について …… 36
- 2 家族発達理論 …… 37
- 3 家族システム理論 …… 37
- 4 家族ストレス対処理論 …… 37
- 5 家族看護モデルの使い方 …… 38

第3章　よくわかる看護過程の展開

問題解決としての看護過程　　　伊東　美佐江 …… 42
- 1 看護過程とは …… 42
- 2 看護過程の構造 …… 42
- 3 構成要素間の関連 …… 42
- 4 看護過程の各構成要素 …… 44
- 5 看護過程による実践の意義 …… 45

看護診断の開発と発展　　　小田　正枝 …… 46

看護過程の展開と法的・倫理的側面　　小田　日出子 …… 48
- 1 看護の責務 …… 48
- 2 看護師の倫理綱領 …… 49
- 3 看護過程の倫理的側面 …… 50
- 4 看護過程と個人情報 …… 50
- 5 看護事故と法的責任 …… 51

第4章 代表的な7つの看護理論と看護過程の展開

ヘンダーソンの看護理論　　焼山　和憲　……54
1. ヘンダーソンという人 ……54
2. ヘンダーソンの看護の主要概念 ……54
3. 看護実践の基本となる概念 ……55
4. 基本的看護の構成要素 ……56
5. ヘンダーソンの看護過程のモデル ……56
6. ヘンダーソンの看護理論の応用 ……57

■ヘンダーソンの看護理論による看護過程の展開■
統合失調症で他者とかかわろうとしない患者 ……59

ロイの看護理論　　下舞　紀美代　……70
1. ロイという人 ……70
2. ロイ適応看護理論が開発される礎となった2つの理論 ……70
3. ロイ適応看護理論の概念 ……71
4. 適応システムとしての人間の反応 ……72
5. 4つの適応様式 ……73
6. ロイ適応看護理論に基づく看護過程の構造と機能 ……75

■ロイの看護理論による看護過程の展開■
長期臥床を余儀なくされた高齢者　　古川　秀敏　……79

オレムの看護理論　　宇佐美　しおり　……95
1. オレムという人 ……95
2. オレムの看護理論の哲学的背景 ……95
3. オレムの看護理論におけるメタパラダイム ……96
4. オレムの看護理論における前提と命題 ……96
5. セルフケア理論 ……97
6. セルフケア不足の理論 ……98
7. 看護システム論 ……98
8. オレムの看護理論の応用 ……99

■オレムの看護理論による看護過程の展開■
乳癌の骨転移があり、退院に不安を感じている患者 ……101

ペプロウの看護理論　　窪田　惠子　……108
1. ペプロウという人 ……108
2. ペプロウの看護理論の特徴 ……108
3. ペプロウの看護理論の主要概念 ……110
4. 看護の役割 ……111
5. 看護師－患者関係における重なりあった諸局面 ……112

■ペプロウの看護理論による看護過程の展開■
　　尿路結石症ではじめての入院体験の患者 …………………………………………115

家族看護モデル　　　　　　　　　　藤野　成美 …………………**128**
　1 家族看護モデルの概要 …………………………………………………………128
　2 渡辺式家族アセスメントモデルの特徴 ………………………………………130
　3 渡辺式家族アセスメントモデルの5つの段階 ………………………………130

　　■家族看護モデルによる看護過程の展開■
　　統合失調症の患者をかかえる家族 ……………………………………………133

ゴードンの看護理論　　　　　　　　穴井　めぐみ ………………**143**
　1 ゴードンという人 ………………………………………………………………143
　2 機能的健康パターンとは ………………………………………………………144
　3 看護過程と臨床判断 ……………………………………………………………145
　4 看護過程の段階 …………………………………………………………………145
　5 アセスメントの判断基準 ………………………………………………………146
　6 診断におけるエラーを避けるには ……………………………………………147
　7 医学問題への介入 ………………………………………………………………147

　　■ゴードンの看護理論による看護過程の展開■
　　右大腿骨頸部骨折で痛みを訴える高齢患者 …………………………………156

ベナーの看護理論　　　　　　　　　古庄　夏香 …………………**172**
　1 ベナーという人 …………………………………………………………………172
　2 ベナーの看護理論の特徴 ………………………………………………………172
　3 ベナーの看護理論におけるメタパラダイム（人間・環境・健康・看護）……173
　4 技能習得モデル …………………………………………………………………173
　5 看護実践の領域と能力 …………………………………………………………175
　6 ベナーの看護理論の事例展開への方法 ………………………………………177

　　■ベナーの看護理論による事例の展開■
　　早期胃癌と診断された患者のアセスメント …………………………………179

本書に出てくる略語 ……………………………………………………………………**10**
本書に出てくるカタカナ語 ……………………………………………………………**40**
本書に出てくる重要用語 ………………………………………………………………**188**
索引 ………………………………………………………………………………………**196**

　　　　　　　　　　　　　　　　　表紙・カバーデザイン：小島トシノブ＋齋藤四歩（NON design）
　　　　　　　　　　　　　　　　　表紙イラストレーション：高橋三千男
　　　　　　　　　　　　　　　　　本文イラストレーション：イケガメ シノ
　　　　　　　　　　　　　　　　　DTP制作：インタービジョン

● 編著

小田　正枝	西南女学院大学保健福祉学部看護学科教授

● 執筆（執筆順）

井手　裕子	西南女学院大学保健福祉学部看護学科
山勢　博彰	山口大学大学院医学系研究科教授
藤野　成美	九州大学大学院医学研究院保健学部門看護学分野講師
伊東　美佐江	川崎医療福祉大学医療福祉学部保健看護学科准教授
小田　日出子	西南女学院大学保健福祉学部看護学科教授
焼山　和憲	福岡大学医学部看護学科教授
下舞　紀美代	長崎県立大学看護栄養学部看護学科准教授
古川　秀敏	長崎県立大学看護栄養学部看護学科講師
宇佐美　しおり	熊本大学保健学教育部教授
窪田　惠子	福岡女学院看護大学看護学部看護学科教授
穴井　めぐみ	西南女学院大学保健福祉学部看護学科准教授
古庄　夏香	西南女学院大学保健福祉学部看護学科

第1章

看護理論と看護過程

看護理論と看護過程の関係 ……………………………… p.2

看護実践に必要な理論的知識 …………………………… p.7

看護理論と看護過程の関係

小田　正枝

1 発展してきた看護理論

　看護は専門職として、今まさに発展し続けています。そして専門職独自の知識を確かなものにしてきています。この専門職独自の知識を確かなものにするために、看護に特有な概念[*1]が規定され、看護理論[*2]（nursing theory）が発達し、広く認識されるようになってきました。理論の定義を表1にあげました。

　ここ50年間を概観しますと、看護は伝統的に継承された経験的な知識を優れたものとして価値をおく時代から、人間の生命パターンと成長にともなう変化過程を科学的に実証する看護科学へと変化してきました。

　看護理論は、看護実践や看護研究[*3]との関係の中で発展してきています。また看護理論は、他の学問領域との関係や時代背景などのさまざまな影響を受けています。

　看護を実践する臨床は、常に理論よりも複雑です。しかし複雑な臨床で看護を行うとき、理論をもつことにより、何が重要で何を予測すればよいかを見きわめる力を与えてくれます。そして、そこにある状況を把握しやすくしてくれます。

　看護理論は、看護が学問であるための独自の理論として開発され、看護実践において実際の看護ケアを方向づけてくれます。

　看護理論・看護実践・看護研究の関係を図1に示しました。

図1　看護理論・看護実践・看護研究の関係

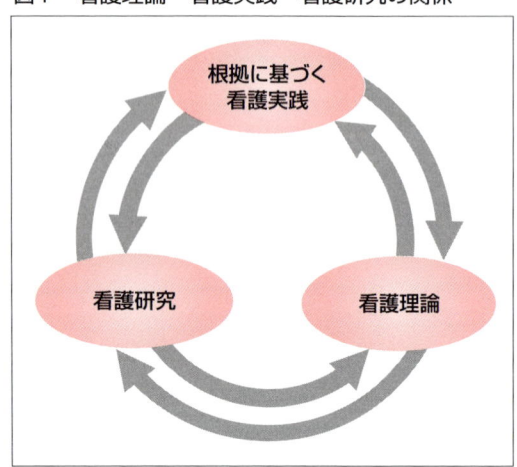

看護実践、看護研究、看護理論は相互につながり、影響を与えている。

---

*1　概念：concept、コンセプト。基本的な考え方、そのものの意味内容。
*2　看護理論：nursing theory、看護に対する考え方や見方を体系的に理論づけたもの。
*3　看護研究：nursing study、nursing research。看護に関して看護学の視点で行われる研究。看護ケアの科学的な法則性を見いだし、体系化をはかる。

表1　理論とは（理論の定義）

	日本語	英語
スティーブンス Stevens, BJ （1984年）	理論とは「ある現象を説明するために、あるいはある現象を特徴づけるために主張する陳述（声明）である」。	A theory may be defined as "a statement that purports to account for or characterize some phenomenon".
マリーナー・トメイ Marriner-Tomey, A （1989年）	理論とは「概念・定義・命題といった一連のものである。これら概念・定義・命題は［記述すること］［説明すること］［予測すること］という目的のために、特定の概念どうしの相互関係をデザインすることによって、現象に対する系統的な見方を提示する」。	A theory is "a set of concepts, definitions, and propositions that projects a systematic view of phenomena by designing specific interrelationships among concepts for purposes of describing, explaining and predicting".
メレイス Meleis, AI （1991年）	理論とは「構造化された、凝縮した、系統的な一連の陳述の明確な表現である。これらの一連の陳述とは、ある学問分野に全体として意味をもつ重要な問いかけに関係したものである」。	Theory is an organized, coherent, and systematic articulation of a set of statements related to significant questions in a discipline that are communicated in a meaningful whole.

2　"看護の自立"をめざす看護理論

　科学の目的は、ものごとの関係を観察し、分類し、理解を導き、自然現象に対する能力を得ることにあります。現象は看護の領域の研究対象ともいえるでしょう。

　科学としての看護は、環境と相互に作用しあっている人間をどうみるか、また環境の中で健康を促進するために、看護がどのように人間と相互に作用し合っていくかについての見解を発展させてきました。

　看護職者が看護の科学の知識を開発するのに用いる方法には3つあります。①看護の概念モデルの開発、②理論構築、そして、③新しい理論を検証し開発することです。

　看護理論家の先駆者であるフローレンス・ナイチンゲール（1820-1910）が観察と経験から看護の現象を記述して1世紀半以上が経過し、ここ60年の間に多くの看護理論家と看護理論が生まれました。

　体系化された優れた理論は、さまざまな状況を一般化し、私たちはその理論によって、臨床現場にある膨大な情報を整理し、その情報を見きわめることが可能になります。これが、私たちが理論をもつ強みです。

　しかし実際の世界は常に理論よりも複雑であり、優れた理論においても制約があります。人間を対象とする看護という事象は一定しているわけではなく、理論家たちの焦点の当てどころも、さまざまになります。たとえば、シスター・カリスタ・ロイは看護の対象としての人間（個人・家族・集団・地域）に、「システム」と「適応」の概念を用いました（1976年、p.70参照）。看護職者が教育・実践・研究の手段として使える人間に関する自らの明確な考え方を提示したのです。

　看護の役割・機能は、その時代の社会的背景に影響を受けながら変遷してきました。その中で看護理論家たちが一貫して追及してきたのは"看護独自の機能の明確化"であり、看護は誰に対して何をどのようにする人なのかという、責任範囲を確立することでした。これは"看護の自立"の作業であったといえます。

3　互いに関連し合う看護過程の構成要素

　看護過程は、さまざまな看護実践を組織化す

図2　看護過程の構成要素とフィードバック機構

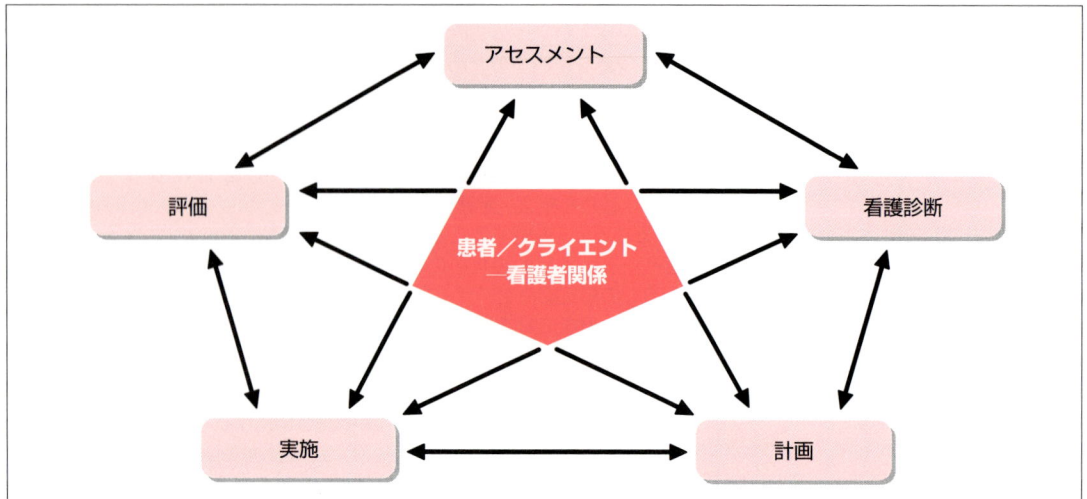

ポーラ J. クリステンセン、ジャネット W. ケニー著、小田正枝、江川隆子監訳：看護診断入門ナーシングプロセス、理論編、看護モデルの実践への展開1、第4版、廣川書店；1996．p.12．より引用

るひとつの方法です。つまり看護職者は、看護実践において、身体的ケアや精神的サポート、先を見すえた指導、カウンセリングなど多くの看護の機能を通じて、技能（アート）と対人関係技能を発揮するだけでなく、共感や思いやりも示します。また看護過程は、看護実践の流れを示す道筋であり、枠組みでもあります。

「看護過程」という用語そのものは、アメリカから輸入されたnursing processの訳ですが、今では日本の看護の専門用語として市民権を得ています。

看護過程は、①アセスメント、②看護診断、③計画（目標設定、ケア計画）、④実施、⑤評価、の5つの構成要素をもち、それぞれが関連しあっています。

看護過程を効果的に進めるためには、前段階として対人関係的な技術が重要となります。図2は、看護過程の構成要素と対人関係を図式化したものです。

4 看護過程の展開

看護過程の展開は、段階的に進むものではありません。実践の場では、ケアをしながら新しい情報を得てアセスメントしなおすということを繰り返しているように、連続し関連して動いています。

また、看護過程は、看護実践を意図的に進めていくことです。

看護実践を観察すると、多忙な中で看護師は数多くの業務を、ただ次々と遂行していると思われがちです。しかし、よく見ると、ひとつひとつの看護業務は、その看護師の思考と判断に支えられ、順序づけられた活動の連続であることがわかります。しかも、そのひとつひとつは、前の活動の正確性に左右され、また次にくる活動に影響を及ぼしています。

看護過程は看護における「行動」と「思考」を、よりあわせた縄やひものようなものです。この看護過程は、専門職として行う看護実践の本質です。

5 看護過程と看護理論

看護理論は、科学と人間性を含んだ広い知識に基づいて考え出され、全人的アプローチを示唆し、看護過程はクライエント[*1]の状態にどのよ

表2　主要な看護の定義と看護理論の基盤になる考え方

理論家・組織	定　義
バージニア・ヘンダーソン Virginia Henderson	看護とは、病気、健康を問わず、もしその人が十分な強さ（体力）、意志、知識をもっていれば、助けがなくても実践できたようなレベルで、その健康や回復（あるいは平和な死）に関連した活動を実践できるように支援することである。
シスター・カリスタ・ロイ Sister Callista Roy	看護とは、実在あるいは潜在的な病気をもっている人に対するケアに関連した分析と活動プロセスを処方する知識の理論的体系である。それは通常ではないストレスや減弱されたコーピングのメカニズムによって、その人の通常のコーピングが非効果的になる場合に必要となる。
ドロセア・オレム Dorothea E.Orem	看護とは、セルフケア活動のために個人のニードに対する特別の関心と、生活と健康を維持するために、あるいは病気やケガからの回復のために、継続的に基本にもとづいてケアを提供したり管理したりすることである。
ヒルデガード E. ペプロウ Hildegard E. Peplau	看護とは、有意義な、治療的な対人的プロセスである。創造的、建設的、生産的な個人生活や社会生活をめざす、パーソナリティの前進を助長することを目的とした教育的手段であり、成熟を促す力である。
米国看護師協会 ANA American Nursing Association	看護とは、現にあるあるいはこれから起こるであろう健康問題に対する人間の反応を診断し、かつそれを治療することである。
日本看護協会 JNA Japanese Nurses Association	看護とは、健康のあらゆるレベルにおいて個人が、健康に正常な日常生活が送れるよう援助することである。
パトリシア・ベナー Patricia Benner	看護は、人を気づかい、世話を実践することである。人を気づかうことは、看護実践の中心になるものである。気づかいと責任感をもって患者とかかわることで、患者にあった援助を行うことができる。
マージョリー・ゴードン Marjory Gordon	看護診断とは、看護師がその教育や経験によって看護治療ができ、またそのための免許も所有している、実在あるいは潜在する健康問題を表現したものである。
渡辺式 家族アセスメントモデル	家族看護とは、家族の一人または複数の構成員をケアを必要としている対象と捉え、家族の健康、家族のQOL家族のセルフケア能力を高めるために専門家がケアすることである。

うな関連情報があるのか、その情報をどう解釈するべきなのかを導くことにより、整合性のある科学的アプローチを可能にします。このように看護理論は、看護過程を補完するものです（図3）。

看護理論と看護過程を統合するということは、専門的な看護実践を示します。つまり、看護理論に基づいた看護実践を確実なものにします。看護理論は看護職者の責任ある判断を裏づけるものとなるのです。

パトリシア・ベナー[1]は専門職として積み上げていく能力の5段階（初心者、新人、一人前、中堅、達人）をあげています（1984年、p.172参照）。

図3　看護過程と看護理論の関係

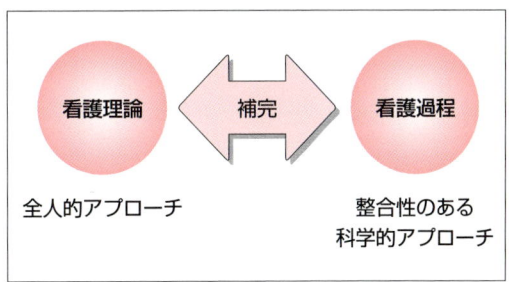

看護の初心者が特定のレベルからスタートできるのは理論があるからであり、達人は看護過程にさまざまな理論を活用することができると述べています。

＊1　クライエント：client、クライアントとも。依頼人、顧客、患者。

看護理論と看護過程を学ぶ上で、看護とは何か（看護の定義）について整理しておきましょう。表2は主要な理論家たちによって開発された看護の定義を要約したものです。また、米国看護師協会、日本看護協会の定義も併せてまとめてあります。本書で解説している理論家の基本的考え方を知ることができます。これは記述された看護の定義のほんの一部です。

【引用文献】
1）パトリシア・ベナー著、井部俊子、井村真澄、上泉和子訳：ベナー看護論―達人ナースの卓越性とパワー、医学書院；1992．p.10-20．
2）ポーラ J．クリステンセン、ジャネット W．ケニー著、小田正枝、江川隆子訳：看護診断入門ナーシングプロセス、理論編、看護モデルの実践への展開1、第4版、廣川書店；1996．p.12．

【参考文献】
1）小田正枝編著：看護過程がよくわかる本―看護理論を実践に生かす、照林社；2002．
2）中木高夫：中範囲理論とは：黒田裕子監修、看護診断のためのよくわかる中範囲理論、月刊ナーシング 2007；27（12）増刊号：4-11．
3）黒田裕子：看護診断の理念と意義、月刊ナーシング 1994；14（5）増刊号．
4）ガートルード・トレス著、横尾京子、田村やよひ、高田早苗監訳：看護理論と看護過程、医学書院；1992．
5）ジャクリーン・フォーセット著、小島操子監訳：看護モデルの評価―分析と評価、医学書院；1990．
6）アン・マリナー・トメイ、マーサ・レイラ・アリグッド編、都留伸子訳：看護理論とその業績、第3版、医学書院．2004．
7）小田正枝・山本富士江編：看護学序説―人間科学としての看護学、廣川書店．1996
8）ルビン L．ウェズレイ著、小田正枝訳：看護理論とモデル、HBJ出版局；1998．
9）小田正枝：看護診断を支える看護過程論、看護診断2004；9（1）：16-23．
10）アメリカ看護婦協会、小玉香津子訳：看護はいま―ANAの社会政策声明、日本看護協会出版会；1998．p.29-74．
11）Hickman JS著、南裕子、野嶋佐由美、近藤房恵訳：看護理論への入門：ジュリア B ジョージ編、看護理論集―より高度な看護実践のために：日本看護協会出版会；1998．p.9-11．
12）黒田裕子：理論を活かした看護ケア―知的な看護介入をめざして、照林社；1996．

第1章　看護理論と看護過程

看護実践に必要な理論的知識

小田　正枝

　看護はもともと家庭内で営まれていた機能であり、その後、病院や施設における医療、看護が確立していき、現在では、主に効率性や経済的な理由によって、再び病院や施設の壁を越えて地域に回帰する流れとなっています。いずれにしても看護が、クライエント[*1]中心、利用者中心、消費者中心であることには変わりがありません。

　看護過程に看護理論を適用した実践が行われるようになると、看護の知識の蓄積が可能になります。看護師自身は、この知識を有効に活用していくことによって、患者に質の高いケアを提供し、看護の専門性を高めることになります。

　看護師はこの知識を、看護技術へ、対人関係へ、クリティカルシンキング（後述）へと発展させていくことが可能になります。

1　看護学における4つの知の形態

　カーパー[1]（Carper, BA）は看護学の中の4つの知の形態を述べています（1987年）。それは、経験知、倫理知、美的知、そして人間知です（図1）。

　経験知：単なる経験の積み重ねではなく、科学的（客観的な事実を実証することを基盤として

図1　看護学のための4つの知の形態（patterns of knowledge）

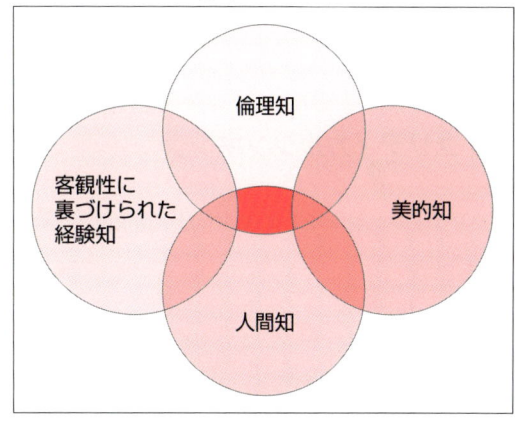

いる）に裏づけられた知識の積み重ねによる経験です。

　倫理知：看護の価値と患者／クライエントに対する倫理基準が日本看護協会や米国看護師協会により規定されています。その基準はクライエントやその家族への看護師の道徳的責務として、看護実践における判断を倫理的知識にもとづいて行うことを明記しています。

　美的知：患者／クライエントのケアを通して生まれる看護のダイナミックさや看護実践を経て獲得される共感的理解をさします。

[*1] クライエント：client、クライアントとも。依頼人、顧客、患者。

人間知：人間に関する知識は限られた情報やごく一部の情報で判断するより、現象の全体を大まかに把握して正確な結論を導き出すことが必要です。看護においては直観と同じ扱いとなります。直観は、関係のないある一連の事実を、まとまりのあるパターンとして、一瞬にしてうまく受けとめることができることをいいます。無意識にあることの意味内容を明らかにしたり、関係づけたり、先の見通しを可能にしたりします。また創造的な発見もあります。

看護学はこれらの4領域のすべての知識を応用した科学であり技術（アート）です。看護科学は生物物理学・行動科学・人間学・健康問題などに焦点をあてて研究された結果、導き出された知識の統合と応用をすべて含んでいるものといえるでしょう。

2 クリティカルシンキング

クリティカルシンキング（critical thinking）とは、科学的原理、方法に基づき、自分の思考をより明確に、より正確に、そして批判に耐えるものにするための過程をいいます。

クリティカルシンキングの意味は、自律的に、能動的に考える能力と態度を示しています。それは自分なりの意見をもち、建設的、積極的に思考することです。

看護過程は、すべてのプロセス（過程）においてクリティカルシンキングを必要とします。情報収集するとき、意思決定するとき、優先度を決定するとき、問題解決を行うとき、そして看護ケア計画を実行するときなどです。

クリティカルシンキングは、急激に変化している医療情勢に対応するためにも必須です。それは医療のハイテク化、医療訴訟の増大、訪問看護の需要の増大、そして高度な思考力と想像力をもつ看護職者の育成などがあります。

クリティカルシンキングの一般的理解の助けとなるルーベンフェルド（Rubenfeld, MG）の5つの思考様式（T・H・I・N・K）を表1に示しました。

表1 ルーベンフェルドの5つの思考様式

全面的な想起 T（total recall）	事実を思い出すことであり「記憶」によっている。記憶は単に物の名前や単語や年号を思い出すだけでなく、行動の決め手にもなっている。記憶できる量と記憶時間に特徴があり、現在3つの段階（瞬間記憶、短期記憶、長期記憶）があることがわかっている。
習慣 H（habits）	第2の本能とも呼ばれ、くり返されることによって、身についた思考方法。看護技術についていえば、体温を測る、注射するなどの技術は、くり返し実施することにより、第2の本能となり、習慣となる。
探求 I（inquiry）	すでにわかっていること、明らかだといわれていることなどに対して、疑問をもち、あらゆる角度から問題を吟味すること。
新しい発想と創造性 N（new ideas and creativity）	教科書や決められた手順を超えることが必要となる。看護の個別ケアにとって、この新しい発想と創造性は特に重要である。先の習慣を超えることが要求される。
自分の思考様式について知る K（knowing how you think）	自分の思考様式を知ることができるようになると、他の人の思考様式についての理解も深まる。 気質には8つのタイプがある。 「外向」と「内向」 「感覚」と「直観」 「思考」と「感情」 「結果」と「過程」 組み合わせで48通りにもなる。

看護職者の役割が拡大し、また患者や家族の価値観も多様となり、実際のケースのケア実践にあたっては厳しい判断に立たされたり、倫理上の問題を抱えることが多くなりました。このようなとき、クリティカルシンキングの能力が必要になっています。

　クリティカルシンキングとは、意図的な目的志向の考え方を推進する態度から構成されています。つまり看護判断の能力を向上させるためのものといえます。

　また看護過程でよく用いられる思考様式とクリティカルシンキングのスキルを**表2**に示しました。加えてクリティカルシンキングを訓練することにより現在の自分をいかに変化させられるか、**表3**のような特性を身につけることができます。

【引用文献】
1) Carper, BA. Fundamental patterns of knowing nursing. Adv. Nurs. sci 1978；1（1）：13-23.
2) 野地有子、牧本清子：楽しく学ぶクリティカルシンキングー根拠に基づく看護実践のために、廣川書店；2001．p.66.

表2　看護過程でよく用いられる思考様式とクリティカルシンキングのスキル

看護過程	ルーベンフェルドの思考様式	クリティカルシンキングのスキル
アセスメント	想起、探求	関連性、比較／対照、資料の信頼性、事実の正確性、証拠の探求、明文化されていない前提
看護診断	想起、探求	分析、誤った論証を発見する、統合・総括、分類
計画	新しい発想と創造性	事実・価値判断、意志決定、予測
実施	想起、習慣、探求	問題解決
評価	探求、自分の思考様式について知る	偏りを知る、視点／観点をもつ、評価、論議

野地有子、牧本清子編著：楽しく学ぶクリティカルシンキング、廣川書店；2001．p.66．より引用

表3　クリティカルシンキングから得られる特性

- 常に日常の生活の中で、なぜこうなっているのかと習慣的に答えを探す。
- 新しい情報を得るアンテナを張る。
- 見いだしたものに対してアセスメントをする能力をもつ。
- 心を開き、他の物や意見にも耳を傾ける。
- 柔軟性をもち変化することができる。
- 評価するときに、すべての情報を受け入れる。
- 自分の好みに縛られず、常に正しくものごとを見つめて判断できる。
- 結論をフェアに出すことができる。結論が誤りであれば正すことができ、再考して検証できる。
- ものごとを明瞭にし、特にそれを細部にわたって行う。
- 常に新しい情報・疑問をもち、またそれを求めていく。
- 忍耐強くへこたれない。

本書に出てくる略語

略語	原語	日本語
A	assessment	アセスメント。主観的データおよび客観的データに対する看護者の思考過程。
	adaptive responses	適応行動（反応）。
ANA	American Nurses Association	米国看護師協会。
C	collaborative problem（CP）	共同問題。
	contextual stimuli	関連刺激。焦点刺激によって起きた行動に関連するすべての刺激。
E	educational plan（EP）	教育計画。
ESWL	extracorporeal shock wave lithotripter	体外衝撃波結石破砕術。
F	focus stimulus	焦点刺激。その人に最も直接的に影響する刺激。
H	habits	習慣。ルーベンフェルドの5つの思考様式の1つ。
I	ineffective responses	非効果的行動（反応）。
	inquiry	探求。ルーベンフェルドの5つの思考様式の1つ。
ICN	International Council of Nurses	国際看護師協会。
ICNP	International Classification for Nursing Practice	看護実践国際分類。
IT	information technology	情報技術。
JNA	Japanese Nursing Association	日本看護協会。
K	knowing how you think	自分の思考様式について知る。ルーベンフェルドの5つの思考様式の1つ。
N	new ideas and creativity	新しい発想と創造性。ルーベンフェルドの5つの思考様式の1つ。
NANDA	North American Nursing Diagnosis Association	北米看護診断協会。2002年よりNANDA-I（NANDAインターナショナル）。
NIC	Nursing Interventions Classification	看護介入分類。
NOC	Nursing Outcomes Classification	看護成果分類。
O	objective data	客観データ。検査データ、看護者の客観的な観察によって得られた情報。
O	observational plan（OP）	観察計画。
P	plan of care	ケア計画。アセスメントに基づく今後の予定および計画。
R	residual stimuli	残存刺激。確認はできていないものの、行動に影響すると考えられる刺激。
S	subjective data	主観的データ。患者の主観的な訴え。
SST	social skills training	社会生活技能訓練。
T	treatment plan（TP）	ケア（治療）計画。
	total recall	全面的な想起。ルーベンフェルドの5つの思考様式の1つ。

第2章

看護理論の特徴と目的

看護理論の発展の経緯	p.12
看護理論を看護過程に生かす	p.18
【一般モデルの概観】 マズローの「ニード論」	p.21
エリクソンの「発達モデル」	p.24
一般システムモデル	p.27
心理的ストレス・コーピングモデル	p.30
危機モデル	p.33
家族看護モデル	p.36

第2章 看護理論の特徴と目的

看護理論の発展の経緯

井手 裕子(いで ゆうこ)

家族機能のひとつであった看護の歴史は、人類が地上に存在しはじめたときから、すでにはじまっていたといえます。しかし、看護理論の歴史というと、ナイチンゲール(フローレンス・ナイチンゲール、1820-1910)以降を示す150年ほどの浅い歴史になります。

看護理論の理解は、その構築の基盤となる時代背景を知ることで、より明解となります(表1)。

看護理論の発展の経緯を、下記の6つの時期に分けて概観します。
①看護の概念化の時代
②経験から得られた知恵に基づく看護の時代
③看護を科学としてとらえるきっかけとなった時代
④看護の科学が開花した時代
⑤看護の科学が結実した時代
⑥看護の科学の見なおしの時代

1 看護の概念化の時代:ナイチンゲールの時代 主として1850年代

ナイチンゲールはクリミア戦争へ従軍看護師として参加し、そのときの経験から自然こそが病人の回復過程をうながす要因であると考えました。そして、**看護**とは"回復過程を促進するために、病人を取りまく環境を整えることである"と論じました。

ナイチンゲールは、医学と看護の違いを明確に示しました。また、看護専門職育成には、高度な教育と実践の場における訓練が必要であると説きました。

ナイチンゲールは「看護とは何か」を説いたのではなく、「これが看護である」という看護の概念を提示しました。看護はアート(わざ)であると説いたのもナイチンゲールです。

2 経験から得られた知恵に基づく看護の時代:1900年代初頭

アメリカではこの時代、医療制度が資本主義的な利潤追求ビジネスとして発達しました。

看護師は経費のかからない労働力として考えられており、医師の指示の下で働いていました。つまり看護は、医学を支えるのが役割でした。

当時、看護知識とされていたものの多くは、**経験から得られた知恵**でした(図1)。

しかし、看護職の中には「看護には看護実践の明確な知識体系が必要だ」という考え方がありました。

この考え方は、看護と医学の目標は同じであっても、看護の中心的な目標を達成するために、看護以外の学問からは得られない看護独自

表1　看護理論の歴史的な位置づけ

年代	社会情勢	看護に関連する出来事	看護理論の発展	理論家	主な著書
1800	クリミア戦争（1853〜1856年）	ナイチンゲール看護学校（1860年）	看護の概念化の時代	ナイチンゲール	「看護覚え書」（1859年）
	南北戦争（1861〜1864年）	アメリカで看護学校が3校開校（1873年）			
		コロンビア大学（1899）			
1900	第一次世界大戦（1914〜1918年）	ミネソタ大学（1910年）	経験から得られた知恵にもとづく看護の時代		この間に著名な理論家は現れていない
		エール大学（1923年）			
		ゴールドマークレポート（1923年）			
	第二次世界大戦（1939〜1945年）	戦争を支えるために看護師は必要とされた			
		ブラウンレポート（1948年）			
		看護教育の拡大・発展			
	＜1950年代＞	大学を卒業した看護師により、理論開発がすすみ論文などが発表される	看護を科学としてとらえるきっかけとなった時代	ペプロウ	「人間関係の看護論」（1952年）
		大学院教育の推奨			
	＜1960年代＞	効果的な看護実践の追求	看護の科学が開花した時代	ヘンダーソン	「看護の基本となるもの」（1960年）
		ニード論、相互作用理論の開発		アブデラ	「患者中心の看護」（1960年）
				オーランド	「看護の探求」（1961年）

（次ページにつづく）

年代	社会情勢	看護に関連する出来事	看護理論の発展	理論家	主な著書
				ホール	「コア・ケア・キュアモデル」(1964年)
				ウィーデンバック	「臨床看護の本質」(1964年)
				レヴィン	「4つの保全モデル」(1966年)
				ジョンソン	「行動システムモデル」(1969年)
	＜1970年代＞	システム理論の開発	看護の科学が結実した時代	ロジャーズ	「ロジャーズ看護論」(1970年)
				オレム	「オレム看護論」(1971年)
				トラベルビー	「人間対人間の看護」(1971年)
				キング	「目標達成理論」(1971年)
				ベティ・ニューマン	「ヘルスケア・システムモデル」(1974年)
				ロイ	「ロイ看護論―適応モデル序説」(1976年)
				レイニンガー	「文化的ケア理論」(1978年)
				マーガレット・ニューマン	「看護における理論」(1979年)
	＜1980年代＞	ケア・ケアリング理論や、現象学的な考え方に基づく理論の開発	看護の科学の見なおしの時代	パースィ	「パースィ看護理論」(1981年)
				ベナー	「ベナー看護論」(1984年)
				ワトソン	「ワトソン看護論」(1985年)

の知識が必要であるということです。そこには、ナイチンゲールの"医学と看護には違いがあり、区別するべきである"という考え方が引き継がれていました。

この時代、ナイチンゲール以降、ペプロウ（ヒルデガート E. ペプロウ、1909-1999）の著書「人間関係の看護論」（1952年）が発表されるまでの約100年間は、著名な理論家が現れず、理論開発もなされていません。

3 看護を科学としてとらえるきっかけとなった時代：1950年代

活躍した主な理論家：ペプロウ

この時代の2度の世界大戦は、看護師の役割に重要な変革をもたらしました。当時、戦争を支えるために、病気や負傷者のケアをする看護師が必要とされたのです。

アメリカでは、戦争に奉仕することに同意した女性たちが活用できる看護教育制度が制定されました。

戦争により、身体面だけでなく精神面にも多くの問題を抱えていた人々に対して、精神面のニードに応じた看護が必要とされ、**ペプロウ**（p.108）の看護師と患者の対人関係に着目した理論などが発表されました。

第二次世界大戦の10年間は、戦争のために熟練した看護師の需要が高まり、多くの女性が高度な看護教育を受けはじめました。看護教育が病院内ではなく高等教育機関に設置され、大学教育がはじまったのです。

大学を卒業した看護師により看護理論に関する論文が書かれるようになり、また、看護実践に関する種々の考えをもつ学派が出現しました。

これらの背景は、看護理論の開発への刺激となり、看護を科学としてとらえる考え方が生まれるきっかけとなりました。

4 看護の科学が開花した時代：1960年代

活躍した主な理論家：ヘンダーソン、アブデラ、オーランド、ホール、ウィーデンバック、レヴィン、ジョンソン

この時代、看護実践に関する伝統的な考え方は多く残っていましたが、1960年代には"看護を

図1　経験からの知恵の構造

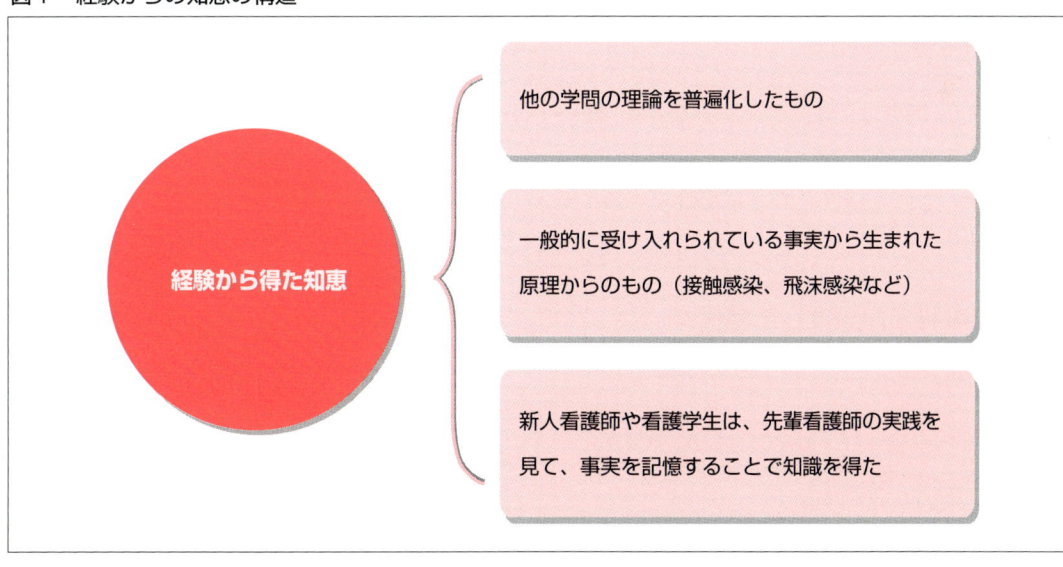

科学とするという考え方"が重要な変革をもたらしました。

看護は"技術的な能力や義務、美徳"という観点から"効果的な看護実践の追求"へと、その焦点が移りました。

看護の博士課程のプログラムが確立され、看護の代表者たちは、看護知識の開発をはじめました。

効果的な実践に焦点を当てた際、**ヘンダーソン**（バージニア・ヘンダーソン、1897-1996、p.54）などにより、基本的な人間のニードに基づく考え方やペプロウと同じく"看護者－患者関係"など相互作用理論にもとづく考え方などが発表されはじめました。

アブデラ（フェイ G. アブデラ）は、21の看護上の問題すなわち患者のニードをあげています。そして看護とは、患者に代わって作業を行ったり情報を提供することであり、それにより患者のニードは満たされ、自助能力の向上や回復、不自由からの緩和がなされなければならないと述べています。

オーランド（アイダ J. オーランド）は、看護過程という枠組みにしたがい、患者のニードを満たすことで患者の行動は改善されると述べています。オーランドは、"看護者－患者関係"を参加観察法で得られたデータに基づいて描きました。

ウィーデンバック（アーネスティン・ウィーデンバック、1900-1996）は、看護が援助するのは、患者という個人が「援助へのニード」（看護師の援助を必要としている）をもっている場合であると述べています。

5 看護の科学が結実した時代：1970年代

活躍した主な理論家：ロジャーズ、オレム、キング、トラベルビー、ベティ・ニューマン、ロイ、レイニンガー、マーガレット・ニューマン

1970年代の終わりごろには、アメリカでは博士号取得の看護師が2,000人近くにおよび、博士課程における学問的水準と質は十分に成熟してきました。

学問としての看護の水準の上昇は、看護を単なる職業から専門職へと移行させていき、看護の概念モデルが数多く開発されていきました。そして、看護モデルと看護実践との関係が明確となっていきました。

この年代には、多くの理論が発表されます。人間を、いくつかの構成要素からなる1つのシステムととらえた**ロイ**（シスター・カリスタ・ロイ、p.70）などによるシステム理論が発表されたのは、この年代です。ロイ以外にも、この年代には多くの理論が発表されています。

ロジャーズ（マーサ E. ロジャーズ）は、看護とは技術であると同時に科学であることを強調し、その目的は統一された人間が環境との絶え間ない相互作用を通じて発達する性質と方向性を研究することであると説きました。

オレム（ドロセア E. オレム、1914-2007、p.95）は、人間のニードをセルフケアとして説明し、セルフケア・ニードにおける看護の機能を明確にしました。

キング（アイモジン M. キング、1923-2007）は、看護は、看護師と患者との人間相互行為の過程であり、患者のもつ健康問題について話し合って目標を設定し、そのための手段を探し、その手段を使うことについて同意し目標を達成していく過程であると述べています。

トラベルビー（ジョイス・トラベルビー、1926-1973）は、患者－看護師関係を人間対人間の関係とした上で、信頼関係を確立していく4つの位相を設定しながら描いています。

マーガレット・ニューマンは、看護とは、より高い意識レベルに向かって前進するような人々が、自分の内部にある力を活用できるように援助することであると述べています。

また、**レイニンガー**（マドレーヌ M. レイニンガー）は、看護ケア、看護知識、看護実践における中心的テーマとしてケアリングを取り上げています。

ケアリングについては、1980年代では、さらに見なおされていきます。

6 看護の科学の見なおしの時代：1980年代以降

活躍した主な理論家：パースイ、ベナー、ワトソン

1980年代に入ると、科学としてとらえてきた看護学の普遍性や妥当性を検証し、看護の科学を見なおそうとする考えに焦点があてられました。

ベナー（パトリシア・ベナー、p.172）や**ワトソン**（ジーン・ワトソン）などにより、看護の実践場面で重要となるケアリングを見なおす傾向や、**パースイ**（ローズマリー・リゾ・パースイ）のように、ありのままの様子をとらえようとする現象学的な考え方が発表されました。

●看護理論の今後の展望

看護理論は、実践で利用されてこそ開発された意義があるといえます。2000年以降は、タッチング理論、褥瘡ケア理論などの実践理論が数多く生まれると考えられます。

【参考文献】
1）杉田暉道、長門谷洋治、平尾真智子、石原明：看護史、系統看護学講座、別巻9、第7版、医学書院；2005.
2）小田正枝編著：看護過程がよくわかる本―看護理論を実践に活かす、照林社；2002.
3）黒田裕子監修：やさしく学ぶ看護理論―ケースを通して、改訂版、日総研出版；2004.
4）小田正枝、山本冨士江編：看護学序説―人間科学としての看護学、廣川書店；1996.
5）ガートルード・トレス著、横尾京子、田村やよい、高田早苗監訳：看護理論と看護過程、医学書院；1992.
6）ペギー L. チン、メオーナ K. クレイマー著、白石聡監訳：看護理論とは何か、医学書院；1997.
7）城ヶ端初子、樋口京子：看護理論の変遷と現状および展望、大阪市立大学看護学雑誌 2007；3：1-11.

第2章　看護理論の特徴と目的

看護理論を看護過程に生かす

小田　正枝
（おだ　まさえ）

1　さまざまな看護理論は人間の多様性の証し

　看護を理論的に構築した最初の人物は、フローレンス・ナイチンゲールです。その後、ヒルデガード・ペプロウ（p.108）や、バージニア・ヘンダーソン（p.54）らによって、さらに理論構築が行われました。

　近年になって、ドロシー・ジョンソンが「一般システム理論[*1]」（p.27）を看護に応用し、それを基にシスター・カリスタ・ロイが「適応理論」（p.70）を発表したり、ドロシア・オレムが「セルフケア理論」（p.95）を発表しています。

　それらは、さまざまな形で看護の領域で取り入れられているものの、いまだ看護に普遍的な理論は存在しません。それは、人それぞれによって考えるところ、価値をおくものが異なるからです。

　これは何も看護界だけの状況とはいえません。人はそれぞれ思っていること、考えていることが異なっていて当然ですから、さまざまな理論があることは、むしろ喜ばしいともいえます。現在使われている代表的な理論は後の章で詳しく述べます。

2　看護理論と看護過程の発展

　理論は、実践を左右したり、あるいは観察した事実を説明するために提示される科学的に受け入れられる一般的な原理です。つまり、ある現象を説明したり、特徴を表すために書かれた記述です。

　看護理論は、看護に対する考え方や見方を体系的に理論づけたものといえます。看護の特性は複雑であり、それを定義しようとする試みは現在まで続けられています。

　看護の専門性は、看護理論家たちや専門職集団（米国看護師協会など）によって表明され、定義づけられてきました。これらの定義は看護過程の枠組みを述べるのに役立つものです（p.5の表2を参照）。

　現在、看護理論の書物がたくさん出版されています。それらは看護領域の中で起こっているさまざまな看護現象[*2]を理解しやすくしてくれます。また看護現象の複雑さが整理され系統的に何が重要なのかを示してくれています。

　現象とは、人間の意識や感覚などの実態、「事実そのもの」にもどり、あたりまえと思っているこ

[*1]　一般システム理論：自然、社会、機械など、すべてを同じシステムという考え方でとらえる理論。オーストリア出身の理論生物学者、ベルタランフィが提唱した。

とを意識の上にのぼらせたものです。

現象学は、すでに理解していると信じていることを検証することであり、フッサール（1859-1938、オーストリアの哲学者）が提唱しました。看護学においてはケアリングに対する考え方、健康な生活経験に対する考え方などが研究の対象となっています。

わが国において、看護理論を看護過程に生かしてこられたか、については、論文（文献）数の推移から推測することができます。1983～1990年まではわずかであり、1990年代以降、急速に論文数が増えています。これは看護理論の解説や看護理論を適用した事例展開の報告および看護診断との関連により増えているためと考えられます。看護理論と看護過程の関係性が理解されながら発展しつつあるといえましょう。

看護理論を演繹[*3]的に展開することは、理論家が主張する概念枠組みをアセスメント枠組みに使って、その理論を検証することにあります。これとは逆に看護実践の中の現象を記述し抽象度を上げていく帰納法があり、これは現象を説明することにあります。どちらを選ぶかは看護職者の看護の考え方によるところが大きいといえます。

現在開発されている理論は、小範囲理論[*4]から看護一般理論までさまざまです。これらの理論を活用し、患者のケアの質を高めていくことが今後さらに必要となります。

3 モデルと理論

モデルは、一連の考え方を関連づけて記述することによって、より大きく、一般的な概念を説明しようとするものです（一般モデル）。大理論（グランド・セオリー）もしくは一般理論とも表現されます。

看護でいえば（看護モデル）、看護領域全体を説明する、看護の広い範囲を対象とする普遍性の高いものといえます。

理論は、ある現象を説明したり、特徴を表すために書かれた記述です。理論はモデルよりもかなり特定の現象を扱っています。実証されていない仮説として生まれ、試され、支持されて、はじめて理論となる場合もあれば、より帰納[*5]的な道筋で理論として発展する場合もあります。研究を通じて試験・検証されます。また、同時に、研究の方向性を示すものです。

理論の種類をみますと、理論の抽象度から概ね3つのタイプになります。抽象度の高い順に広範囲理論（大理論のことです）、中範囲理論そして小範囲理論（実践理論を含む）です。

本書で取り上げている7つの看護理論では、ヘンダーソン、ロイ、オレムそして家族看護モデルは大理論であり、ペプロウ、ゴードンそしてベナーは小範囲理論といえるでしょう。

4 本書で取り上げたモデルと理論

看護が学問として確立するためには、看護実践の明確な知識体系が必要とされました。そこで、科学的な方法で、実践、教育、研究を行うことができる看護者たちが「看護理論」に関する論文を発表するようになりました。

看護理論は看護過程に適用されて、はじめて実践の科学として意味をもちます。看護理論と看護過程の統合は、専門的な看護実践の基礎となります。

[*2] 看護現象：健康状態に影響を及ぼす要因の中で、看護実践により解決が可能なもの。
[*3] 演繹：一般から具体化する推論の方法。演繹の代表的なものは三段論法。逆に具体から一般化する推論の方法は帰納といわれる。
[*4] 小範囲理論：実践理論のこと。大理論（グランド・セオリー、ground theory）、中範囲理論（大理論と小範囲理論の中間に位置する。看護現象をとらえるとき、有効といわれている）、小範囲理論の順に抽象度が低くなり、より実践的な理論になる。ただし、これらは明確に区分けされるものではない。
[*5] 帰納：具体から一般化する推論の方法。逆に、一般から具体化する推論の方法は演繹といわれる。

この看護理論は、看護以外の学問領域にある知識や理論を基にして構築、そして精錬しています。本書で紹介する6つの一般モデルは、多くの看護理論家たちが自己の理論の基盤としているものです。

　看護の理論およびモデルは、比較的最近発展してきたものです。現在、日本で刊行されている看護の理論およびモデルの翻訳書の多いことは、1960年以前とは比較にならないほどです。加えて、その看護理論の解説書も増えてきています。

　本書では7つの看護理論を紹介しています。わが国の臨床現場でもなじみ深いものであり、それぞれの著者は研究、教育、実践に活用し探求し続けている方々です。

　第4章では各看護理論の解説に加え、その看護理論を使った看護過程の展開を具体的な事例で紹介しています。

【参考文献】
1) 小田正枝編著：看護過程がよくわかる本—看護理論を実践に生かす、照林社；2002.
2) 中木高夫：中範囲理論とは：黒田裕子監修、看護診断のためのよくわかる中範囲理論、月刊ナーシング 2007；27（12）増刊号：4-11.
3) ガートルード・トレス著、横尾京子、田村やよひ、高田早苗監訳：看護理論と看護過程、医学書院；1992.
4) 小田正枝・山本富士江編：看護学序説—人間科学としての看護学、廣川書店. 1996
5) ルビン L. ウェズレイ著、小田正枝訳：看護理論とモデル、HBJ出版局；1998.
6) ポーラ J. クリステンセン、ジャネット W. ケニー著、江川隆子、小田正枝監訳：看護診断入門ナーシングプロセス、実践編、看護モデルの実践への展開2、第4版、廣川書店；1996.
7) 小田正枝：看護診断を支える看護過程論、看護診断 2004；9（1）：16-23.
8) アメリカ看護婦協会、小玉香津子訳：看護はいま—ANAの社会政策声明、日本看護協会出版会；1998. p.29-74.

第2章 看護理論の特徴と目的

一般モデルの概観①

マズローの「ニード論」

山勢 博彰（やませ ひろあき）

1 マズロー[*1]の心理学の特徴：人間主義的心理学

人間はもとより、生命現象を科学するにあたっては、分析・分解された要素だけでなく統合された人間としての全体性に着目することが不可欠です。

この統合された人間そのものの全体性に目を向けた心理学は「人間主義的心理学」または「ヒューマニズムの心理学」ともいわれ、従来の精神分析学[*2]や行動主義心理学[*3]に対する第3勢力の心理学[*4]として位置づけられています。

マズローの心理学は、この人間主義的心理学での中心的な存在として位置づけられています。その特徴を簡単にいうと、人間尊重の心理学であり、人間性のもつ何ものにも替えがたい尊厳さを大切にした心理学ということができます。

人間の内に働く法則を理解し、尊重し、本来そこに内在する価値を認めて、その十分な展開をはかろうとするのが、この心理学の基本的な立場です。

2 マズローのニード階層論

マズローは、ニード[*5]を5つのカテゴリーに分けます。これらの基本的ニードがその相対的優勢さによってピラミッド状の階層構造を構成します。1つのニードがある程度まで満足されると、新しい価値観により高次のニードが出現するという階層理論を述べているのです（図1）。

生理的ニードは、呼吸、排泄、飲食、睡眠など、人が生きていく上で欠かせない基本的な欲求をさしています。

安全のニードは、生存を脅かされないように、危険な環境や行動などから身を守り、その危険をいかに回避し安全を確保するかを求めるものです。

所属のニードは、国家、会社、家族など、ある集団に帰属していたいとするニードで、社会生活を営む人間にとって、必要不可欠な基本的ニードです。また、ある集団に所属することによって、愛情を受けたり、愛情を発揮したりする

---

*1 マズロー：Abraham H.Maslow、1908-1970。アメリカの心理学者。人間主義的心理学の構築にかかわった。
*2 精神分析学：フロイトにより創始された無意識の意味を重視した心理学。
*3 行動主義心理学：客観的に観察・測定できる行動を研究対象とする心理学。
*4 第3勢力の心理学：人間主義的心理学のこと。精神分析学、行動主義心理学に対抗する第3の心理学で、マズローがこういった。
*5 ニード：needs、ニーズ。欲求、人や集団がもつ欠乏感。

図1　マズローのニード階層説

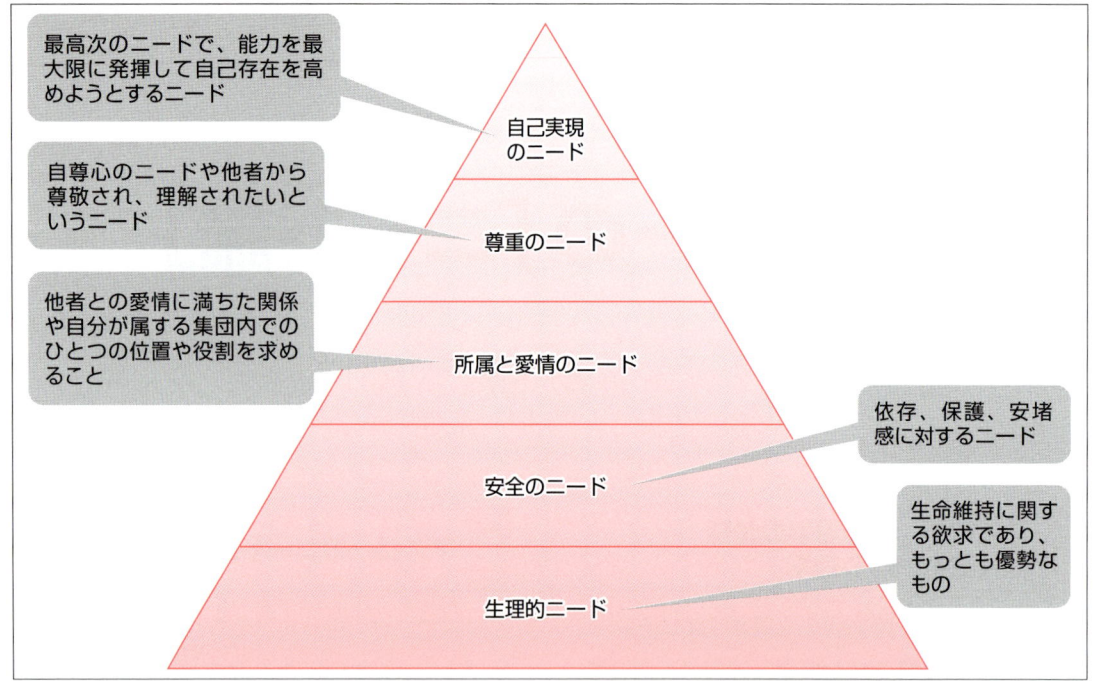

愛情のニードも含まれています。

　尊重のニードは、自分は有能で、強い存在であり、自信があるといった自尊心に対するニードや、他者から尊敬され、理解されていたいというニードです。

　自己実現のニードは、あるべき自分になりたいというニードです。たとえば、看護師になって人の健康増進に貢献したいとか、小説家になって自分の書いた本を世に出したいなどのニードです。

　これらのニードの段階は、低次であればあるほど、人格にとって強力で優先的です。また、特定のニードが100パーセント満足されて、はじめて次なる高次の段階のニードに移行するのではありません。満たされたニードは漸次活動をやめ、ついには意識から消失し、行動に影響を与えることもなくなります。

　必ずしも5つのニードに類別されるというのではなく、そこには個人差があります。階層も固定した順番で移行すべきものではありません。

3　欠損動機と成長動機

　マズローのニード階層論では、その後、ニード（欲求）を同じく立体的な層構造として、欠損動機と成長動機、あるいは欠乏欲求と成長欲求という形で論じています。

　欠損動機（欠乏欲求）は、人格内で精神的、身体的に欠乏状態が生じ、これを外界の資源によって補おうとする働きを意味するものです。

　成長動機（成長欲求）は、人格内に充実したエネルギーを外の対象にむけ、成長へのステップにしようとする動機です。

　たとえば同じ勉強をするにしても、試験に合格するための勉強は欠損動機によるものであり、その場合は認知も試験の必要性という枠に縛られており、感情的にも義務感から抜け出せず、いきいきしません。

　これに対して、自分の興味に基づいた勉強は、成長動機によるものであり、そこでは認知も柔軟に広がりをもち、新しいアイデアも生まれや

図2　欠損動機と成長動機の特徴

欠損動機	成長動機
生理的欲求に対して自己をコントロールするという対立的構図がある。	統合された自己実現をめざす。
満足によって休止をもたらす。	常により高次のものをめざす。
満足は目的達成の条件によって左右されやすい。	連続的な発展の過程そのものを大事にする。
あらゆる人々に共通する一般的なものである。	より個性的である。
対人関係において、利害関係や役割関係に縛られ、自己中心的な色彩が強い。	純粋に他者と交わり、自己を超越することができる。

すく、感情的にもいきいきしています。

欠損動機と成長動機の特徴をまとめると図2のようになります。

4　ニード論をどう使うか

ニード論は、健康上の問題を取り上げるときや看護実践の優先順位を決定するときに役立ちます。たとえば、問題の優先順位を考えるとき、患者と家族間の問題（所属のニード）よりも呼吸機能の問題（生理的ニード）のほうがニードは強く、優先順位は高くなります。

また、呼吸や循環、排泄などの生理的ニードが満たされていなければ、まずこうしたニードを満たす看護実践から取り組み、徐々に高次のニードを満たすかかわりを実施するようになります。

【参考文献】
1）マズロー, AH著、小口忠彦訳：改訂新版人間性の心理学―モチベーションとパーソナリティ、産業能率大学出版部；1987.
2）マズロー, AH著、上田吉一訳：完全なる人間―魂のめざすもの、誠心書房；1998.
3）上田吉一：人間の完成―マズロー心理学研究、誠心書房；1988.

第2章　看護理論の特徴と目的

一般モデルの概観②

エリクソンの「発達モデル」

山勢　博彰

1　発達過程とは

　人は生まれてから老いて死を迎えるまで、一生を通じて心身ともに発達する存在です。発達の側面は、体格や生理機能、学習能力、思考など多くのものがあり、それぞれの概念から発達過程を記述することができます。

　発達過程とは変化そのものであるため、全体を一様に取り扱うことはできません。そこで、あるところで区分する必要があります。発達段階は通常、乳幼児期、小児期、思春期、青年期、壮年期、中年期、老年期のように区分されています。しかし、それぞれの境界が明確に区別できるものではなく、発達は連続的に変化するというのが特徴です。

2　エリクソン*1の発達モデルとは

　発達過程のさまざまな側面のうち、エリクソンは人格の発達がどのようになっているのかを明らかにして発達段階をモデル化しました。

　エリクソンはフロイトの精神分析理論を発展さ せ、自我を重視して個人が社会環境との接触で、どのような社会的発達をたどっていくのかを説明しました。

　この発達モデルは、8つの段階によって構成されています。それぞれの段階は段階的に進み、人間の発達はある段階の発達課題の達成の上に新しい段階へと進んでいきます（図1）。

　各段階では、その段階での成功と失敗の対立的発達課題を獲得・克服し、人間としての強さを身につけていくというものです。たとえば、乳児期にバランスよく基本的信頼を獲得して基本的不信感を克服すると、希望という人間の強さを感得していきます。

3　各発達段階の概要

● 第Ⅰ段階：乳児期

　基本的信頼感の獲得と基本的不信感の克服。生まれて1年くらいまでの時期で、母親との関係を通して自分の欲求と世界との対応関係を学び、希望を獲得する段階です。

＊1　エリクソン：Erik Homburger Erikson、1902-1994。アメリカの精神分析学者。精神分析学的自我心理学を確立した代表的人物。

図1　エリクソンの発達モデルと各段階の課題と獲得する事柄

発達の方向	発達段階		年齢	取り組む課題			獲得する事柄
↑	第Ⅷ段階	円熟期		自我の統合	対	絶望	英知
	第Ⅶ段階	壮年期		生殖性	対	停滞	世話
	第Ⅵ段階	成年期		親密さ	対	孤立	愛
	第Ⅴ段階	思春期	13～21歳くらい	自己同一性	対	役割拡散	忠誠心
	第Ⅳ段階	児童期	6～13歳くらい	勤勉性	対	劣等感	自己効力感
	第Ⅲ段階	幼児後期	2～6歳	積極性	対	罪悪感	目的
	第Ⅱ段階	幼児前期	1～2歳	自律心	対	恥・疑惑	意志力
	第Ⅰ段階	乳児期	～1歳	信頼	対	不信	希望

エリクソンのライフサイクル（生活周期）

● 第Ⅱ段階：幼児前期

　自律感の獲得と疑惑・羞恥心の克服。2、3歳ごろで、母親を信頼する過程で自分の意志をもつようになり、身のまわりのことを自分の力でやろうとする段階です。このとき、自律への要求が過大で失敗ばかり体験すると、恥や羞恥心だけを残すようになってしまいます。

● 第Ⅲ段階：幼児後期

　積極性の獲得と罪責感の克服。幼稚園に通うころになると、「こうなりたい」という意識が芽生え、両親のようになっていきたいとする生活目標を得、積極的な行動を示すようになります。しかし、出過ぎた行動が親との依存関係に影響し、罪責感を覚えたりします。

● 第Ⅳ段階：児童期

　勤勉感の獲得と劣等感の克服。学童期で、努力して自分に課せられた課題を達成しようと勤勉さを示します。それがうまくいかなければ、適格性に疑いをもち、劣等感を感じたりします。

● 第Ⅴ段階：思春期

　アイデンティティ[*2]（自我同一性）の確立と役割の拡散。思春期から青年期にかけて、「自分はいったい何者であればいいのか」という問いを自己に向けながら、近い将来の自分を現実社会にどのように位置づけるかを決定していきます。こうしたプロセスの中で、アイデンティティを確立すると同時にモラトリアム[*3]をも体験します。

[*2] アイデンティティ：identity、自我同一性、自己同一性。自分が何者であるのか自己存在を経験し、それに応じた行為をなし得ること。
[*3] モラトリアム：moratorium、社会的成長を遂げるための準備・猶予期間の時期。

- **第Ⅵ段階：成年期**

  親密性の獲得と孤立感の克服。成人前期で、他人との愛情、友情、性的体験の中で自分自身に対する親密さを獲得する段階です。結婚はその親密さが選ばれた結合の結果です。

- **第Ⅶ段階：壮年期**

  生殖性の獲得と停滞の克服。この時期には、社会的役割をもった自己を自覚し、責任を実感するようになります。次なる世代への役割を担い、親として子を産み育てます。生殖性には、生産物、観念、芸術作品を産むなどの意味も含んでいます。

- **第Ⅷ段階：円熟期**

  統合性の獲得と絶望の克服。老年期であり、親として子を育て、家庭を築き、社会的役割を果たしてきた今までの生涯の自分自身について、達成感と統合性を感じるようになります。この達成感を感知すると同時に、人生の終末を迎えなければならない絶望感をも併せもちます。

4 発達モデルをどう使うか

対象の発達段階の特徴を把握することによって、対象の抱えている発達上の問題を見いだすことができます。特に、小児や思春期の患者の場合、年齢層による発達課題の違いが大きいため、一般的で共通する発達課題を知ることによって心理・社会的問題の抽出に役立てることができます。

成人でも、対象の社会的背景とともに発達段階がどの段階にあるのかをアセスメントすることにより、個別性のある看護を実施することができます。

【参考文献】
1）エリクソン，EH著、岩瀬庸理訳：アイデンティティー青年と危機、改訂版、金沢文庫；1973.
2）エリクソン，EH著、小此木啓吾訳：自我同一性ーアイデンティティとライフ・サイクル、誠信書房；1973.
3）岡堂哲雄、内山芳子、岩井郁子、野田洋子：患者ケアの臨床心理ー人間発達学的アプローチ、医学書院；1978.

第2章　看護理論の特徴と目的

一般モデルの概観③

一般システムモデル

山勢　博彰
（やませ　ひろあき）

1 システムとは

　システムという言葉は、さまざまな機会で耳にする慣れ親しんだ言葉です。この言葉の意味は「数多くの異なる部分から構成される複雑な統一体」というものです。すなわち、いくつかの構成要素が互いに何らかの関係をもちあって、相互に作用しながらひとつの機能をもつ機構あるいは系統と表現することができます。

　システムの性質をまとめると、表1のようになります。このような性質を単純に図式化すると、図1のようになります。

　ひとつのシステムを見ると、システムの内部と外部に分けることができ、外部に当たるものがシステムの外にある環境ととらえることができます。

　目的を果たすために外部から入ってくるものを**入力**（input）といい、目的を達成して外部に出ていくものを**出力**（output）といいます。システム内部そのものは**システムスループット**（throughput）として目的を果たすための処理過

図1　単純なシステム

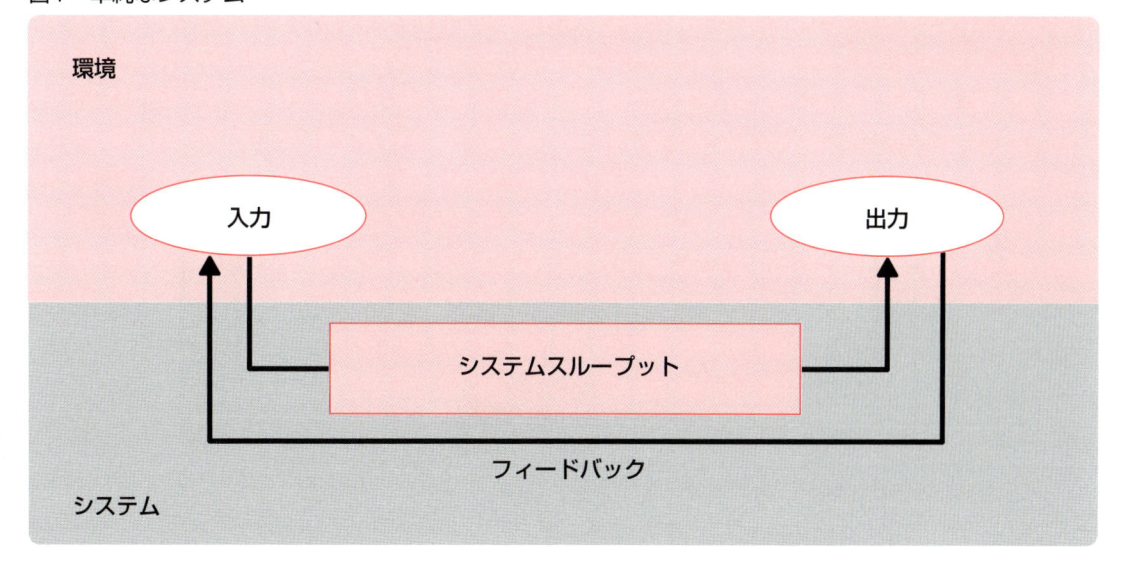

環境

入力　→　システムスループット　→　出力

フィードバック

システム

程です。このシステムスループットは、**媒介過程**ともいわれます。

出力と入力が再びつながっているところは、**フィードバック**（feedback）といい、システムが処理した結果と目的とする結果とのギャップを見いだし、自動的にその差を修正する機能です。このフィードバックは、自動制御に欠かせない機能であり、入力と出力をコントロールするシステムの能力を示します。

システムの自動制御の性質を利用した身近なものの例としては、電気ポットや電気こたつなどの自動的に温度調節をする機能をあげることができます。

2 生体のシステム

生体もひとつのシステムと考えることができます。たとえば、体温コントロール機能をみてみましょう（図2）。

私たちは運動をしたり気温が上昇したりすると、体の熱さを感じ、発汗がみられるようになります。このとき、一時的に体温が上昇しますが、しばらくすると体熱感もおさまり、一定の体温を保つことができます。

これをシステムで説明すると、外部環境である暑い大気や筋肉の熱生産が**入力**となって、**システムスループット**として発汗作用（脳の体温中枢に体温上昇という信号が伝わり、皮膚の汗腺から汗を出す）をもたらし、水分の蒸発にともなう気化熱を利用して体温を下降させるという**出力**を生み出すことになります。

出力である体温の増減を改めて入力とし、一定の体温を維持する仕組みが**フィードバック**です。

ところで、生体を全体として、ひとつのシステ

表1　システムの性質

①多くの構成要素から成り立っている。
②各構成要素は、相互に関係をもっている。
③全体が何らかの目的をもって、ひとつの単位として機能する。
④目的達成のための入力と出力とがある。
⑤フィードバック機能がある。

図2　生体システム（体温コントロール）

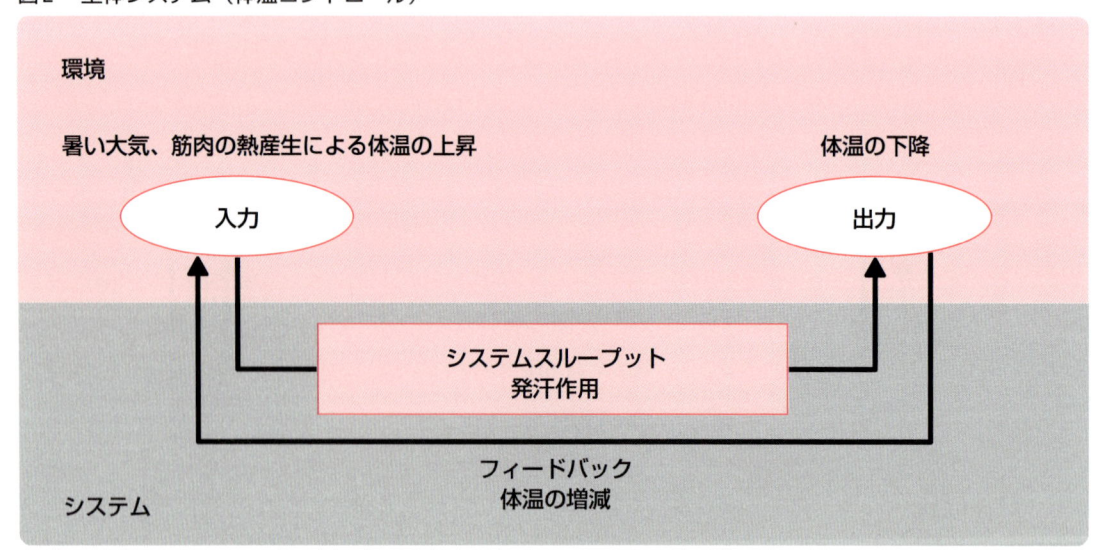

ムとしてみると、システムは環境に対して**閉じられた系**[*1]ではなく、**開かれた系**[*2]としてとらえることができます。

体温コントロールの例でみたように、生体は環境と絶えず情報・物質・エネルギーのやりとりをしていて、平衡状態を保っています。この平衡状態は生体の**ホメオスターシス**[*3]と呼ばれています。こうした開放システムの平衡状態を保つ機構によって、生体は環境に適応し、生命を維持することができるのです。

3 一般システム理論

ベルタランフィ[*4]は、生物学的視点からシステム理論を構築し、システムには一般的な法則が存在するとして「一般システム理論」を著しました。それによると、システムの一般的な前提として次のようなものがあります。

- あらゆる有機体は本質的に開放システムで、環境と切り離して考えることはできない。
- 開放システムには、より高度に組織化された状態に向かう傾向がある。フィードバック機構によって学習し、より高度に前進する。
- さまざまな状況であっても一定の最終的状態を導く。
- 生体は、定常的機能の状態を調節し維持する。

この理論は、生体の維持機能の仕組み、コンピュータの仕組み、社会集団システムなど、あらゆる現象に適用可能な一般理論として構築されました。

4 一般システムモデルをどう使うか

システムモデルで述べられている「入力」と「出力」の関係は、あらゆる出来事の「因果関係」を示したものといえます。すなわち、「入力」という原因があって、「出力」という結果が生じるととらえます。

対象のある反応（たとえば、睡眠不足がある）の原因をアセスメントするときに、睡眠不足（「出力」）には、どのような環境要因や身体的・心理的要因（「入力」）がかかわっているのかを調べ、特定することになります。このとき、睡眠不足という反応に至るプロセスがどうなっているのか（システムスループット）、睡眠不足が対象にどんな影響をもたらすことになるのか（フィードバック）も併せてアセスメントします。

【引用文献】
1) ベルタランフィ, LV著、長野敬、太田邦昌訳：一般システム理論―その基礎・発展・応用、みすず書房；1973.

---

*1 閉じられた系：環境との間で物質やエネルギーの交換がみられないシステムをいう。閉鎖システムという。
*2 開かれた系：環境との間で物質やエネルギーの交換がみられるシステムをいう。開放システムという。
*3 ホメオスターシス：homeostasis。アメリカの生理学者キャノン（Walter Bradford Cannon、1871-1945）の造語で、生体の恒常性の維持機能をいう。
*4 ベルタランフィ：Ludwig von Bertalanffy、1901-1972。オーストリア出身の理論物理学者。一般システム理論の提唱者。同理論は生物学にとどまらず、心理学、社会学、システム工学など多くの分野に影響を与えた。

一般モデルの概観④
心理的ストレス・コーピングモデル

山勢　博彰

1 心理的ストレスとは

生理的ストレスは、セリエ[*1]によって体系づけられたものが、もっともよく知られています。セリエは、何らかの刺激が生体に加えられ、その際に生じる生体側の歪みをストレス反応ととらえ、その歪みを起こさせる刺激を**ストレッサー**と呼びました。また、刺激を受けた生体に起こる反応を生理学的に解明し、特に下垂体－副腎皮質ホルモン系による反応を中心とした身体反応を総称する概念としてまとめました。

これに対し、ラザルス[*2]に代表される**心理的ストレス**は、人が環境からのストレッサーを受け、心理的ストレス状態に陥るまでの過程に焦点をおきました。

ストレッサーを受けた人は、それをどう受けとり、どのように感じるのかには個別性があり、一律にストレッサーとストレス反応の程度を規定することはできません。すなわち、単に刺激に対してどんな反応をするのかではなく、それを受けとる人間が積極的に刺激を取捨選択し、どんな決定を下していくかの過程を明らかにしようとしたものが、ラザルスの心理的ストレスモデルになっています。

ラザルスは、**心理的ストレス**を「人間と環境との間の特定の関係であり、その関係とは、その人の原動力に負担をかけたり、資源を超えたり、幸福を脅かしたりすると評価されるものである」と定義し、人間と環境とはダイナミックに互いに相補い合う関係であるとしています。

ラザルスの心理的ストレスモデルは、ストレスのプロセスをシステムで表現しているところに特徴があります。これを単純に図式化したものが図1です。

入力にあたる部分がストレッサーであり、**出力**にあたる部分がストレス反応になります。

ストレッサーは、心理的なストレスを引き起こすあらゆる外的・内的環境刺激を示しますが、そこには、その人の価値観や目標、社会的要求、資源などの要因が影響を与えています。

ストレス反応は、短期的な情動反応や行為であり、また長期的な結果としての精神的不健康、

[*1] セリエ：Hans Selye、1907-1982。オーストリア出身の生理学者。生理学的立場からストレス学説を提唱した。
[*2] ラザルス：Richard S. Lazarus、1922-2002。アメリカの心理学者。セリエの生理的ストレスに対し、心理的ストレスを提唱した。

病気、心理的によい状態などという反応でもあります。

媒介過程は、ストレッサーに対する個人の評価の部分です。

評価には、一次評価と二次評価があります。

一次評価とは、環境とのある出会いのなかで何かが"危うくなっている、または賭けられている"とある個人が判断する、評定するということであり、無関係、無害－肯定的、ストレスフルの3種類があります（**表1**）。

二次評価とは、ある事態について何らかの一次評価をした場合、その状況に適応するためには一体何ができるのだろうか、というコーピング（対処）です。

このコーピング過程は、ストレス反応や情動の状態に重要な意味をもっており、その後のストレス反応に大きな影響を与えています。

2 コーピング

コーピングとは、その人に負担をかけるものとして評価された事柄に対して、それをうまく処理しようとする認知的および行動的な努力です。すなわち、ストレスを感じさせる問題に対して、意識的に問題解決しようとする対処のあり方を指しています。

意識的に問題解決しようとするコーピングに対して、無意識的な問題解決の対処は**防衛機制**といわれます。

ラザルスは、コーピングには2つの種類があるとしています（**図2**）。

ひとつは、**問題中心のコーピング**で、苦痛をもたらす厄介な問題を巧みに処理し、変化させていく対処方法です。

図1 単純化したラザルスの心理的ストレス過程モデル

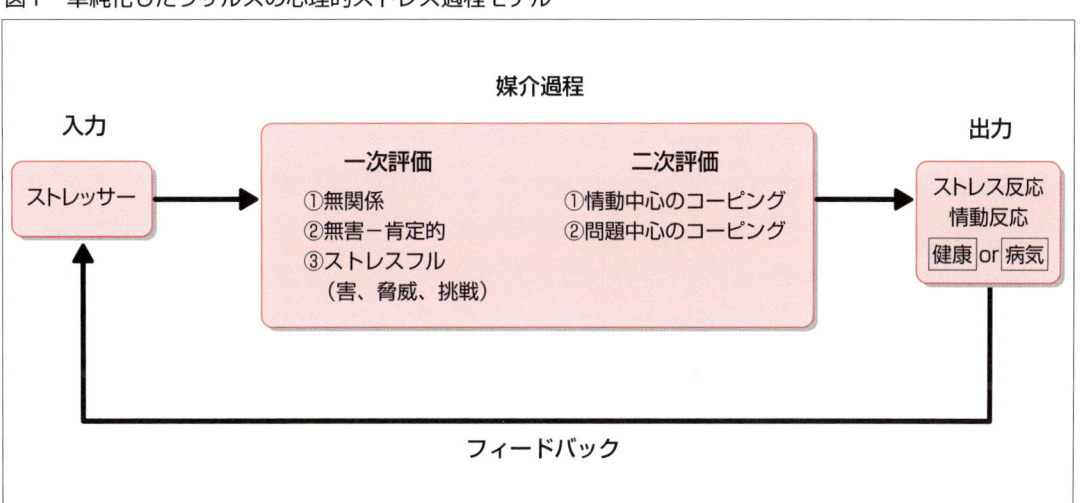

```
              媒介過程
入力    ┌──────────────────────┐    出力
        │  一次評価      二次評価 │
ストレッサー →│ ①無関係      ①情動中心のコーピング │→ ストレス反応
        │ ②無害－肯定的  ②問題中心のコーピング │   情動反応
        │ ③ストレスフル                        │   健康 or 病気
        │  （害、脅威、挑戦）                    │
        └──────────────────────┘
    ↑                                              ↓
    └──────── フィードバック ────────┘
```

表1 3つの一次評価

評　価	意　味
無関係	その人にとって何の影響もなければ、意味もない場合に評価される状態。
無害－肯定的	喜び、愛、幸福などの情動によって特徴づけられるもので、良好な状態を維持すると思うときに生じる評価。
ストレスフル	害、脅威、挑戦などを含んでおり、無関係と感じたり肯定的に捉えたりするのではなく、何らかの負担を生じさせるようなストレスとしてその人が評価する状態。

図2　対処行動の分類

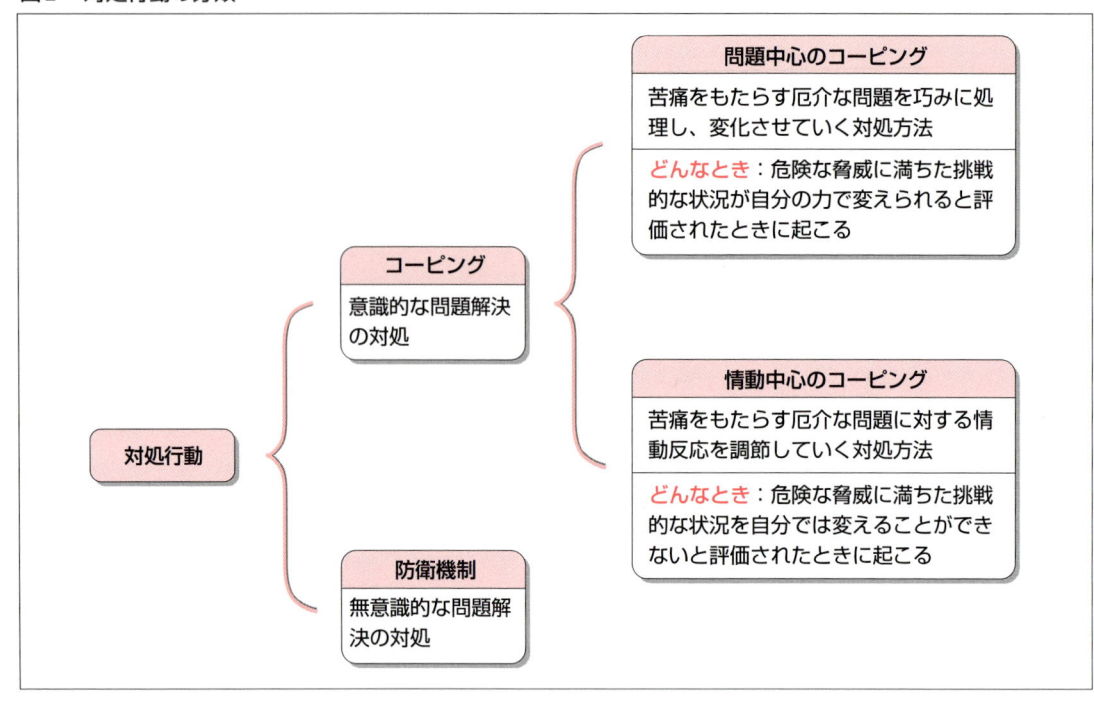

```
対処行動 ┬ コーピング ─┬ 問題中心のコーピング
        │ 意識的な問題解決 │ 苦痛をもたらす厄介な問題を巧みに処理し、変化させていく対処方法
        │ の対処        │ どんなとき：危険な脅威に満ちた挑戦的な状況が自分の力で変えられると評価されたときに起こる
        │              │
        │              └ 情動中心のコーピング
        │                苦痛をもたらす厄介な問題に対する情動反応を調節していく対処方法
        │                どんなとき：危険な脅威に満ちた挑戦的な状況を自分では変えることができないと評価されたときに起こる
        │
        └ 防衛機制
          無意識的な問題解決の対処
```

　もうひとつは、**情動中心のコーピング**で、そのような厄介な問題に対する情動反応を調節していく対処方法です。

3 心理的ストレス・コーピングモデルをどう使うか

　問題中心のコーピングは、危険な脅威に満ちた挑戦的な状況が自分の力で変えられると評価されたときに起こるものであり、情動中心のコーピングは、そのような状況を自分では変えることができないと評価されたときに起こるものです。

　ストレス反応をアセスメントするときに、なぜ、そのようなストレスフルな状態になっているのか、原因、本人のとらえ方、本人の対処方法などを、このモデルによって明らかにすることができます。

　すなわち、原因となっているストレッサーを特定し、ストレッサーに対する一次評価の内容をアセスメントし、二次評価の内容としてコーピング行動を確認します。

　ストレス反応過程の中身が見えてきますので、どのような看護介入をすればストレス反応を軽減することができるのかを考えることができます。

【参考文献】
1）ラザルス, RS、フォルクマン, S著、本明寛、春木豊、織田正美監訳：ストレスの心理学―認知的評価と対処の研究、実務教育出版；1991．p.401.
2）ラザルス, RS著、林峻一郎編訳：ストレスとコーピング―ラザルス理論への招待、星和書店；1990．p.108.

第2章 看護理論の特徴と目的

一般モデルの概観⑤

危機モデル

山勢　博彰
(やませ　ひろあき)

1 危機とは

　危機（crisis）という言葉の語源は、ギリシャ語の「カイロス」という言葉に由来し、神との出会いや運命の時を意味するものだといわれています。危機という日本語も、「危」はあぶない、不安定、険しいなどといった意味であり、「機」は時機、機会などの用い方をし、転換期としての意味があります。

　臨床で患者の重篤な状態を危機と表現する人もいますが、危機には経過の岐路、分かれ目といった意味が含まれており、すべてが悪い状態ではなく、よい方向に向かう出発点にもなるということを示しています。

2 危機理論

　危機理論は、4つの歴史的発展から構築されてきた理論です。

　第1は、軍隊精神医学[*1]の分野であり、危機に対する反応概念と危機介入の要点が簡潔にまとめられました。

　第2は、リンデマン[*2]に代表される急性悲嘆反応[*3]への治療的介入として提唱されたものです。

　第3は、地域精神衛生活動から発展したものであり、キャプラン[*4]の予防精神医学としての危機介入および予防的介入のあり方が示されました。

　そして第4は、電話相談の分野で発展した自殺予防運動です。

　特にリンデマンとキャプランの予防精神医学における貢献は大きく、危機理論はこの2人の人物が1960年代に構築・発展させました。

3 危機理論における危機の概念

　急病や外傷、病気の急性増悪などの危機的状態が発生すると、心理的には最初に平衡状態を保っていた心の状態が揺さぶられることになります。この状態を発生させる引き金となるものを、**難問発生状況**（hazardous environment）と呼ん

[*1] 軍隊精神医学：戦時下で危機的状況におかれた兵士たちの神経症状（主に戦争神経症）を取り扱った精神医学。
[*2] リンデマン：Erich Lindemann、1900-1974。アメリカの精神医学者。急性悲嘆反応に関する研究で、危機についてのはじめての理論化を行った。
[*3] 急性悲嘆反応：突然、愛する家族を失ったなどの喪失体験をしたときに出現する悲嘆反応の過程。
[*4] キャプラン：Gerald Caplan。イギリス出身の精神医学者。リンデマンとともに危機理論の構築にたずさわった。

表1 さまざまな危機モデルの危機プロセスとその特徴

危機モデル		危機プロセスと特徴
キャプラン	プロセス	緊張のうちの発生 ➡ 緊張の高まり ➡ 急性の抑うつ ➡ 破綻や病的パターンの発生
	特徴	・危機状況から精神障害へのプロセス ・4〜6週間で何らかの結末を迎える
ションツ	プロセス	最初の衝撃 ➡ 現実認知 ➡ 防御的退行 ➡ 承認 ➡ 適応
	特徴	・前危機状態のプロセス ・乗り越えがたい障害との直面
フィンク	プロセス	衝撃 ➡ 防御的退行 ➡ 承認（ストレスの再現）➡ 適応
	特徴	・ションツのモデルに類似 ・マズローの動機づけ理論に基づく ・危機から適応へ焦点を当てる ・脊髄損傷患者を対象とした研究
ゴーラン	プロセス	危険な出来事 ➡ 脆弱な状態 ➡ 危機を促進する要因 ➡ 危機が顕在化する状態 ➡ 再統合または危機の解決
	特徴	・危機に至る過程に重点をおく ・均衡状態を失った状態から再び均衡を取りもどす過程
ドゥリン	プロセス	ショック ➡ 自己防衛のき損 ➡ 前共同生活的 ➡ 共同生活的 ➡ 共同生活的合一の決心 ➡ 病前人格への復帰
	特徴	・心臓手術後の心理的プロセス
フレデリックとガリソン	プロセス	衝撃の段階 ➡ 英雄的な段階 ➡ 幸福の段階 ➡ 幻滅の段階 ➡ 再建、再結成の段階
	特徴	・偶発的な危機のプロセス ・人身災害に対する反応
山勢	プロセス	受動的対処 ➡ 情動中心対処 ➡ 問題中心対処 ➡ 適応
	特徴	・個人のコーピングに焦点を当てる ・救命救急センターに入院した患者を対象
アギュララとメズィック	プロセス	均衡状態 ➡ 不均衡状態 ➡ 均衡回復へのニード ➡ バランス保持要因の有無 ➡ 危機回避あるいは危機
	特徴	・系統的な問題解決過程の適用 ・危機あるいは危機回避に至る過程 ・バランス保持要因の重要性

でいます。この事態は、病気に限らず成長発達におけるライフサイクルを通じ、あるいは他の状況的、偶発的な出来事にも脅威、喪失、挑戦などといった形で生じるものです。

この難問発生状況によって心理的恒常性（心理的安定性）が損なわれるところから、その恒常性を取りもどし適応へと至る（あるいは逆に危機へと至る）心の過程を記述するものが、危機理論の主な概念です。

危機理論では、危機を"成長の促進をもたらすもの"ととらえています。危機は、古い習慣を動揺させ打ち破り、新しい反応を引き起こし、新しい発展を促す大切な要因になるのです。

危機をこのように解釈することによって、脅威的出来事によって危機状況には陥るものの、それを好機と見なすことで、危機を成長への引き金と位置づけることが可能となります。ここに危機理論が**成長モデル**といわれる所以（ゆえん）があります。

また、成長を促進させる可能性をもった危機状況とは、一定の病状がある程度続き、放っておけば悪くなる「病気」ではないということがいえます。

4 危機モデルとは

実際の臨床場面で危機理論を適用する場合には、危機モデルを活用することになります。モデルを用いることによって、共通性を踏まえ個別性を際立たせることが可能となるのです。

危機モデルは、危機の過程を模式的に表現したものであって、危機の構造を明らかにし、援助者が何をすべきかを示唆するものです。

日本では、フィンク[*5]の危機モデルが活用されることが多いのですが、そのほかにも多くのモデルが提唱されており、それぞれの特徴を踏まえて臨床に適用されるべきでしょう（**表1**）。

これらの危機モデルの多くでは、共通する患者の行動を見いだすことができます。ある危機的状況（あるいは危機に陥るような脅威的出来事）が発生した最初の段階では、自己防衛的で情緒的な対応をすることが多く、回復していくにつれ問題志向的な対応が優位になってくるのです。

5 危機モデルをどう使うか

危機モデルを用いることによって、危機状態の一般的な時間的経過を記述することができます。つまり、危機状態にある人が、3日後、5日後、1週間後には、どのような心理状態になっているのかを、危機モデルによって予測的にアセスメントでき、看護計画の立案などに役立てることができます。

また、危機の各プロセスの一般的特徴がわかっていますので、問題を解決するための危機介入のあり方も導くことができます。

【参考文献】
1）キャプラン，G著、山本和郎訳：地域精神衛生の理論と実際、医学書院；1968.
2）アギュララ，DC著、小松源助、荒川義子訳：危機介入の理論と実際―医療・看護・福祉のために、川島書店；1997.
3）山勢博彰：臨床での危機理論の活用と看護研究、日本救急看護学会雑誌 2001；2(2)：15-23.

---

*5 フィンク：Fink,SL。アメリカの心理学者。危機を、①衝撃、②防御的退行、③承認（ストレスの再現）、④適応の4つの段階で示した。

第2章 看護理論の特徴と目的

一般モデルの概観⑥

家族看護モデル

藤野　成美
（ふじの　なるみ）

1 家族の形態や機能について

　家族看護においては、あらゆる家族を対象として援助を行います。したがって、家族とは何か（定義）、家族がどのような形態と機能をもっているか、歴史的変遷も含めて基本的な理解をすることが、まず必要です。

　家族の定義は、時代の変遷とともに大きな変化がみられます。と同時に、専門領域の違いからも、さまざまな定義が存在します。

　看護学においては、社会学における家族の定義を利用していることが多いのですが、看護学の対象となる家族は、不適応に陥り機能的に問題を抱え、援助を必要としていることが多く、したがって看護学独自の視点と概念で家族を捉えることが重要となります。これまでの看護学の文献で示された家族の定義を**表1**に示しました。

　家族の形態については、家族社会学において夫婦制家族（核家族）、直系制家族（2つ以上の核家族が世代的に結合した形態）、複合制家族（複数の核家族が複合的に存在する形態）に分けられています。

表1　看護学における家族の定義

バージェス (1963)	①家族とは、結婚、血縁、養子縁組などで結合された人々からなる。 ②家族成員は、通常ひとつの世帯を形成し、共に生活しているか、あるいは別々に生活していても、その世帯を自分の家族であると認識している。 ③家族成員どうしは、夫と妻、母親と父親、息子と娘、兄弟などの家族内の社会的役割にしたがい、相互作用とコミュニケーションを行っている。 ④家族は基本的に社会の文化に由来し、また家族固有の共通の文化を共有している。
フリードマン (1992)	家族とは、絆を共有し、情緒的な親密さによって互いに結びつき、家族であると自覚している2人以上の成員である。
ステュアート (1991)	①家族とは、家族成員どうしが自分たちで決定した、ひとつの社会システム、または単位であり、常に変化、発達する性質をもっている。 ②家族成員どうしの関係は、出生、養子縁組、結婚の有無や同居しているかどうかにかかわらない。 ③家族という単位は、依存している子どもがいるかどうかにかかわらない。 ④家族成員どうしに責任と愛着が育ち、将来に対する何らかの義務を伴う。 ⑤家族単位は、保護、養育、および子どもの文化的価値の学習について一時的な情報源となる社会化というケア機能を遂行する。

表2　家族機能についての定義

マードック	性的機能、生殖機能、扶養機能、消費生活機能
松原治郎	性的機能、生殖機能、扶養機能、消費生活機能、経済的生産機能、保護機能、教育的機能、宗教的機能、娯楽的機能、社会的地位付与機能
パーソンズ	子どもの社会化と成人の精神的、身体的安定化が主要機能である
大橋　薫	固有機能（性・愛情、生殖・養育）、基礎機能（稼得、家政などの経済的機能）、副次機能（教育、保護、休息、娯楽、信仰）
フリードマン	情緒機能、社会化と地位付与機能、ヘルスケア機能、生殖機能、経済的機能

　家族機能については、表2に示されているように、社会に対する家族の役割と家族個人に対する家族機能に大別されています。

　次に家族アセスメントモデルの基礎となる家族理論を紹介します。

2　家族発達理論

　家族発達理論は、個人が誕生して成長し、衰退、死亡するのと同じように、ひとつの家族という集団が発生して消滅するまでの変化の過程を、生命体と同じように捉えようとするものです。

　家族の変化の過程を家族の成長、発達であると考え、その家族のたどる周期的変化の各期を**家族周期**（ファミリー・ライフサイクル）で表わし、それぞれの時期に特有な家族の発達があると考えます。

　家族の発達課題の達成を見守るという援助が、ひとつの重要な家族看護の目的であるため、家族が現在の発達課題を達成するように援助することが重要となります。

　家族周期の各期には、それぞれ家族がその段階において、もっとも重点的に取り組むべき課題があり、これらの課題を達成しながら次の段階へ移行しますが、その課題への転換がスムーズに行かない場合に危機に陥りやすくなります。これが**危機的移行**といわれ、家族にとって、この時期を乗り越えられるかが重要となる。

3　家族システム理論

　家族システム理論は、1945年にベルタランフィ[*1]が提唱した一般システム理論を応用して構築された基本的な家族理論です。

　一般システム理論を基礎に、家族療法の考え方や技法を取り入れ、看護の要素や視点を加えて構築されました。家族集団をひとつの有機体とみなし、その構造と機能、発達段階の3つの側面から捉えるというものです。

　家族は社会文化的、歴史的な環境との相互作用として成立している開放システムであり、そのシステム（家族システム）には、いくつかの特性があります（表3）。

4　家族ストレス対処理論

　家族がストレス状況におかれた場合、どのように対処してどう乗り越えていくのかを明らかにしようと記述した理論が**家族ストレス対処理論**です。

　最初の研究として、1949年にヒル（Hill,R）が「ジェットコースターモデル」と「ABCXモデル」を提示し、危機に対する家族の危機発生過程および回復過程を示しています。

　さらに「ABCXモデル」をより長期的視野にお

[*1] ベルタランフィ：Ludwig von Bertalanffy、1901-1972。オーストリア出身の理論生物学者。一般システム理論を提唱した。

表3 家族システムの5つの特性

特 性	意 味
全体性 (wholeness)	家族の行動は関係性の中で変化するため、家族全体をみなければ、問題の状況もみえないばかりか、問題解決にも至らない。
非累積性 (nonsummativity)	家族間の相互作用には相乗効果があるため、全体としての機能は個々の家族の機能の総和以上になる。
恒常性 (homeostasis)	家族はフィードバック機能を備えており、家族機能を維持するために調整しようとする機能が働く。 家族は環境に適応するプロセスの中で自然治癒力を発揮する。
循環的因果関係 (circular causality)	家族間の関係は、原因結果という直線的思考ではなく、循環的な視点で捉えたほうが理解できる。つまり家族員の行動は、次々に家族間に影響を及ぼし、その影響に反応を示すという関係性を示す。
組織性 (organization)	家族員は、それぞれ境界をもつ独立した存在であると同時に、夫婦、親子などのサブシステムを形成する。そのシステムには、階層性と役割が存在する。

図1 ジェットコースターモデル修正版（石原）

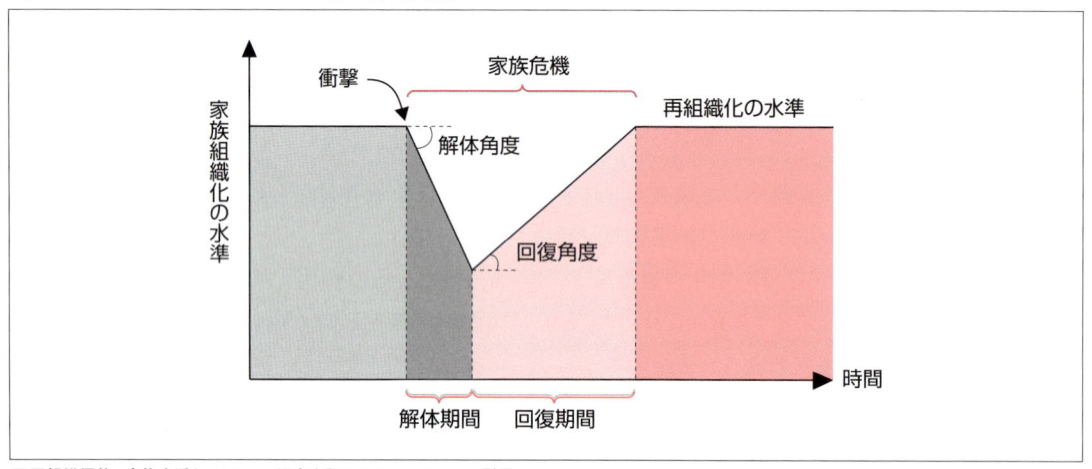

石原邦雄編著：家族生活とストレス、垣内出版；1985. p.25. より引用

いて再構成したマッカバン(McCubbin, HI)の「二重ABCXモデル」があります。

①ジェットコースターモデル

このモデルでは、危機に直面した家族が、①組織解体期間、②回復期間、③再組織水準への到達、という3つの時期を通して適応に至ることを示しています（図1）。

②ABCXモデル

各家族によって、同じストレス状況下におかれても、その衝撃の程度が異なることを示したものがこのモデルです。

このモデルの特徴は、家族の危機発生には、ストレスとなる出来事の内容、強度だけではなく、家族の認知と家族資源との相互作用が重要であることを示しています。

③二重ABCXモデル

マッカバンは、時間軸を「前危機段階」と「後危機段階」に分け、発生した危機的状況と最終段階である適応の間に対処を位置づけ、「危機やストレスに対する家族の対処」が適応レベルを規定する重要なポイントであると示しています（図2）。

5 家族看護モデルの使い方

家族看護は、家族を対象として家族成員の健康を維持、向上させるために行うものです。家族モデルは国内外でいくつか開発されていますが、一般的に家族に関するさまざまな情報収集

図2 家族適応の二重ABCXモデル（石原）

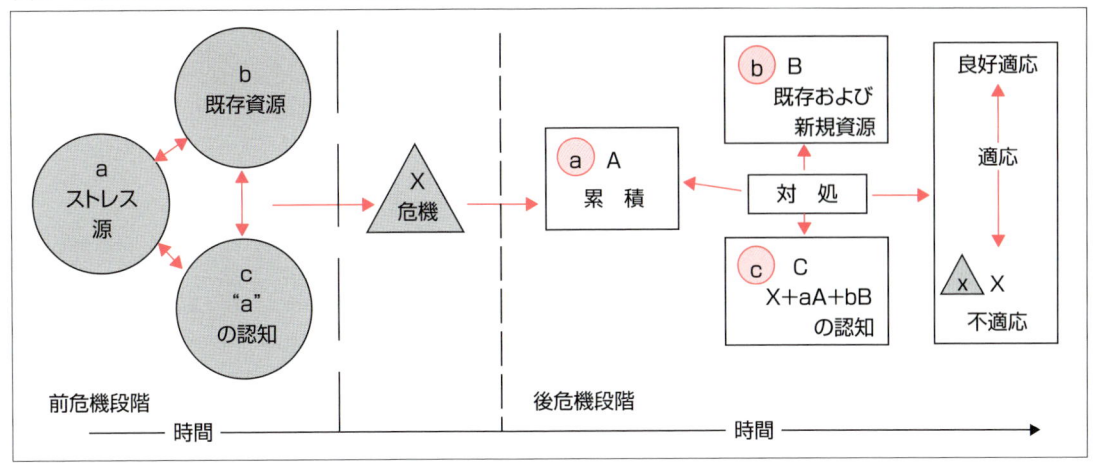

```
前危機段階                          後危機段階
  b 既存資源                          b B 既存および新規資源        良好適応
  a ストレス源 → X 危機 → a A 累積 ← 対処 →           適応
  c "a"の認知                         c C X+aA+bB の認知          x X 不適応
       時間 →                              時間 →
```

石原邦雄編著：家族生活とストレス、垣内出版；1985. p.31. より引用

を行い、家族の全体像やニーズを導き出し、援助方法を構築していくという考え方に基づいています。

家族看護に関して、本書では渡辺式家族アセスメントモデルを用いて看護過程を展開します。渡辺式家族アセスメントモデルにおける家族とは、本来、健康問題を克服するためのセルフケア機能をもっているという考えが基本となっています。

後述する事例にも述べていますが(p.133)、たとえば統合失調症患者と地域生活をともにする家族との関係性が、患者の病状に大きな影響を与えることに関しては、多くの研究がなされています[2)3)]。しかし、多くの家族は、患者の病状安定とQOL向上をめざしながらも、介護負担にともなう精神的、身体的、社会的側面にさまざまな問題を抱えながら生活を継続しているのが実情です[4)5)]。

そのような状況のなか、患者を地域生活で支えている家族は、どのような影響を受け、どのような問題を生じ、どのような対処方法を構築していくべきなのかという視点に立ち、家族に焦点をあてかかわっていくことが、結果として患者の地域社会生活の継続にもつながると考えています。

つまり、家族援助の特徴としては、患者個人に焦点を当てた援助から、家族成員の関係性に焦点を定めた援助へ、そして家族単位の社会性に焦点を定めた援助へと次第に広がっていきます。

具体的な方法論については、第4章(p.128)で説明します。

【引用文献】
1) 石原邦雄編著：家族生活とストレス、垣内出版；1985. p.25, 31.
2) 石弘巳、大原美知子、青木眞策他：精神保健医療改革と家族、精神医学 2005；47（12）：1363-1370.
3) 松岡治子、川俣香織、井上ふじ子他：精神障害者の家族支援に関する研究（I）―家族のための心理教育に対する迷いと期待、群馬保健学紀要 2004；25：165-174.
4) 畑哲信、阿蘇ゆう、金子元久：家族の意識調査からみた精神障害者の入院・通院に関わる要因、精神医学 2003；45（4）：403-412.
5) 兼島瑞枝、長崎文江、古謝淳他：精神分裂病者を持つ家族の感情表出と疾病理解との関連、精神医学 1998；40（9）：945-949.

【参考文献】
1) 渡辺裕子、鈴木和子：家族看護学―理論と実践、第3版、日本看護協会出版会；2006.
2) 石原邦雄編：生活ストレスとは何か、垣内出版；1985.
3) 森山美知子編：ファミリーナーシングプラクティス―家族看護の理論と実践、医学書院；2001.

本書に出てくるカタカナ語

カタカナ語	原語	日本語と解説
ア		
アイデンティティ	identity	自我同一性、自己同一性。自分が何者であるのか自己存在を経験し、それに応じた行為をなし得ること。
アウトプット	output	出力。目的を達成して外部に出ていくもの。→インプット
アセスメント	assessment	看護過程の最初の段階であり、クライエント（患者）の状態を把握するために、データの収集を継続して行う過程。
インプット	input	入力。目的を果たすために外部から入ってくるもの。→アウトプット
ヴェリティヴィティ	veritivity	ロイによる造語。真実性と解釈される。人間存在の共通の目的と確信された人間性の原理に関係している。
エンパワーメント	empowerment	権限・権利を与えること、力をつけること。
カ		
クライエント	client	クライアントとも。依頼人、顧客、患者。
グランド・セオリー	ground theory	大理論。抽象度のもっとも高い理論。
クリティカルシンキング	critical thinking	科学的原理、方法に基づき、自分の思考をより明確に、より正確に、そして批判に耐えるものにするための過程。
コーピング	coping	ストレスを感じさせる問題に対して、意識的に問題解決しようとする対処のあり方。無意識的な対処は防衛機制という。
コーピング・プロセス	coping process	対処機制。変化する環境に反応する生来的あるいは獲得された応答方法。
サ		
サポートシステム	support system	支援体制。その人の相互依存ニードの充足を増進する人々や動物たち。
システム	system	数多くの異なる部分から構成される複雑な統一体。
システムスループット	system throughput	媒介過程。目的を果たすための処理過程。
ストレッサー	stressor	ストレス反応を起こさせる刺激。
セルフケア	self-care	個人が、生涯を通して日常生活の中で、生命、健康、安寧を維持するために自分自身で行う諸活動。
セルフケア・エージェンシー	self-care agency	セルフケアを実施するための能力、すなわちセルフケア能力のこと。
ナ		
ニード	needs	ニーズ。欲求、人や集団がもつ欠乏感。
ハ		
パターン	pattern	経時的な行動の連続。
ファミリー・ライフサイクル	family life cycle	家族周期。家族の変化の過程を家族の成長、発達であると考え、その家族のたどる周期的変化を各期で表したもの。
フィードバック	feedback	システムが処理した結果と目的とする結果とのギャップを見いだし、自動的にその差を修正する機能。
プロセスレコード	process record	患者の言動、看護師の言動・考察を経時的に記録したもの。ペプロウによって提唱された。
ヘルスケアシステム	health care system	生活保護、医療施設・地域医療のあり方。活用できる病院、施設など。
ホメオスタシス	homeostasis	アメリカの生理学者キャノン（Walter Bradford Cannon, 1871-1945）の造語で、生体の恒常性の維持機能をいう。
マ		
メタパラダイム	metaparadigm	新たな理論の枠組。
モラトリアム	moratorium	社会的成長を遂げるための準備・猶予期間の時期。

第3章

よくわかる看護過程の展開

問題解決としての看護過程 ………………………… p.42

看護過程の展開と法的・倫理的側面 ……………… p.48

第3章　よくわかる看護過程の展開

問題解決としての看護過程

伊東　美佐江
（いとう　みさえ）

1 看護過程とは

　看護過程は、nursing processの訳語であり、進行の道筋を意味しています。それは「考えること」だけではなく、「行うこと」も含まれており、看護師が対象に行う看護のプロセスそのものを示しています。

　看護過程は、看護を実践する者、特に看護を学ぶ学生や初心者には、看護行為を行うための"ものさし"となる系統的な方法を提供してくれ、看護を行う看護師の思考過程を助けてくれます。

2 看護過程の構造

　看護過程は、①アセスメント、②看護診断、③計画立案、④実施、⑤評価、という5つの構成要素から成り立っています（後述）。この5つの構成要素は、それぞれ異なった段階ですが、ひとつひとつ、まったく分離しているわけではなく、お互いの構成要素が関連しあいながら続いています。図1のように、看護過程は循環的な構造として見ることもできます。

　アセスメントにはじまり、看護診断、計画立案、実施、評価というプロセスをたどり、ひとまわりして、またアセスメントにかえり、再び段階を追って進むことが可能です。つまり、看護過程の構造は順を追って続いており、アセスメント、看護診断、計画立案、実施、評価という多くのプロセスが看護過程として統一されています。

3 構成要素間の関連

　看護過程の構造は、このように系統性をもつとともに、非常にダイナミックなものです。アセスメントにはじまり、看護診断、計画立案、実施、評価を経て、再びアセスメントするという看護過程の段階を追って進みますが、看護過程のそれぞれの構成要素の間で相互に作用しながらフィードバックしつつ、構成要素をひとまわりすることもあります。

　クライエント（患者）の状態が変化すると、新しい情報やデータが集められ、新たな看護診断とともにケア計画が立案され、クライエントの看護ケア計画に盛り込まれます。ケアが実行されているときのクライエントの反応や状態は評価され、そのとき、その場でのすばやいケア計画の見なおしや実施、看護診断の修正が求められることもあります。

　緊急や救急の場合には、瞬時に対象の状態を

図1　看護過程の構造

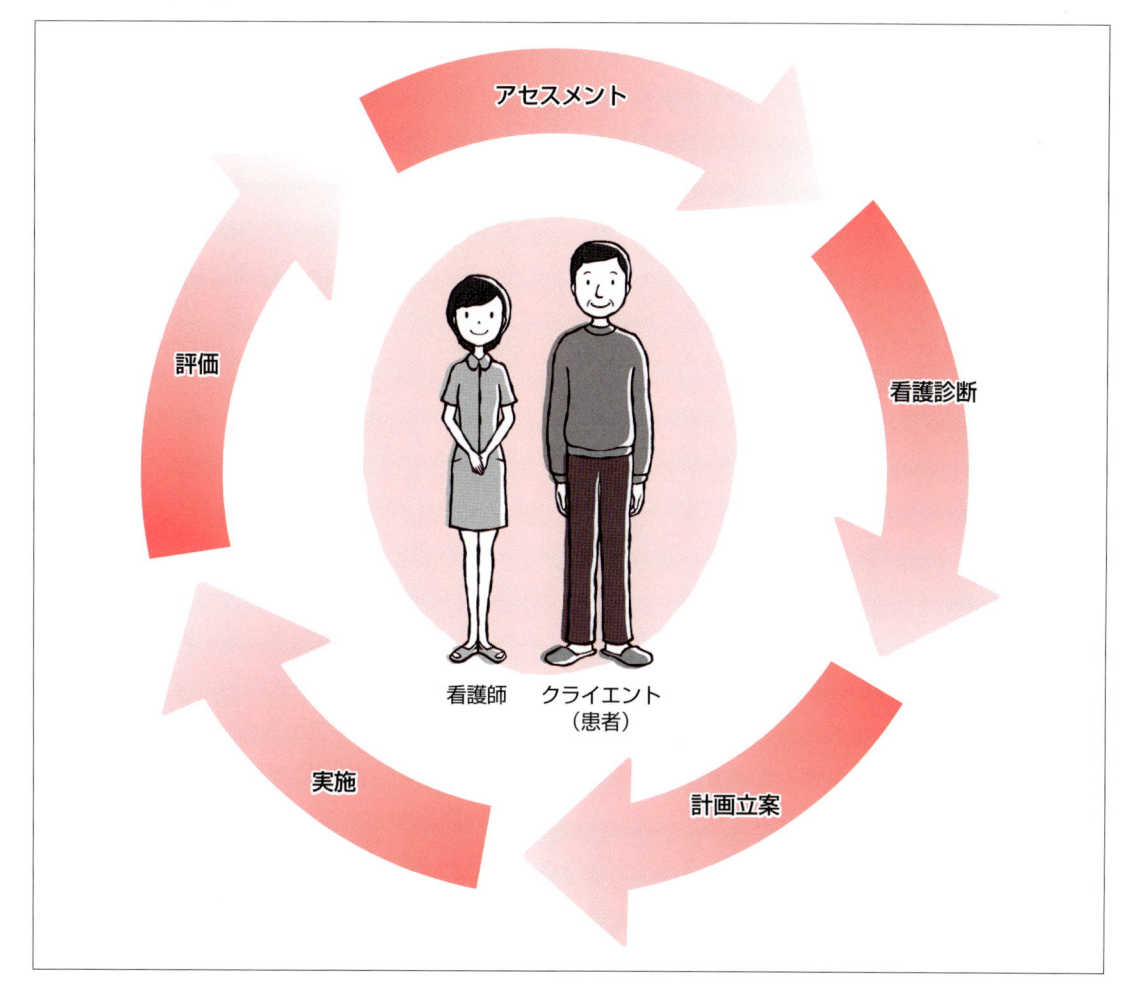

　　　　　　　　アセスメント

評価　　　　　　　　　　　　　看護診断

　　　看護師　クライエント
　　　　　　　（患者）

　　実施　　　　　　　　計画立案

判断し、まず緊急時の対応を求められたり、発熱や疼痛などの症状の緩和のためのケアを行っていくことがあります。必ずしも対象の情報を集めてから分析し、アセスメントして、看護診断や計画を立案しなければ、看護の実践ができないわけではありません。

　むしろ、実際の臨床では、それぞれの段階を同時に考え実行しながら、看護していることのほうが多いといえます。

　さらに、看護過程のあらゆる構成要素は、常に密接に関連しあいながら行われています。アセスメントで得られた情報や分析されたデータは、看護診断と計画を立案するときの情報や根拠を提供し、正確な看護診断に基づいて計画は立案され、立案された計画が実施の際のガイドとなり、評価の基準となり、各段階はつながっているのです。

　また、看護師は、クライエント中心のケアを保証するために、看護過程のどの段階においても、必要に応じてクライエント、家族、コミュニティ、あるいは他の医療専門職と連絡を取り合い、連携しています。

　看護過程は、看護を実践するためのものであり、看護の対象である人間を中心に考慮していきます。したがって、看護過程の構造は人間性を重視した側面をもっています。

第3章　よくわかる看護過程の展開

問題解決としての看護過程

4 看護過程の各構成要素

前述のように看護過程の構成要素には、アセスメント、看護診断、計画立案、実施、評価というプロセスがあります(図1)。

①アセスメント

アセスメントは、看護過程の最初の段階であり、クライエント(患者)の状態を把握するために、データの収集を継続して行う過程です。その過程のなかで、無限にあるあらゆるクライエントのデータから、健康状態に関係のある必要なデータを選別し、そのなかでも重要なデータであるかどうかを見分けていくことになります。その際には、収集されたデータが、必ず正確なものかどうかを確認することが重要です。

収集されたデータは、標準値、基準値(あるいは正常値)やモデルと比較され、ほぼその範囲にあるのか、それとも標準値・基準値やモデルと違えば、その違いや偏りの程度を明らかにします。そして、そのクライエントの状態の違いや偏りがその健康状態に与える影響を判断することになります。つまり、クライエントの健康状態の問題を明らかにすることのきっかけとなります。

クライエントの健康状態の何が問題か、これから起こるおそれのある問題があるか、問題の大きさはどのくらいで、どのようなことが、その問題を引き起こしているのか、その問題に影響を及ぼしている要因を考えることになります。

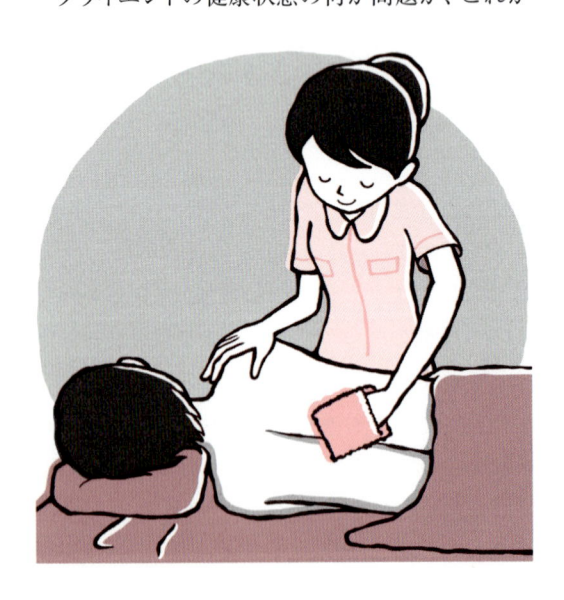

②看護診断

アセスメントで整理され分析されたデータから、クライエントの健康上の問題に名前をつけて表現することになり、これが看護診断の段階です。そして、クライエントの健康状態とその影響因子について、簡潔明瞭な看護診断の記述を行います。この段階では、看護師が独自に介入できる問題であるかどうか、他の医療専門家に紹介する必要があるかどうかが明確になります(p.46参照)。

③計画立案

計画立案においては、問題を解決するための計画を立てます。まず、クライエントにいくつか、複数の問題があれば、どの問題を優先して解決しなければならないのか、問題の優先順位を決定します。そして、クライエントの問題が解決された場合、クライエントはどのような状態であればいいのか、**期待される成果**を設定します。

期待される成果は、**目標**とも表現されます。健康の回復・維持・増進のための問題解決に必要な、適切な**看護介入**の方法を決定することになります。これがケア計画の作成です。

④実施

実施は、文字どおり看護の実施なので、計画されたケアを実行することです。クライエントの状況に応じて、引き続きデータを収集しながら、必要ならば現状に沿ってケア計画を修正し、実行します。

実施した看護が効果的であったかどうかを評価するために、看護の実施内容とクライエントの反応あるいは行動も記録されることになります。

表1 看護過程で実践することの意義

・疾患にともなう看護の実践だけではなく、個々の対象に合わせた看護が可能となる。
・ケアの見落としや必要のない重複を防ぐことができる。
・対象に対する包括的で質の高い看護の介入を可能にする。
・正確な記録が求められるので、看護職者間を問わず、ヘルスケアチームの他の医療従事者とのコミュニケーションがはかりやすい。
・記録に残ることで、看護の質の評価や看護学の研究ができる。
・看護職者自身、専門職者としての自覚を意識し、対象と成果を共有することで満足感を得る。

⑤評価

　評価は、クライエントの期待される成果／目標と、クライエントの実際の反応を比較し、どの程度その成果が到達されているのかを判断することです。つまり、ケア計画で具体的に記載された期待される成果／目標をクライエントが、どのように達成されているのかを評価することであり、成果の到達度に肯定的にも否定的にも影響を及ぼしている要因を明らかにすることが求められます。

　評価におけるクライエントの反応によって、看護ケアをそのまま継続するべきか、計画を修正するべきか、または終了するべきかを決めることになります。もし、評価によって看護ケアの修正が必要であると判断された場合、アセスメント段階におけるデータの正確性、完全性、関連性をもう一度見なおし、振り返ることが必要です。さらに、看護診断、期待される成果／目標、ケア計画、看護の実施にわたって、看護過程全般を注意深く再検討し、修正しなければなりません。

5 看護過程で実践することの意義

　看護師が看護過程によって看護実践することによって、表1のような意義があるといわれます[1]。

【引用文献】
1）ロザリンダ・アルファロ-ルフィーヴァ著、江本愛子監訳：基本から学ぶ看護過程と看護診断、第6版、医学書院；2008.

看護診断の開発と発展

小田 正枝（おだ まさえ）

■看護の専門用語の開発

専門用語とは、専門領域で用いられる独特の言葉です。学術用語も専門用語であり、短い語句で大量の情報を、学問的裏づけをもって伝達することが可能な言葉です。看護界においても、この専門用語（看護の共通言語）の開発が進められています。

看護における専門用語は、看護診断をはじめとする看護実践用語として発達してきました。では、なぜ看護界において、それらが必要とされたのでしょうか。それは、①看護師が日々患者に行っている看護実践の内容をコンピュータに入力しようとしたとき、これを入力する簡潔な言葉が存在しない、②保健医療領域において医師以外に看護師が存在していることの必然性の根拠が明確になっていない、という点からでした。

看護実践が何かを明確に言葉として示すことができず、混沌とした時代を経て、現在では国際看護師協会（ICN[*1]）の看護実践国際分類（ICNP[*2]）や、NANDAインターナショナル（NANDA-I）の看護診断分類に代表されるような看護実践を表現する用語が開発されています。

臨床の場で多く用いられているNANDA-Iの看護診断分類を中心に、ここで述べます。

■看護診断の発展と今

「看護診断」という言葉は、1950年にマクマナス（McManus, RL）が、はじめて「診断」という言葉を看護において用い、1950～1960年代に問題解決過程における看護問題を呼称する言葉として使われはじめました。

その後、1973年に全米看護診断分類会議で本格的な検討がはじまり、1980年のANA[*3]（米国看護師協会）の社会政策声明における看護の定義で診断（diagnosis）の語が使われ、1990年のNANDA[*4]（北米看護診断協会）の定義づけによって看護での位置づけを明確化しました。

またICNは、1991年にICNP開発の作業に着手し、1997年に看護実践の分類体系に看護診断用語を取り入れるようになりました。以来、看護診断は、米国はいうに及ばず、わが国をはじめとする国際的な広がりをもって受け入れられています。

NANDAは、2002年にNANDAインターナショナル（NANDA-I）と名称を改めて、世界規模の看護実践用語の組織となりました。その大きな変化は、NIC[*5]（看護介入分類）、NOC[*6]（看護成果分類）と、拡大分類を手がけ、診断を介入と成果に関連づけたことです。

つまり、NANDA-NIC-NOC連合大会（NNN大会）として、看護専門用語に関する学会として生まれ変わったのです。これは看護師が看護ケアを実施する自然な流れに沿う看護過程を基盤にして活動することを前提としています。

現在、わが国では統合電子患者記録システム（電子カルテ）が臨床現場に急速に浸透しつつあります。それは、医療の情報技術（IT[*7]）化が全国的に急速に進められ電子カルテシステムを導入している施設が増えてきているからです。

このような医療情報の電子化の進展にとも

---

*1　ICN：International Council of Nurses、国際看護師協会。
*2　ICNP：International Classification for Nursing Practice、看護実践国際分類。
*3　ANA：American Nurses Association、米国看護師協会。
*4　NANDA：North American Nursing Diagnosis Association、北米看護診断協会。
*5　NIC：Nursing Interventions Classification、看護介入分類。
*6　NOC：Nursing Outcomes Classification、看護成果分類。
*7　IT：information technology、情報技術。

ない、看護情報を入力することが通常のことになってきています。その場合、多くの施設で、看護問題にNANDA-Iの診断分類を使用しています。そして看護介入については、初期のころは臨床現場で使用している用語がそのまま入力されていましたが、最近ではNICやNOCの活用が試みられています。

■ NANDA-Iへの発展の経緯

1973年に第1回全米看護診断分類会議が開催されましたが、1986年までNANDAは看護診断の分類法に意見の一致をみることができませんでした。そこで、Roy（シスター・カリスタ・ロイ、p.70を参照）を委員長とする看護理論家グループは、ユニタリーマンの9つのパターンを診断の分類システムの概念枠組みとして提示しました。それが「交換」からはじまる9つの反応パターンで、分類法I（タキソノミーI）と呼ばれているものです。

2002年には、分類法Iから分類法II（タキソノミーII）に変わります。分類法IIの構造は、ドメイン層（領域）、クラス層（類）、ラベル層に分けられています。この構造は従来のものとは別のものです。図1は13領域とクラス（類）の関係を示す概念図です。

分類法IIの特徴のひとつに、多軸構造（7つの軸）があります。それは、第1軸：診断概念、第2軸：診断対象、第3軸：判断、第4軸：部位、第5軸：年齢、第6軸：時間、第7軸：診断状態、です。今後、この7つの軸に沿って看護診断は開発されていくことが示されています。

臨床看護師は、この分類法の中の看護診断に大きな関心をもっていますが、こういった診断用語がどのように組み立てられているかを知ると、情報を見つけ出すときなどに助けとなります。

将来に向けて、分類法IIつまりNANDA-Iは看護の用語体系としての柔軟性が改善され、追加や修正が可能となっているのです。

【引用文献】
1) NANDAインターナショナル、日本看護診断学会監訳、中木高夫訳：NANDA-I看護診断－定義と分類2007－2008、医学書院；2007. p.345-357.

【参考文献】
1) 松木光子：看護診断の現在、医学書院. 1997. p.101-106.

図1　分類法II（13領域）の枠組み

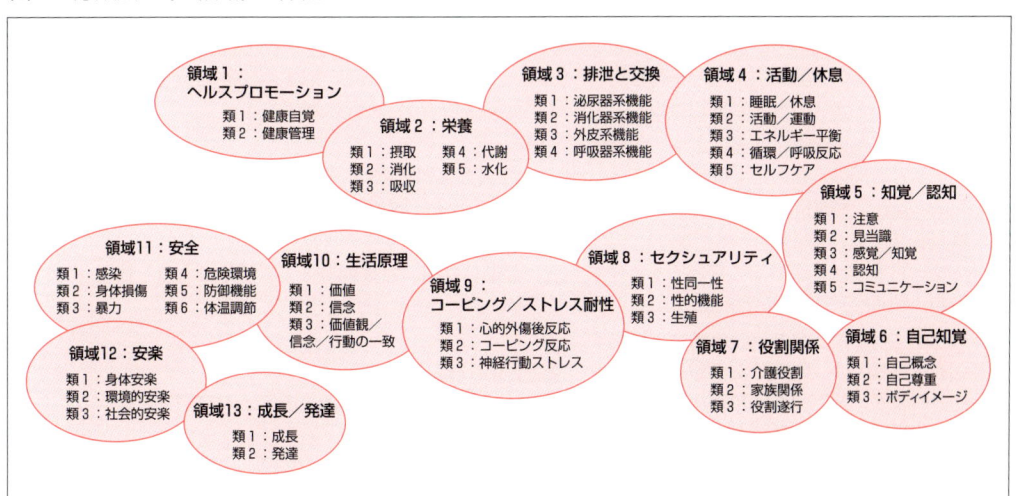

領域1：ヘルスプロモーション
　類1：健康自覚
　類2：健康管理

領域2：栄養
　類1：摂取
　類2：消化
　類3：吸収
　類4：代謝
　類5：水化

領域3：排泄と交換
　類1：泌尿器系機能
　類2：消化器系機能
　類3：外皮系機能
　類4：呼吸器系機能

領域4：活動／休息
　類1：睡眠／休息
　類2：活動／運動
　類3：エネルギー平衡
　類4：循環／呼吸反応
　類5：セルフケア

領域5：知覚／認知
　類1：注意
　類2：見当識
　類3：感覚／知覚
　類4：認知
　類5：コミュニケーション

領域6：自己知覚
　類1：自己概念
　類2：自己尊重
　類3：ボディイメージ

領域7：役割関係
　類1：介護役割
　類2：家族関係
　類3：役割遂行

領域8：セクシュアリティ
　類1：性同一性
　類2：性的機能
　類3：生殖

領域9：コーピング／ストレス耐性
　類1：心的外傷後反応
　類2：コーピング反応
　類3：神経行動ストレス

領域10：生活原理
　類1：価値
　類2：信念
　類3：価値観／信念／行動の一致

領域11：安全
　類1：感染
　類2：身体損傷
　類3：暴力
　類4：危険環境
　類5：防御機能
　類6：体温調節

領域12：安楽
　類1：身体安楽
　類2：環境的安楽
　類3：社会的安楽

領域13：成長／発達
　類1：成長
　類2：発達

NANDAインターナショナル、日本看護診断学会監訳、中木高夫訳：NANDA-I看護診断－定義と分類2007－2008、医学書院；2007. より許可を得て作成

第3章　よくわかる看護過程の展開

看護過程の展開と法的・倫理的側面

小田　日出子(おだ　ひでこ)

1　看護の責務

　人は誰しも,自らの人間としての尊厳が保たれ,健康で文化的な生活が保障されること,すなわち人間として幸福であることを願っています。それは法によって保障された人間としての基本的な権利でもあります(表1)。

　看護は,人々の人間としての尊厳が保たれ,健康で文化的な生活が保障されること,すなわち人間として幸福であることを願う人々の普遍的なニーズに応え,その健康生活の実現に貢献することを使命とし,あらゆる年代の個人,家族,集団,地域社会を対象に,健康の保持増進,疾病の予防,健康の回復,苦痛の緩和を行い,生涯を通してその最期まで,その人らしく生を全うできるように援助を行うことを目的としています(日本看護協会「看護者の倫理綱領」[1])。

　つまり,看護には,クライエント(患者)の生きる権利,尊厳を保つ権利,そして敬意のこもった対応を受ける権利などの人権を尊重すること

表1　日本国憲法(抜粋)

第11条【基本的人権の享有】 　国民は,すべて基本的人権の享有を妨げられない。この憲法が国民に保障する<u>基本的人権は,侵すことのできない永久の権利</u>として,現在及び将来の国民に与えられる。
第13条【個人の尊重・幸福追求権・公共の福祉】 　すべて国民は,<u>個人として尊重</u>される。生命,自由及び幸福追求に対する国民の権利については,<u>公共の福祉</u>に反しない限り,立法その他の国政の上で,<u>最大の尊重を必要</u>とする。
第14条【法の下の平等】 　すべて国民は,<u>法の下に平等</u>であって,人種,信条,性別,社会的身分又は門地により,政治的,経済的又は社会的関係において,差別されない。
第25条【生存権,国の国民生活向上義務】 　すべて国民は,健康で文化的な最低限度の生活を営む権利を有する。 　2　国は,全ての生活部面について,社会福祉,社会保障及び公衆衛生の向上及び増進に努めなければならない。
(昭和21年11月3日公布,昭和22年5月3日施行)

アンダーラインは筆者

＊1　ICN：International Council of Nurses、国際看護師協会。

が、本質として備わっており、さらに、人々の**健康を増進**し、**疾病を予防**し、**健康を回復**し、**苦痛の緩和**をはかることの4つが「看護者の基本的責任」とされています（国際看護師協会「ICN看護師の倫理綱領」[2]）。

このような看護者の身分および業務について定めているのが、1948年に制定された**保健師助産師看護師法**です（表2）。

看護者の責務については、1953年のICN[*1]大会において、はじめて「看護師の倫理に関する綱領」が採択され、その後「ICN看護師の倫理綱領」として見なおしと改訂がなされてきました。前述した看護・ケアが本質として備えるべきものと看護師の基本的責任が前文に示されています。

2 看護師の倫理綱領

2003年、日本看護協会は「ICN看護師の倫理綱領」[2]を基礎に、1988年策定の「看護師の倫理規定」を「看護者の倫理綱領」[1]と改訂・改題し、看護者が看護実践を振り返る際の道徳的基盤を提供する、また看護専門職が引き受ける責任の範囲を社会に示すための判断基準を示しました。

条文には、次のような専門職としての行動指針が示されています。

①人間の生命、人間としての尊厳および権利を尊重すること。
②誰に対しても平等に看護を提供すること。
③対象との間に信頼関係を築き、その信頼関係に基づいて看護を提供すること。
④人々の知る権利および自己決定の権利を尊重・擁護すること。
⑤守秘義務を遵守し、個人情報の保護に努めること、および他者と情報を共有する場合は適切な判断のもとに行うこと。
⑥対象を保護し安全を確保すること。
⑦実施した看護について個人としての責任をもつこと。
⑧個人の責任として継続学習による能力の維持・開発に努めること。
⑨他の看護者および関係職種と連携・協働すること、など。

さらに2007年改訂の「日本看護協会看護業務基準集」[3]には、**看護実践の責務**として、次の5つがあげられました。
①「看護者の倫理綱領」を指針として展開すること。
②人の命および尊厳を尊重する立場に立って行動すること。
③安全で安心・信頼される看護を提供すること。

表2　保健師助産師看護師法（抜粋）

第2条【保健師の定義】
　この法律において、「保健師」とは、厚生労働大臣の免許を受けて、保健師の名称を用いて、保健指導に従事することを業とする者をいう。

第3条【助産師の定義】
　この法律において、「助産師」とは、厚生労働大臣の免許を受けて、助産又は妊婦、じょく婦若しくは新生児の保健指導を行うことを業とする者をいう。

第5条【看護師の定義】
　この法律において、「看護師」とは、厚生労働大臣の免許を受けて、傷病者若しくはじょく婦に対する療養上の世話又は診療の補助を行うことを業とする者をいう。

第6条【准看護師の定義】
　この法律において、「准看護師」とは、都道府県知事の免許を受けて、医師、歯科医師又は看護師の指示を受けて、前条に規定することを行うことを業とする者をいう。

（昭和23年7月30日法律第203号）

④チーム医療におけるメンバーの専門的能力を理解し、協働すること。
⑤専門職として、看護学生、同僚、後輩への学習資源の提供とともに役割モデルを示すこと。

その第1項目に、免許によって看護を実践する権限を与えられた者は、その社会的責務を果たすために「看護者の倫理綱領」を基準とすべきことを明記しています。

ここでいう**看護実践**とは、看護者がクライエント（患者）に働きかける行為のことであり、看護業務の主要な部分をなすものですが、看護実践するについて、その理論的枠組みとなるのがアセスメント（情報収集・情報分析）、健康問題の明確化（看護診断）、計画立案、実践、評価の5つのステップからなる**看護過程**です。

3 看護過程の倫理的側面

看護過程のなかでも、**アセスメント**は看護過程の導入部であり、クライエント自身に起こる現象、あるいはクライエントを取りまく種々の事柄を情報として得て吟味することです。アセスメントのはじめの段階は、クライエントに実際に起こっている健康問題（顕在的問題）、または今後起こるおそれや可能性のある健康問題（潜在的問題）の存在を確認するために、データベースに基づく情報収集を行うことです。

情報収集することにより、看護者は個別性のある看護を実施するために必要なクライエントの身体、心理、および社会面にかかわる個人的な情報を得ることができます。こうして得られた情報からクライエントの健康問題を明らかにし、その人が必要とする看護を実践するには、どのような介入援助が望ましいかを考え、計画、実行するのです。

看護実践に至るこうした一連の思考と行動の経緯は**看護記録**として記録され、診療情報その他と合わせて診療録に整理されます。

ここでいう**診療情報**とは、診療の過程で、患者の身体状況、病状、治療などについて**医療者が職務上知り得た情報**のことであり、クライエントの秘密です。保健医療チームの一員である看護者は、通常では他人が容易に知ることのできないクライエントの**個人情報**（生存する個人に関する情報であって、それにより特定の個人を認識することができるもの）を、その人への効果的な看護につなげることを前提に、詳細に知ることのできる立場にあります。

そのため、個別性のある適切な看護実践を目的にクライエントの個人情報を得るについては、そのあり方として、以下のような**個人情報の保護**ならびに**守秘義務の遵守**に関する細心の注意と配慮が求められます。

①情報の利用目的を特定する。
②クライエントおよび情報提供者に情報収集の目的を明示する。
③情報提供を拒む権利が保障されていることを説明する。
④利用目的に無関係または不必要な情報収集は行わない。
⑤個人的理由（個人的興味・関心、心配だから知っておきたい等の理由）から情報収集しない。
⑥情報収集の場としてプライバシーが守れる空間を確保する。
⑦情報管理を適切にする。
⑧職務上知り得た情報を他人に漏らさないこと、など。

4 看護過程と個人情報

個人情報の取り扱いについては、2003年に「個人情報の有用性に配慮しつつ個人の権利利益を保護する」ことを目的とする**個人情報の保護に関する法律**（通称「個人情報保護法」）（表3、図1）が制定されました。

日本看護協会は、2005年にこれを法的根拠と

表3　個人情報の保護に関する法律（抜粋）

> **第1条【目的】**
> 　この法律は、高度情報通信社会の進展に伴い個人情報の利用が著しく拡大していることに鑑み、個人情報の適正な取り扱いに関し、基本理念及び政府による基本方針の作成その他の個人情報の保護に関する施策の基本となる事項を定め、国及び地方公共団体の責務等を明らかにするとともに、個人情報を取り扱う事業者の遵守すべき義務等を定めることにより、<u>個人情報の有用性に配慮しつつ、個人の権利利益を保護する</u>ことを目的とする。
> （平成15年5月30日法律第57号）

アンダーラインは筆者

図1　個人情報保護の基本的な考え方

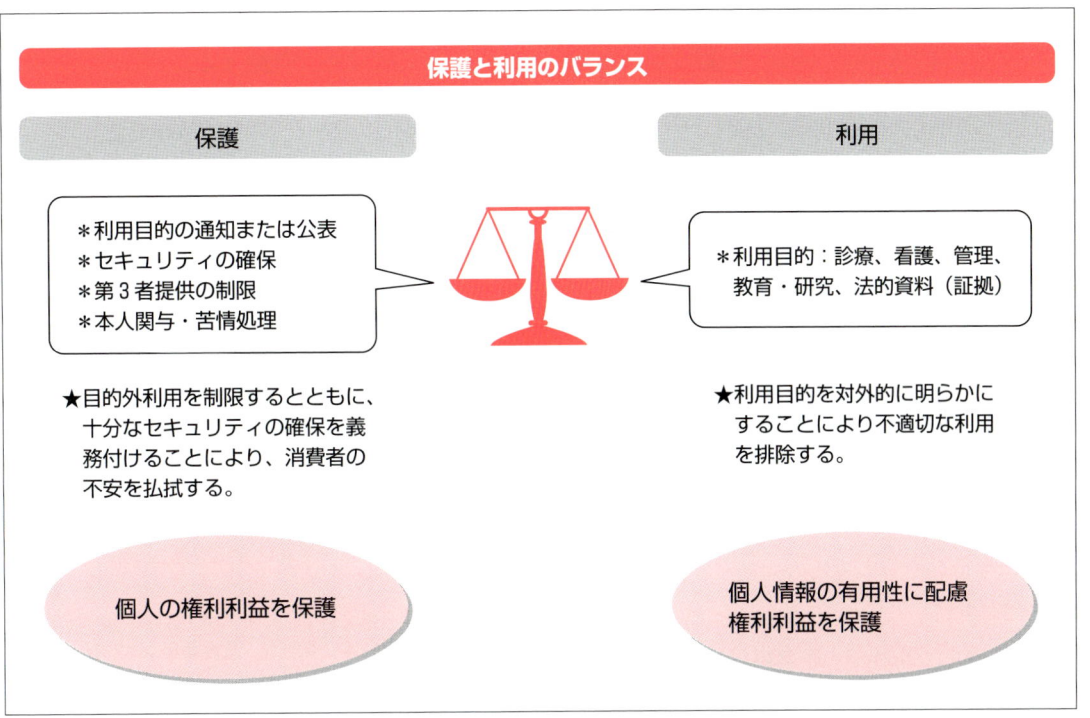

保護と利用のバランス

保護
- ＊利用目的の通知または公表
- ＊セキュリティの確保
- ＊第3者提供の制限
- ＊本人関与・苦情処理

★目的外利用を制限するとともに、十分なセキュリティの確保を義務付けることにより、消費者の不安を払拭する。

→ 個人の権利利益を保護

利用
- ＊利用目的：診療、看護、管理、教育・研究、法的資料（証拠）

★利用目的を対外的に明らかにすることにより不適切な利用を排除する。

→ 個人情報の有用性に配慮　権利利益を保護

瀬戸川浩：学校における個人情報の適切な取り扱いについて、日本私立看護系大学協会平成17年度総会講演会資料；2005．より一部改変して引用

する「看護記録および診療情報の取り扱いに関する指針」[4]を作成し、看護における個人情報の取り扱いについて、上記のような基本的なあり方を提示しました。

　一方、**守秘義務の遵守**については、助産師の守秘義務および罰則は医療法第72条と刑法第134条を、保健師・看護師・准看護師については保健師助産師看護師法第42条の2と第44条の3の規定を法的根拠としています（表4）。

5　看護事故と法的責任

　看護実践段階での法的問題として、看護者がその業務を行う際、業務上必要とされる注意義務（結果予見義務・結果回避義務）を怠ったことによる**過失**が生じ、クライエントの生命・身体に危害を加える**看護事故**が発生した場合、事故の原因−結果間に因果関係が証明されれば、その当事者には、**民事上**（不法行為責任：民法　第709

表4　守秘義務の遵守に関する法的根拠

> **刑法第134条【秘密漏示】**
> 　医師、薬剤師、医薬品販売業者、助産師、弁護士、弁護人、公証人又はこれらの職にあった者が、正当な理由がないのに、その業務上取り扱ったことについて知り得た人の秘密を漏らした時は、6月以下の懲役又は10万円以下の罰金に処する。
>
> **医療法第72条**
> 　第5条第2項若しくは第25条第2項若しくは第4項の規定による診療録若しくは助産録の提出又は同条第1項若しくは第3項の規定による診療録若しくは助産録の検査に関する事務に従事した公務員又は公務員であった者が、その職務の執行に関して知り得た医師、歯科医師若しくは助産師の業務上の秘密又は個人の秘密を正当な理由がなく漏らしたときは、1年以下の懲役又は50万円以下の罰金に処する。
>
> **保健師助産師看護師法第42条の2**
> 　保健師、看護師又は准看護師は、正当な理由がなく、その業務上知り得た人の秘密を漏らしてはならない。保健師、看護師又は准看護師でなくなった後においても、同様とする。
>
> **保健師助産師看護師法第44条の3**
> 　第42条の2の規定に違反して、業務上知り得た人の秘密を漏らした者は、6月以下の懲役又は10万円以下の罰金に処する。

アンダーラインは筆者

条)、**刑事上**(業務上過失致死傷罪：刑法　第211条)、および**行政上**(行政処分：保健師助産師看護師法　第9条、第14条③項)の3つの法的責任が問われることになります。

　民事上は「損害賠償責任」、刑事上は「刑罰」、行政上は「行政処分：業務一時停止または免許取消」が、それぞれの責任の効果として具体化します。

　また、訴訟となれば、診療録は法的証拠資料として開示を求められるため、看護記録の質の保証は不可欠です。

＊

　看護過程の展開と法的・倫理的側面を考えるについて、臨床では「やるべきか／やってはならないか」の判断に戸惑い、ジレンマを感じることも多くあります。

　日ごろから倫理的感受性を高くし、「これでよいか」「何をすべきか」の問いを自らに発し考えるなかで、善行・正義・自律・誠実・忠誠の倫理原則に基づく適正な判断力を備えるよう努力することが大切と考えます。

【引用文献】
1) 日本看護協会：看護者の倫理綱領、日本看護協会；2003.
2) 国際看護師協会：ICN看護師の倫理綱領、国際看護師協会；2005.
3) 日本看護協会編：日本看護協会看護業務基準集、2007年改訂版、日本看護協会出版会；2007.
4) 日本看護協会編：看護記録および診療情報の取り扱いに関する指針、日本看護協会出版会；2005.

【参考文献】
1) 阿曽洋子、奥宮暁子、鈴木純恵、藤原千恵子編著：実践へつなぐ看護技術教育、医歯薬出版；2006. p.136-137.
2) 日本看護協会編：看護者の基本的責務—基本法と倫理、日本看護協会出版会；2003.
3) ロザリンダ・アルファロ-ルフィーヴァ著、江本愛子監訳：基本から学ぶ看護過程と看護診断、第6版、医学書院；2008. p.2-38, 48.
4) サラ T. フライ著、片田範子、山本あい子訳：看護実践の倫理—倫理的意思決定のためのガイド、日本看護協会出版会；2000. p.23-28.
5) 内布敦子：看護界における倫理(看護倫理)の動向、医療・生命と倫理・社会　2003；2(2). オンライン版 http://www.med.osaka-u.ac.jp/pub/eth/OJ2-2/uchin-uno.htm

第4章

代表的な7つの看護理論と看護過程の展開

ヘンダーソンの看護理論	p.54
ロイの看護理論	p.70
オレムの看護理論	p.95
ペプロウの看護理論	p.108
家族看護モデル	p.128
ゴードンの看護理論	p.143
ベナーの看護理論	p.172

第4章 代表的な7つの看護理論と看護過程の展開

ヘンダーソンの看護理論

焼山 和憲
(やけやま かずのり)

1 ヘンダーソンという人

　バージニア・ヘンダーソン（Virginia Henderson、1897-1996）は、1897年に米国のミズリー州カンザスシティで弁護士を父にもつ8人兄弟姉妹の5番目に生まれました。

　1901年、父の仕事上の都合でバージニア州に移り住み、子どものころは、この地でほとんどを過ごしています。

　彼女が看護に関心を抱いたのは、兄弟が第一次世界大戦で兵役に就いていたこともあり、傷病兵士の世話をしたいとの思いからでした。

　1918年、ワシントンの陸軍看護学校に入学し、1921年に卒業したのち、ニューヨークのヘンリー・ストリート・セツルメントなどで訪問看護師として1年間働き、1922年バージニア州のノーフォーク・プロテスタント病院で5年間教鞭をとります。

　彼女はさらなる学問を志向し、1929年にニューヨーク州のコロンビア大学ティチャーズ・カレッジに進学しました。ここで、学問のかたわら臨床教育看護師として、およそ20年間働き、学士号と修士号を修得します。1934～1948年コロンビア大学のティチャーズ・カレッジの准教授となり、この間にハーマーと共著の教科書「看護の原理と実際」（第4版）を出版しています。

　1950年からエール大学に勤務し、「看護の原理と実際」（第5版）の執筆活動に入ります。エール大学で11年あまり費やしますが、この間に「看護の基本となるもの」「看護論」などの業績を上げ、名誉博士号や多くの名誉ある表彰を受けました。

　ヘンダーソンの名前が世界的に広く知られるようになったのは、1961年4月にオーストラリアのメルボルンで開かれた第12回ICN（国際看護師協会）大会で「看護の基本となるもの」が紹介されてからです。本書は、2006年には36か国語で訳されています。

　晩年は、コネチカット州ニューヘヴンに在住し、1996年3月18日、ホスピスで死去しました。

2 ヘンダーソンの看護の主要概念

　ヘンダーソンは、人々が健康を保つため、病気から回復するため、あるいは平和な死を遂げるために、通常であれば、その人自身がするであろうことを、体力、意志（力）、あるいは知識に不足があり、できない場合、その人がそれをするのを助けるのが看護師である[1]と言っています。

　ヘンダーソンは、これを看護の独自の機能（基

本的看護)として、**表1**のように述べています。

これは、患者に"力を貸すこと"が看護師の第一義的な活動であり[2]、体力や意志(力)あるいは知識が不足しているために、"完全な"、"無傷の"、あるいは"自立した"人間として欠けるところのある患者に対して、その足りない部分の担い手になる[3]という概念(**図1**)です。

3 看護実践の基本となる概念

ヘンダーソンは、人間、環境、健康、看護の4つの基本概念について明確には触れてはいませんが、ヘンダーソンにおける看護の中心概念から、**表2**の命題[*1]を見いだすことができます[4]。

この命題から、主要概念と4つの基本概念を関連づけると**図2**のようになります。

表1 看護の独自の機能(基本的看護)

> 看護師(訳書は看護婦、以下同じ)は、どのような援助(訳書は介助、以下同じ)を患者が看護師から必要としているかを知るために、ある意味で患者の「皮膚の内側(訳書は身の内側)」に立ち入らなければならない。看護師は一時的に、意識を失った者の意識であり、自殺者の生命の愛であり、肢端切断者の脚であり、新しく盲人になった者の眼であり、新生児の運動手段であり、若い母親の知識と自信であり、話す力のない者の声であり、その他のものである。
>
> 看護師の主要責任は、人々の日常の生活様式を、いつもは援助なしに行っている次のような行動—呼吸、食事、排泄、休息、睡眠と運動、身体の清潔、身体の保温と適切な衣服を着けること—で人々を助ける責任であるということ指摘は、十分言い尽くされたことである。看護師は、生命を植物的過程以上のものにする活動、つまり、社会的交際、学習、レクリエーション的な職業、あるいはなんらかの意味で生産的な職業を実施するのを援助する。ことばを換えて言えば、看護師は、人々が強健で知識があり生命への愛に満ちていれば助けを借りずに行えるような健康な生活規制を人々が保つこと、あるいはつくることを援助する。

バージニア・ヘンダーソン、グラディス・ナイト著、荒井蝶子、辛嶋佐代子、季羽倭文子他監訳:保健医療と看護Ⅰ、看護の原理と実際、メヂカルフレンド社;1979. p.44-45. より一部改変して引用

図1 ヘンダーソンの看護の定義の概念化

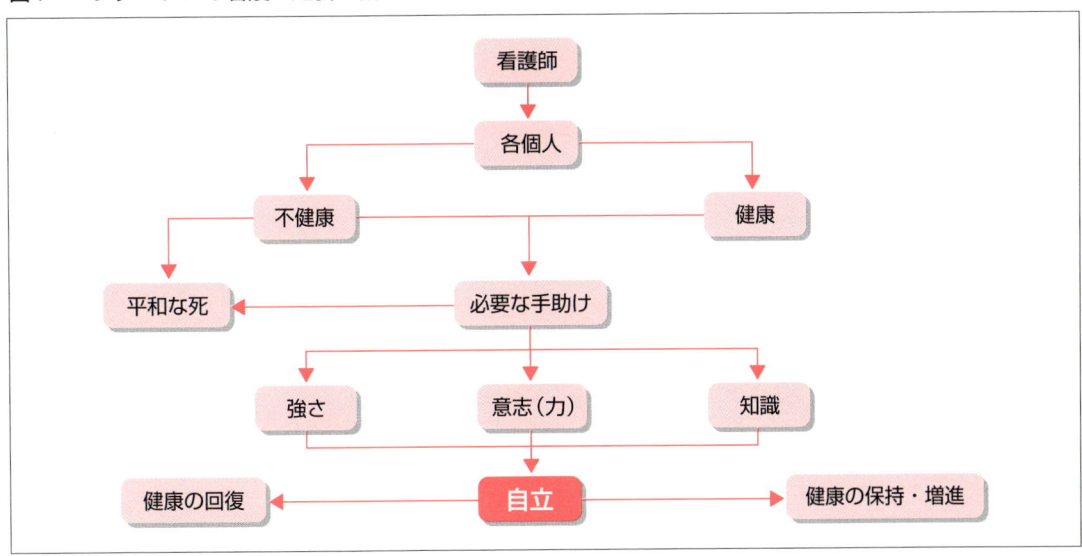

看護師 → 各個人 → 不健康 / 健康
不健康 → 平和な死 / 必要な手助け
必要な手助け → 強さ / 意志(力) / 知識
→ 自立 → 健康の回復 / 健康の保持・増進

---

*1 命題:「〇〇は△△である」と明確な判断を述べたもの。

表2　ヘンダーソンの看護における命題

1. 看護師は個人を助ける。
2. 個人は健康、または不健康な状態にある。
3. 健康、または不健康にある個人は自立していく。

図2　ヘンダーソンの自立の基本概念

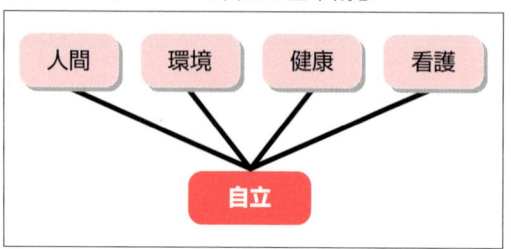

人間　環境　健康　看護
↓
自立

焼山和憲：ヘンダーソンの看護観に基づく看護過程、第4版、日総研出版；2007. p.22. より引用

4 基本的看護の構成要素

ヘンダーソンの14の基本的看護の構成要素は「人間をどのように観るか」「その人の生活行動をどう把握するか」をアセスメントするための体系です。

看護師は、基本的な看護ケアの権威者[2]として、表3のような行動を患者が自分1人で行える状態に手助けすることであるとしています。これは、看護の果たすべき機能としての生活行動の援助を示しているのです。

5 ヘンダーソンの看護過程のモデル

ヘンダーソンは看護過程についてモデルを構築していません。

ここでは、ヘンダーソンの次のような看護に関する定義から、図3のように看護過程のモデルを構築しました[5]。

・**健康な対象に対する人間観**：人間は呼吸、食事、排泄など、14の基本的欲求に基づく生活行動を、自分のもつ体力、意志（力）、知識により、自立して充足できる全体的な存在である。
・**病人に対する人間観**："基本的欲求を変容させる病理的状態[*2]"および"基本的欲求に影響を及ぼす常在条件[*3]"により、患者自身のもつ

表3　ヘンダーソンの14の基本的看護の構成要素

1. 正常に呼吸する。
2. 適切に飲食する。
3. 身体の老廃物を排泄する。
4. 活動し、また望ましい姿勢をとる。
5. 睡眠と休息をとる。
6. 適切な衣類を選び、着たり脱いだりする。
7. 衣類の調節と環境の調節により体温を生理的範囲内に維持する。
8. 身体を清潔に保ち、身だしなみをととのえ、皮膚を保護する。
9. 環境のさまざまな危険を避け、また他者を傷害しないようにする。
10. 感情、ニーズ、不安、恐怖、自分の意見などを表現し、他者と交流する。
11. 自分の信仰にしたがって礼拝する。
12. 達成感のある仕事をする。
13. 遊ぶ、または、さまざまなレクリエーションに参加する。
14. 正常な成長発達および健康な生活を送れるような学習や、その方法を発見し、好奇心を満たす、または、利用できる保健医療設備・施設を活用する。

[*2] 基本的欲求を変容させる病理的状態：飢餓状態、急性酸素欠乏症、ショック、意識障害、異常な体温、局所的外傷・創傷など。
[*3] 基本的欲求に影響を及ぼす常在条件：年齢、情動の状態、知力、社会的および文化的状態、身体的ならびに知的能力。

ている体力、意志（力）、知識の不足をもたらして、基本的欲求に基づく人間の生活行動に変容をきたしている存在である。

看護の対象を"全体的な存在"としてとらえる場合、「健康な対象に対する人間像」「病人に対する人間観」から、「基本的欲求に影響を及ぼす常在条件」を「人間像」、また「14の基本的欲求に基づく人間の生活行動」をその人固有の「生活像」、さらに「基本的欲求を変容させる病理的状態」を「健康像」としてとらえ、それらが統合された存在として見ます（図4）。

基本的欲求の未充足をアセスメントする場合、その人の基本的欲求に基づいた14の生活行動のひとつに注目せず、14の基本的欲求と「基本的欲求に影響を及ぼす常在条件」と「基本的欲求を変容させる病理的状態」が、基本的欲求の充足にどう影響しあっているのか、生活行動との関連でとらえることが大切です（図5）。

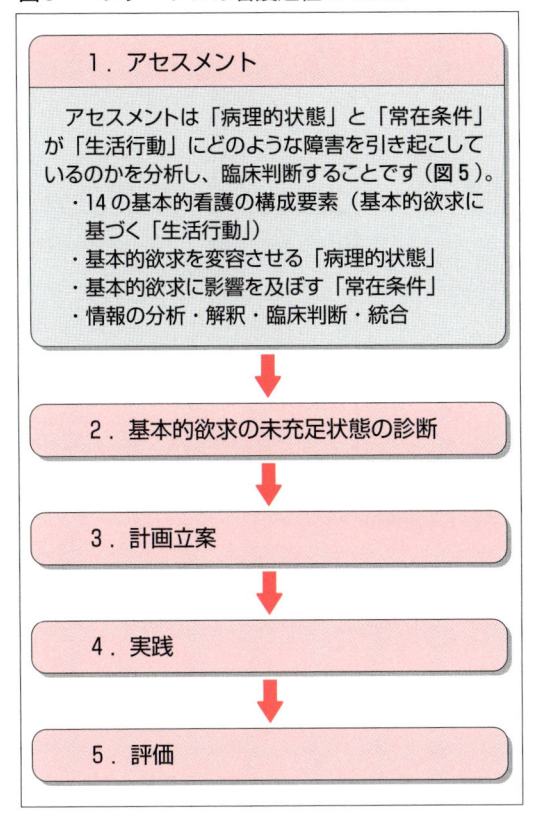

6 ヘンダーソンの看護理論の応用

ヘンダーソンの看護理論について概要を述べました。多くの臨床現場でヘンダーソンの看護理論が実践されています。それも時代を隔て、また国や特定の領域に限らず実践されています。ヘンダーソンの看護理論は、もっとも親しまれている看護理論のひとつといえます。

ヘンダーソンの看護理論を臨床場面で用いる場合は、理論の中核になる患者の自立に向けた

図3　ヘンダーソンの看護過程のモデル

1. アセスメント
   アセスメントは「病理的状態」と「常在条件」が「生活行動」にどのような障害を引き起こしているのかを分析し、臨床判断することです（図5）。
   ・14の基本的看護の構成要素（基本的欲求に基づく「生活行動」）
   ・基本的欲求を変容させる「病理的状態」
   ・基本的欲求に影響を及ぼす「常在条件」
   ・情報の分析・解釈・臨床判断・統合

2. 基本的欲求の未充足状態の診断

3. 計画立案

4. 実践

5. 評価

図4　全体的な存在としての対象

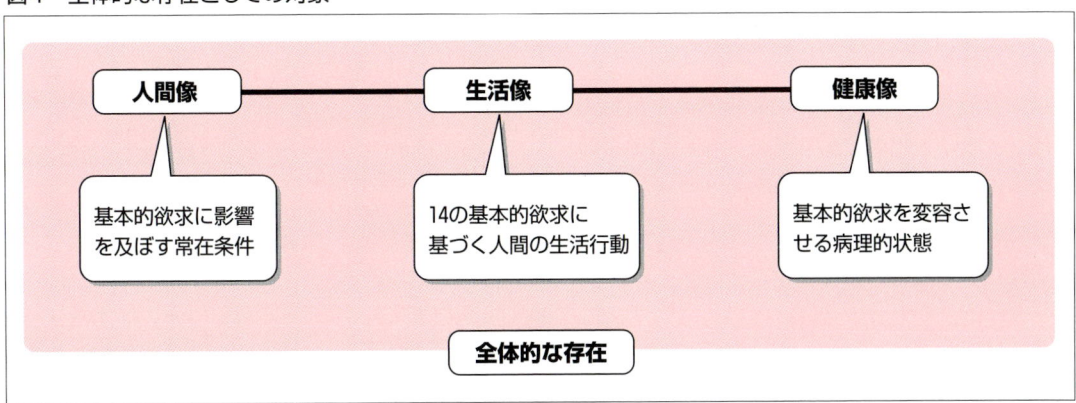

人間像 ─ 生活像 ─ 健康像

- 人間像：基本的欲求に影響を及ぼす常在条件
- 生活像：14の基本的欲求に基づく人間の生活行動
- 健康像：基本的欲求を変容させる病理的状態

全体的な存在

焼山和憲：はじめてのヘンダーソンモデルにもとづく精神科看護過程、医歯薬出版；2007.p.9. より引用

図5　ヘンダーソン看護モデルのアセスメント

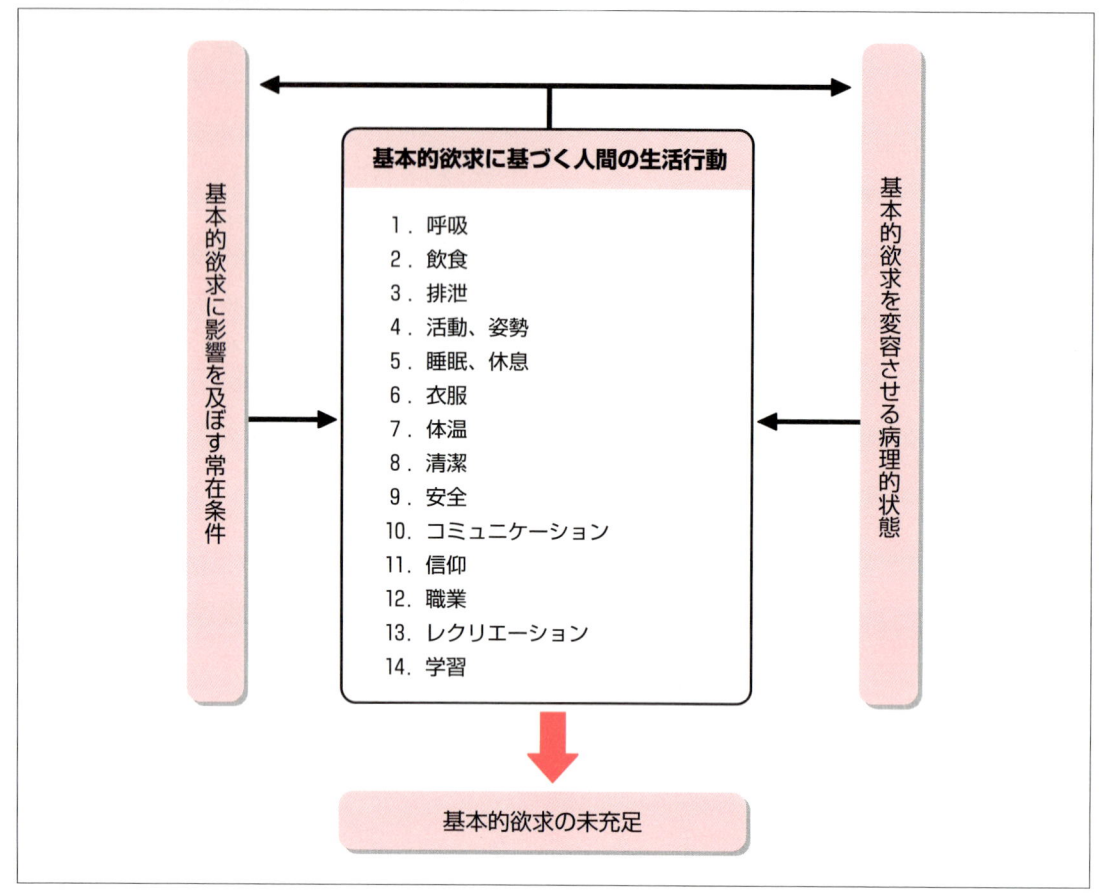

```
                    ←―――――――――――――→
    基                ┌─────────────────────┐                基
    本                │ 基本的欲求に基づく人間の生活行動 │                本
    的                │                     │                的
    欲                │   1. 呼吸           │                欲
    求                │   2. 飲食           │                求
    に                │   3. 排泄           │                を
    影                │   4. 活動、姿勢      │                変
    響                │   5. 睡眠、休息      │                容
    を         →     │   6. 衣服           │     ←         さ
    及                │   7. 体温           │                せ
    ぼ                │   8. 清潔           │                る
    す                │   9. 安全           │                病
    常                │  10. コミュニケーション │                理
    在                │  11. 信仰           │                的
    条                │  12. 職業           │                状
    件                │  13. レクリエーション │                態
                      │  14. 学習           │
                      └─────────────────────┘
                               ↓
                      ┌─────────────────┐
                      │  基本的欲求の未充足  │
                      └─────────────────┘
```

看護が必要になります。それもアセスメントの段階で、ヘンダーソンの提唱する看護の独自の機能で、体力、意志（力）、知識の何が欠けているのか、患者をアセスメントできなければなりません。

精神看護でヘンダーソンの看護理論を活用する場合、多くの患者にあっては、生活障害が問題視されます。そこでは、患者が自立するにあたって、どのような手助けを必要としているかを明確にすることが大切です[5]。

【引用文献】
1) バージニア・ヘンダーソン、グラディス・ナイト著、荒井蝶子、辛嶋佐代子、季羽倭文子他監訳：保健医療と看護Ⅰ、看護の原理と実際、メヂカルフレンド社；1979. p.42、44-45.
2) ヴァージニア・ヘンダーソン著、湯槇まき、小玉香津子訳：看護論―25年の追記を添えて、日本看護協会出版会；1994. p.38.
3) ヴァージニア・ヘンダーソン著、湯槇まき、小玉香津子訳：看護の基本となるもの、新装版、日本看護協会出版会；2006. p.12.
4) 焼山和憲：ヘンダーソンの看護観に基づく看護過程、第4版、日総研出版；2007. p.24.
5) 焼山和憲：はじめてのヘンダーソンモデルにもとづく精神科看護過程、医歯薬出版；2007.

【参考文献】
1) ライト州立大学看護理論検討グループ著、野嶋佐由美訳：看護理論集―看護過程に焦点をあてて、日本看護協会出版会；1982. p.84.

■ヘンダーソンの看護理論による看護過程の展開■
統合失調症で他者とかかわろうとしない患者

事例紹介

Aさん、60歳代、男性。
（本事例はプライバシーの保護、看護の倫理性を重視し、実在の患者情報をもとに作成した創作です）

■**医学診断**：統合失調症、糖尿病（現在コントロールしている）。
＊現病歴、家族構成などは「患者個人情報」（様式1号）を参照。

■**計画立案時の患者の状態**

落ち着きがなく、常に時間を気にしながら生活を送っている。患者が何かをしようと決めていた時間から誤差が生じると、急かすような態度や行動がみられる。

歩行時は、小幅でやや前かがみの姿勢になっている。また、前後に揺れる常同運動と、意味のない「うーうー」という発語がみられる。

清潔面では、入浴後、着用している衣類が変わっていないことや、汚れている衣類をそのまま身につけていることもある。

食事の面では、配膳後2～3分くらいで完食しており、口の中に詰め込めるだけ詰め込んで咀嚼している様子がみられる。

他者とのかかわりは少なく、自ら他者とかかわろうとする姿は、ほとんどみられない。しかし、将棋や掃除をする際に、他者とのかかわりがみられる。

●**ヘンダーソンの看護理論の対象**●

ヘンダーソンの看護理論は、あらゆる対象に有効です。ここでは精神科の患者を取り上げました。精神科に入院している患者の7割から8割は統合失調症の患者です。そこで統合失調症の患者を事例とし、焼山のヘンダーソンの看護モデル[1]を用いて計画立案までを次のように展開します。

①患者個人情報（様式1号）
　基本的欲求に影響を及ぼす常在条件／基本的欲求を変容させる病理的状態
②アセスメント（様式2号）
　基本的欲求に基づいた生活行動／基本的欲求の充足力と限界の解釈・分析／臨床判断／統合
③基本的欲求の未充足状態の診断と計画立案（様式3号）
　基本的欲求の未充足状態の診断／基本的欲求の充足状態と範囲／基本的欲求の充足・強化・補填への援助行為

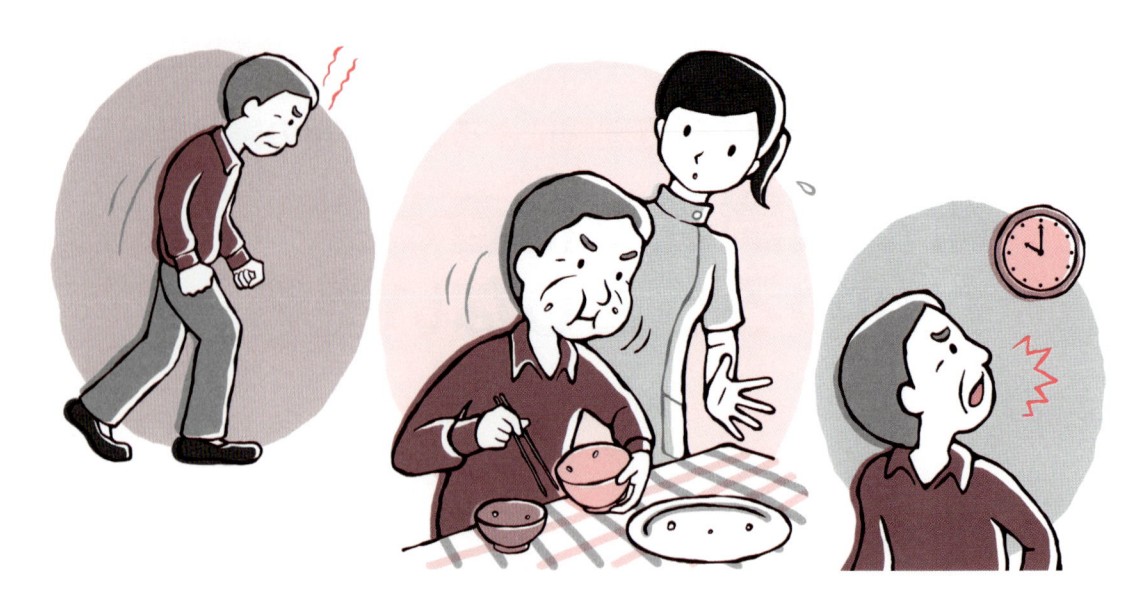

情報収集：患者個人情報（様式1号）

入院　〇年〇月〇日、入院形態：任意入院、精神保健福祉手帳：2級、健康保険：〇〇〇

基本的欲求に影響を及ぼす 常在条件	基本的欲求を変容させる 病理的状態	
①年齢 　60歳代、男性。 ②性格・気質 　神経質で、せかす態度が強く、人とのコミュニケーションが苦手である。 ③家族背景およびキーパーソン 　両親は他界しており、弟（キーパーソン）が1人いる。 ④面会、外泊の頻度 　連絡や面会などはない。	①診断名(主たる傷病名・合併症) ・入院に至った傷病名：統合失調症。 ・合併症：糖尿病（現在コントロールしている）。 ②現病歴(経過を要約してまとめる) 　過去数回にわたり当院への入院歴あり。前回（昭和〇年）入院の際には、周囲と気が合わず、次第に自分だけがのけ者にされているように感じ、不眠となり、周囲が怖く、絶えずいらいらとして不安となる。 　3年後、働くつもりで退院したが、母親の墓参りがしたくなり、千葉へいき、市内をうろうろしていたところを補導される。	③検査データの所見(検査結果と、その意味) 　平成〇年10月、最新の血液検査データでは、Ch-E：3325、BS：118、RBC：424である。 ④治療的アプローチ（身体・精神・特殊治療） 主な抗精神病薬 ・ブロムペリドール ・ハロペリドール ・塩酸モサプラミン ・フルニトラゼパム（2） 　1錠/1×眠 ・クロルプロマジン配合剤 　1錠/1×眠 その他 ・緩下剤 ・精神療法 ・SST（以前SSTで外食にいったことがある）

SST：social skills training、社会生活技能訓練。

アセスメント（様式2号）

項目	基本的欲求に基づいた生活行動	基本的欲求の充足力と限界の解釈・分析	臨床判断	統合
呼吸	日常生活動作による息切れはない。喫煙習慣があり、1日に20本吸っている。院外に買い物へ行く前や、将棋をする前には「一服してから」とタバコを吸いに行く。吸うのが早く1分ほどで戻ってくる。 病棟の喫煙室にはタバコによる肺への害を記したポスターが貼られているが、禁煙には関心はないようである。	1日20本の喫煙習慣があることから、慢性気管支炎・肺気腫・気管支喘息などを起こす危険性がある。 ニコチン欠乏による精神的な不安感から、何かをする前には必ず「一服してから」の行為なので、かなり喫煙依存が強いと思われる。それゆえ、禁煙を求めることはストレスにもつながるため適していないと思われる。 禁煙ポスターに関心を向けず、禁煙によるメリットより、喫煙による害を求めるのは、意志力が弱いためと思われる。 タバコが慢性閉塞性肺疾患（COPD）を引き起こす有害なものであり、機会あるごとに、禁煙への意志力を高め、呼吸器障害の予防ができるよう手助けする必要がある。	①禁煙への意志力が弱い。 ②喫煙習慣による慢性閉塞性肺疾患を引き起こしやすい。	①② 長年に及ぶ喫煙習慣により慢性閉塞性肺疾患を併発しやすい。
飲食	親戚に糖尿病の方がおり、本人も糖尿病である。栄養健康教育を受けており、糖尿病と食（1400kcal）との関係、薬の種類、合併症について多少の知識がある。最新の尿糖検査はマイナスである。 食行動に支障となる機能障害はない。 ホールの6人テーブルで食事をしているが、同席者と談話することはない。 咀嚼と嚥下障害はないが、食事の際に前屈みになり、口を食器に近づけて食べている。また、早食いで、一口	食するニード（欲求）は満たされていると思われるが、2〜3分で早食いするため食の味わいや、楽しさは満たされているとは思われない。 また一口量が多く、口の中がいっぱいになるまで食べ物を含み嚥下しているので、喉に詰まらせる可能性がある。 現在は、咀嚼に障害はないが、加齢による咀嚼能力や嚥下力の低下などを考慮すると、今のような食行為では食物を喉に詰まらせる可能性が非常に高くなると思われる。そのため、口の	③早食いのため食物を喉に詰まらせやすい。 ④塩分・糖分の過剰摂取による生活習慣病を併発しやすい。	③⑥ 早食いや常同運動による誤嚥・窒息のリスク状態。 ④⑨ 食生活習慣の偏りにより生活習慣病を合併しやすい。

（次ページにつづく）

項目	基本的欲求に基づいた生活行動	基本的欲求の充足力と限界の解釈・分析	臨床判断	統合
飲食	量が多く、嚥下していないうちに次の一口を口に入れるため、しばらく口をもごもごしている。一口量が多く2〜3分で食べ終わる。 梅干しが好きで、本人は梅干しを食べると「ガンにならん」といって毎食時に食べている。また、スポーツドリンクを1週間に12本飲んでいる。	中が食物でいっぱいにならないように一口量を減らすことや、数回咀嚼して嚥下することを説明し、誤嚥と喉に詰まらせることがないよう食行為を改善できるよう手助けする必要がある。 梅干しを好む食習慣と誤った理解があることから、梅干しの食べ過ぎは塩分の摂りすぎになることの知識が不足していると思われる。また糖尿病を併発していることから生活習慣病との兼ね合いが理解できるよう手助けする必要がある。 糖尿病の症状と合併症や、スポーツドリンクには糖分が多く含まれているという知識があるにもかかわらず、1週間に12本も飲んでいる。しかし、現在の尿糖はマイナスでコントロールできていると思われる。 過剰飲水にならないよう声かけなどによる意識づけで、意志力を高めることができるよう手助けする必要がある。		
排泄	大腸のグル音あり、排便動作は自立している。普通便（1回/日）であるが、便秘症のため緩下剤を服用している。 排尿・量ともに問題となる徴候はない。最新の検査データではBUN8.7である。	便秘症である。原因は、食事の全量摂取、十分な飲水から考えると、長年にわたる向精神薬の副作用と思われるが、緩下剤の内服で、ほぼ毎日便通があることから、緩下剤により排便のコントロールはできているようである。 排泄動作は自立しているが、運動不足により腸の蠕動が低下し、便秘が憎悪する可能性がある。	⑤緩下剤に頼らないと便通のコントロールができない。	

姿勢・活動	身体障害の既往はないが、日中の活動はすべて前傾姿勢である。 　坐位時には前後にゆれる常同運動が見られる。常同運動がある時は何かを考えているとき（買い物にいく時間、テレビの時間）や、何かをしているとき（字を書くときなど）に強く現れるようである。 　日常の生活行動は、ホールの椅子に座りテレビを視聴していることが多い。 　時々スーパーに買い物にいく。徒歩可能な距離であるにもかかわらず、タクシーで移動し15分程度で帰ってくる。 　時間を絶えず気にし、時計を再三見ている。行動する前には次にしなければならないこと（何時からはじまるのか、今から他のことをする時間があるのか）を考えている。 　行動する時間前になると落ち着きがなくなり、頻繁に時計を見ている。食後薬を食前1〜2時間前からテーブルに用意している。	日常生活はすべて前傾姿勢である。日中のほとんどをホールの椅子に座り同一体位で過ごしている。 　外出の移動はタクシーを使用していることを考慮すると、高齢化とともに筋力や骨量減少が生じ、運動能力の低下が生じる可能性がある。できるだけ、日中の運動や、買い物は徒歩で行くといった適度な運動ができるよう手助けする必要がある。 　常同運動は食事中にもあり、口の中が食物で充満するまで食べ物を入れたままで、前後に揺れていることから、誤嚥するおそれがある。	⑥食事中の常同運動で食べ物を喉に詰まらせやすい。	
睡眠・休息	22時に就寝し、6時起床する。昼寝はしない。 　寝つきが悪いので睡眠前に、フルニトラゼパム（2）1錠/1、クロルプロマジン配合剤1錠/1を内服している。	睡眠前薬の服用でおよそ8時間の睡眠時間を確保しているため、睡眠の充足には支障はないと思われる。しかし、日常の生活では運動量が少ないため、運動不足による睡眠障害が生じやすい。 　不眠は精神疲労による病状の憎悪やイライラ感を発症させるため、薬による睡眠コントロールを行っていると思われる。そのため、薬物使用中止による自然睡眠はむずかしいと思われる。	⑦睡眠薬を服用しなければ睡眠の充足を得ることができない。	

（次ページにつづく）

項目	基本的欲求に基づいた生活行動	基本的欲求の充足力と限界の解釈・分析	臨床判断	統合
睡眠・休息		日常生活のなかで、睡眠障害をきたすようなストレスが生じないよう、価値ある生活を送ることができるよう手助けする必要がある。		
衣類	衣動作に支障となる機能障害はない。いつもジャンバーをはおっている。しかし、入浴後も入浴前と同じ衣服を着ていることがある。外出時には必ず帽子をかぶっている。	季節に応じた服装はできている。しかし、入浴後の更衣はできていないことから、更衣に対する関心の薄さがうかがえる。本人の性格とこれまでの生育過程・長期入院が及ぼす生活習慣の薄れから生じていると思われる。 本人が他者から違和感をもたれないようにするため、機会あるたびに更衣の必要性を説明し、意識づけることができるよう手助けする必要がある。 また、外出時に必ず帽子をかぶるのは、環境の変化に対する気持ちの変化が現れていると思われる。本人にとっては、外出することで気分転換がはかれていると思われる。	⑧更衣に対する関心が薄い。	⑧⑩ 衣服の清潔に関する関心が鈍い。
体温・循環	最新の体温は36.3℃、血圧は122/62mmHgである。顔色・爪床は良好である。	体温・血圧ともに正常範囲内である。 塩分や糖分の過剰摂取による生活習慣病で、心臓血管障害や脳血管障害を引き起こす可能性がある。そのためにも、正しい食生活習慣を持続することができるよう手助けする必要がある。	⑨生活習慣病をきたしやすい要因がある。	
清潔	食後の歯磨き、入浴は自立している。 　汚染時の手洗いなどの清潔動作は自立しているが、衣服の清潔管理は関心が薄く、看護師から「衣服をク	入浴・食後の歯磨き、手洗いなどの清潔行為は自立している。しかし、入浴後の更衣ができていないなどがある。看護師から「クリーニングに出してください」と催促	⑩衣服の清潔に対する関心が薄い。	

清潔	リーニングに出してください」と催促されても出さないことが多い。 　環境整備は他の患者と一緒に自分のベッド周辺をきれいにしている。	されても出さない。 　汚染した衣服の着衣は非衛生的で、見た目にも違和感があり、他人から異様な人と思われることがある。そのため、機会あるごとに清潔に関心を持つことができるよう手助けする必要がある。		
安全	身の安全を損なう身体機能障害はない。また、自傷や自己破壊行動などもない。	＜現在、問題となる根拠がないので分析に至らない＞		
コミュニケーション	自ら他者と談話したりすることはない。他の患者から話しかけられると話す程度である。 　ホールの6人がけのテーブルで孤立していることが多い。いつも時間を気にしており、常に時計を見ながら日常生活を送っている。	1人弟がいるが、家族関係がほとんどない。 　病院内では孤立していることが多い。口数も少なく、他者に話しかける動作はない。過去に、病棟の患者と気が合わず、次第に自分だけがのけ者にされているように感じ、不眠・周囲への恐怖心・イライラするといった症状が現れ、入退院を繰り返しているので、この名残かもしれない。 　他の患者からの話しかけには応じるので、会話が成立しないといった人間関係の拒否はないようである。 　過度に時間を気にするため、相手との時間や、自分の時間を割いての会話は、本人からすると億劫になっているのではないだろうか。これは、他の患者と気が合わないと思いつめる性格と、時間が気になるという焦りから気持ちにゆとりがなく、コミュニケーションに対して消極的になっているのではないだろうか。 　健康的な人間関係ができるよう時間に対する焦りや他者との関係ができるよう手助けする必要がある。	⑪コミュニケーション・スキルが弱い。 ⑫家族の引き受けがない。 ⑬時間に対するこだわりが強く気持ちのゆとりがない。	⑪他者と安心した人間関係を形成することができない。 ⑬時間に対するこだわりが強く気持ちにゆとりがもてない。

（次ページにつづく）

項目	基本的欲求に基づいた生活行動	基本的欲求の充足力と限界の解釈・分析	臨床判断	統合
宗教職業	情報なし。 以前は建築業をしていた時期があった。	<情報不足のため分析するに至らない> <職指向を求めるのは困難であり分析には至らない>		
レクリエーション	他者と交わる院内・院外レクリエーションに参加することはほとんどない。 自由時間はホールで好きな将棋やトランプを楽しそうにしている。将棋をする時には、自分から「将棋する？」と聞いている場面が見られる。	集団レクリエーションには参加しないが、将棋は本人の唯一の趣味である。よく「将棋する？」と他者を誘ったりする。将棋の最中は笑顔である。少人数で行う将棋やトランプに参加することを考えると、レクリエーションへの参加意欲が乏しいとは、いいがたい。大勢が集まるレクリエーションへ参加しないのは、多数の人とかかわるコミュニケーション・スキルの弱さと、自分の世界を持ち、その枠の中での生活習慣が身についているからではないだろうか。 今後、自分の世界から、外界へ関心を向けることができるように、コミュニケーション・スキルを強める手助けする必要がある。		
学習	主治医や看護師の指導に応じ、治療に対して協力的であるが、退院に向けての意志が感じられない。	治療に対して協力的であるが、闘病意欲がうかがえないのは、家族関係が疎遠となっているので、頼る心の居場所が病院になっているからかもしれない。 将来、自立しグループホームなどで自活できる目標をもてるよう、日常の生活管理が自立できる手助けする必要がある。	⑭退院に向けた目標が薄れている。	⑫⑭ 社会的入院を助長させやすい。

看護計画：基本的欲求の未充足状態の診断と計画立案（様式3号）

月日	基本的欲求の未充足状態の診断	基本的欲求の充足状態・充足範囲	OTE	基本的欲求の充足・強化・補填行動への援助行為
○/○	#1　早食いや食事中の常同運動による誤嚥・窒息のリスク状態 ・食事時間は2〜3分の早食いである。 ・一口量が多く、飲み込まないうちに次の一口を口に入れる。 ・二口くらいで口の中がいっぱいになる。 ・食事中に小刻みに前後にゆれる常同運動がある。 ・食べるときに体が斜めになっている。 ・口の中が食べ物でいっぱいになってから咀嚼する。 ・食器に口を近づけて食べるため、前屈姿勢で食事をしている。	＜充足状態＞ ・誤嚥の徴候がみられない。 ・他の患者と談話しながら食事ができる。 ＜充足範囲＞ ・口の中の物を一度飲み込んでから次の一口を口に入れることができる。 ・背筋を伸ばして食事することができる。 ・口に含む1回量を半分にすることができる。	O1 O2 O3 T1 T2 T3 E1 E2	誤嚥しやすい姿勢（前屈み、斜め）になっていないか観察する。 含み食はないかどうかを観察する。 確実に嚥下して次の食事を口に入れているか観察する。 1スプーン1嚥下をする。 食後薬を飲む前に食事の評価を一言、受持ち看護師にいう。 15分かけて食事を食べる。 早食いが及ぼす身体変調の功罪を学ぶ。 SSTで外食を計画する。
	#2　時間にこだわり気持ちにゆとりがもてない ・いつも時間を気にしている。 ・次に行うことが気になっている。 ・何かをする前には必ず次にしなければならないこと（何時からはじまるのか、今から他のことをする時間があるのか）を考えている。 ・食後薬を食前1〜2時間前からテーブルに用意している。 ・患者が行動する時刻が近づくと落ち着き	＜充足状態＞ ・時間にこだわらないようになったと報告できる。 ＜充足範囲＞ ・患者の趣味（将棋）に集中でき、時間にこだわる機会が少なくなる。 ・患者が行動をする予定の時間に近づいても焦ることがない。	O1 O2 O3 O4 T1 T2	固定した番組だけでなく、他の番組にも関心を向けることができるように、テレビ番組表を用いて関心を知る。 時間へのこだわりが改善しているかどうかを、時計を見る頻度を観察する。 患者が行動する際の直前の精神的変動や言動（落ち着きがない・うろうろするなど）を観察する。 患者の行動パターンを知るために、患者がいつ時計を見ているのか観察する。 予定の時刻10分前くらいになったら、深呼吸をする。 朝のラジオ体操後、受持ち看護師に1日の予定を伝え、言葉で「時間を気にしませんから、時間になっ

O：observational plan、観察計画。　　E：educational plan、教育計画。
T：treatment plan、ケア（治療）計画。　　SST：social skills training、社会生活技能訓練。

（次ページにつづく）

月日	基本的欲求の未充足状態の診断	基本的欲求の充足状態・充足範囲	OTE	基本的欲求の充足・強化・補填行動への援助行為
	がなくなり、頻繁に時計を見る。			たら声かけをお願いします」という。
			T3	予定時刻の前30分になると声をかけてもらう。
			T4	余暇時間には趣味（将棋）に集中する。
			T5	天気のよい日曜日は病院の周りを1周散歩し、季節のものを1つ見つけ、受持ち看護師に報告する。
			T6	野球観戦がある時には、ホールで他者と野球の話をする。
			T7	患者が行動する10分前になると、身なりを整えさせ関心をそらす。
	#3 衣服の清潔に関する関心が鈍い ・入浴後も汚れた衣服を着ている。 ・食事中に衣服に食べ物をこぼしても平気である。	＜充足状態＞ ・毎入浴後に衣服を更衣することができる。 ・衣服が汚れたとき、すぐに洗濯することができる。 ＜充足範囲＞ ・汚染した衣服を「クリーニングに出してください」ということができる。 ・入浴後に新しい衣服に更衣することができる。	O1	更衣の程度を知るために、衣類の汚れがないか確認する。
			O2	洗濯機で衣服の洗濯ができているか観察する。
			O3	衣類の汚れに無関心でないか観察する。
			O4	衣服の整理がきちんとできているかを観察する。
			O5	TPOにあった着衣はできているか観察する。
			T1	毎入浴後に衣服を着替えることができる。
			T2	汚れた衣類をクリーニングに出すことができる。
			T3	衣類に食べ物などがこぼれたらすぐにティッシュペーパーかタオルで拭き取ることができる。
			T4	洗濯した衣服と汚染した衣服を分けてタンスにしまう。
			T5	自分と他者の衣服の比較をする。
			T6	週に1度、衣類を1つ手洗いし、受持ち看護師に評価してもらう。
			E1	衣類をクリーニングに出さなくていいときは、その理由を看護師に説明することができる。

O：observational plan、観察計画。
T：treatment plan、ケア（治療）計画。
E：educational plan、教育計画。

事例のまとめ

ヘンダーソンの3つの基本的構成要素（14の基本的欲求に基づく生活行動、基本的欲求を変容させる病理的状態、基本的欲求に影響を及ぼす常在条件）から、情報の整理をすることで、患者の問題が浮かび上がり、看護計画につなげることができました。

Aさんの問題は、時間に対するこだわりが強く、気持ちにゆとりがもてない、次に何かするときには、そのことが気になり、時計を見ながら早々と準備をすることでした。

他のレクリエーションには見向きもしませんが、唯一の趣味が将棋であり、将棋であれば進んで対局します。そこで、看護師は将棋の機会をもちながら、どのような手助けがあれば、ゆとりのある行動ができるのか、話をする機会をもつことにしました。

しかし、説明には「ウンウン」とうなずきますが、食事の30分前になると落ち着かなくなり、テーブルにつく準備をしだします。

食事のしかたを観察すると、一気食いや口一杯のほおばり食いがあり、誤嚥する可能性の問題が観察されました。

看護計画の優先順位は、生命に直結しやすい誤嚥の可能性を第1に立案し、時間に対するこだわりを第2にしました。

食事摂取する時間が早く、時折むせる場面などがありました。そこで誤嚥予防のため、食事のときには、看護師が側に付き添い、一スプーンずつ嚥下するように働きかけました。

時間の経過とともに、1スプーン1嚥下が手助けなくできるようになり、その後は、看護師が側で見守りを継続しましたが、誤嚥することはありませんでした。

【引用文献】
1）焼山和憲：はじめてのヘンダーソンモデルにもとづく精神科看護過程、医歯薬出版；2007.

ロイの看護理論

下舞 紀美代

1 ロイという人

　シスター・カリスタ・ロイ（Sr. Callista Roy）は、1939年に米国のロサンゼルスに生まれました。

　1963年にマウント・セント・メリーズ大学で看護学士号、1966年にカリフォルニア大学ロサンゼルス校（UCLA）で看護学修士号、1973年社会学修士号、1977年哲学博士号を取得されています。

　1976年に"Introduction to Nursing：an adaptation model"（邦訳「ロイ看護論－適応モデル序説」）を執筆します。

　ロイは、名前に「シスター」とあるように、看護理論家であるとともに、宗教家としての活動もあります。

　現在は、ボストン・カレッジ看護学部大学院の教授をしています。

2 ロイ適応看護理論が開発される礎となった2つの理論

　ロイは、適応という看護理論の中で、人間と環境の関係を展開しています。

　1970年に看護の概念枠組みとして「適応看護モデル」が提示されました。

　1976年の著書"Introduction to Nursing：an adaptation model"が1981年に邦訳「ロイ看護論－適応モデル序説』（松木光子訳、メヂカルフレンド社）として出版されました。

　ロイ適応看護理論には、その基礎となった2つの理論があります。

　ひとつは生理学者ハリー・ヘルソン[*1]の適応理論です。ヘルソンは「適応は、刺激の影響を受けたときの内部環境の変化を反映したもので、内的・外的なエネルギーによって生み出される力動的な過程である」と考えました。適応は刺激（焦点刺激、関連刺激、残存刺激）が起こる程度と、その刺激に対し反応する能力のレベルとの相互の働きを意味します。

　もうひとつは、ベルタランフィ[*2]の一般システム理論を反映したD．ジョンソン（Dorothy Jonson）のシステム理論です。

　この2つの理論をもとにロイの適応看護理論は開発されました。

[*1] ハリー・ヘルソン：Harry Helson、1898-1977。アメリカの心理学者。適応理論を提唱した。
[*2] ベルタランフィ：Ludwig von Bertalanffy、1901-1972。オーストリア出身の理論生物学者。一般システム理論の提唱者。同理論は生物学にとどまらず、心理学、社会学システム工学など多くの分野に影響を与えた。

ロイ適応看護理論は、3つの前提（システム理論、適応レベル理論、哲学的仮説）からなります（表1）。

3 ロイ適応看護理論の概念

ロイは、**人間**を「環境によって取り囲まれた全体的適応システム」と定義しています。また、**環境**は「個人や集団を取り巻き、その発達や行動に影響を与える条件、境遇や影響物すべて」をさしています。

健康の概念は「ひとつの状態または過程としてとらえられ、統合されて全体として完成された人間となること」を意味します。

看護の目標を「適応を促進すること」と表現しています。

図1は、ロイ適応看護理論の主要概念の相互関係を示しています。

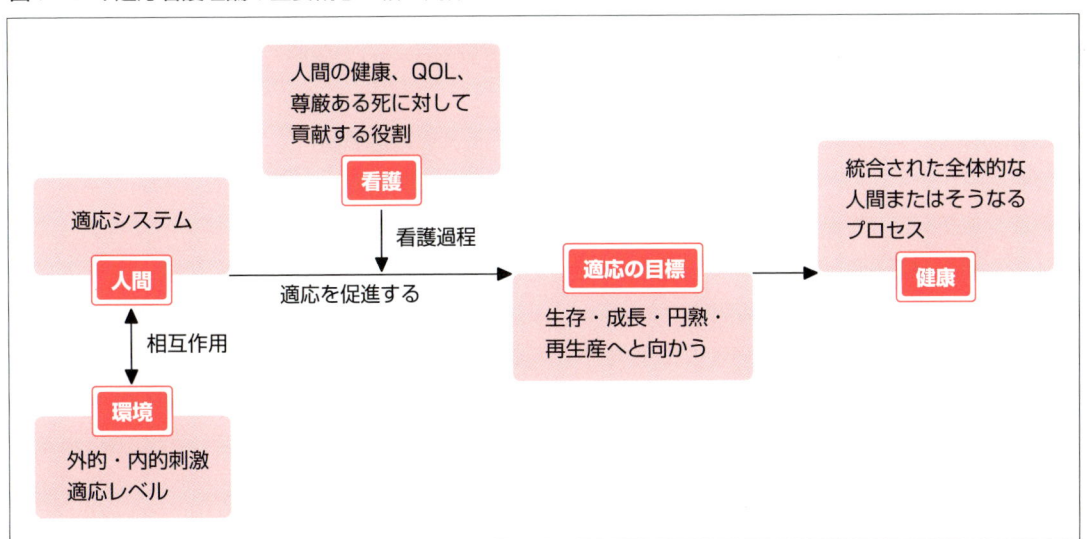

表1 ロイ適応看護理論の基礎となる仮説

科学的仮説	
システム理論（systems theory）	適応レベル理論（adaptation-level theory）
全体論 相互依存 コントロールプロセス 情報のフィードバック 生命体システムの複雑	適応としての反応 刺激と適応レベルの機能としての適応 個別でダイナミクスな適応レベル 肯定的で活動的な反応のプロセス
哲学的仮説（philosophic）	
ヒューマニズム（humanism）	ヴェリティヴィティ（veritivity）
創造性 目的性 全体観 対人関係のプロセス	人間存在の意味 目的の単一性 活動性、創造性 人生の価値と意味

Sister Callista Roy, Heather A.Andrews. The Roy Adaptation Model. second edition. Appleton & Lange；1999. p.33. より引用

図1 ロイ適応看護理論の主要概念の相互関係

小田正枝：ロイ適応モデル－看護過程と記録の実際、ヌーヴェルヒロカワ；2003. p.15. より引用

表2 ロイ適応看護理論による看護過程の定義

看護過程	定義
行動のアセスメント	生理的様式、自己概念様式、役割機能様式、相互依存様式の4つの様式すべてにおいての系統的な行動のアセスメント
刺激のアセスメント	アセスメントされた行動に影響を及ぼす焦点刺激、関連刺激、残存刺激を明らかにする
看護診断	その人の適応状態を伝える陳述をするまでの判断過程
目標設定	その人のための看護ケアの成果、もたらされる行動を明確に述べたもの
介入	目標達成のために刺激を操作する行為（適応を促進するためのアプローチの選択と実践）
評価	その人の行動に関する介入の成果の判断（設定された目標に関するその人の行動のアセスメント）

図2 適応システム

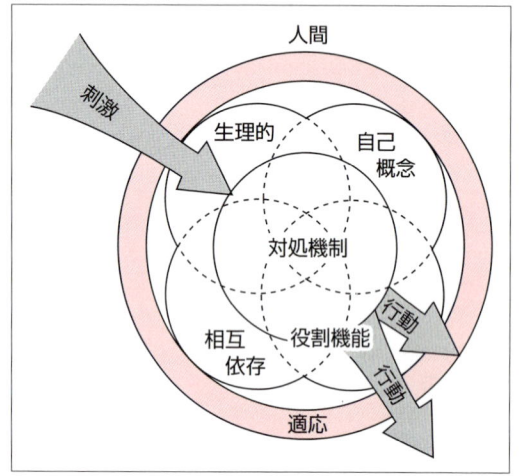

Sister Callista Roy, Heather A.Andrews. The Roy Adaptation Model. second edition. Appleton & Lange；1999. p.114. より引用

人間と環境の関係は、人間は環境に影響を受け成長、発達していく存在とし、周辺世界と絶えず相互関係にあることを示しています。ロイ適応看護理論の主要概念の中での特に重要な概念です。

適応システムは、外界から**インプット**（入力）された情報を**対処機制**（コーピング・プロセス）というコントロール機構を介して**アウトプット**（出力）という行動や反応を示すことをいい、個人の適応レベルでそのアウトプットは異なります。

看護は、適応促進することを示し、その看護はロイ適応看護理論による看護過程（6段階、**表2**）があります。

適応への目標は、生存、成長、円熟、再生産へと向かうことをいい、この目標が達成されることで健康へと行動や反応が変化します。

適応様式は、個人と集団の視点も含まれ、その重要概念と看護過程への適用が新たに加わっています。ロイ適応看護理論で使われる用語の解説は**表3**（p.77）を参照してください。

4 適応システムとしての人間の反応

適応システムは、**図2**で表されているように、変化する環境からの刺激（インプット）を対処機制で処理し、反応・行動（アウトプット）します。

対処機制は、調節器と認知器という2つのサブシステムからなります。ロイは、対処機制を、個人は調節器と認知器で、集団は安定器と革新器（innovator）で説明しています。

①個人の対処機制

調節器による適応様式は、基本的な適応プロセスであり、無意識または自動的に作動するシステムです。人間の内的状態の変化から入力を受けとり、神経・化学・内分泌系の対処路を経て自動的に反応します。感覚器を通じて入る内的・外的環境からの刺激は、神経系にインプットとして作用して液体や電解質、そして酸・塩基平衡や内分泌系に影響を与えます。この情報が適切な方法で導かれ、自動的で無意識的な反応が生じます。同時に調節器サブシステムへのイン

プットは知覚を形成する働きをします。

認知器による適応様式は、心理社会的側面での適応のしかたです。これは生理的機能のように自動的な調節ではなく、後天的に獲得するものです。認知器は知識、情報処理、過去の経験からの学習、判断、情動といった認知・情動の経路を経て高次の脳の機能に関連する内部プロセスをコントロールします。ここで知覚・情報処理・コードづけ、記憶などの活動が含まれます。学習には模倣、強化、洞察が含まれ、判断プロセスには問題解決や意志決定などの働きが含まれます。

つまり、調節器サブシステムは先天的な対処プロセスであり、認知器サブシステムは後天的な対処プロセスであるということができます。

②集団の対処機制

集団の対処機制は、安定器・革新器に分類して説明しています。

安定器による適応様式は、既成の機構や価値観、日常生活に関係し、それによって関係者がその集団の主要な目的を達成し、社会共通の目的に貢献するといった安定化への活動過程をいいます。

革新器の適応様式は、個人の認知器が環境の変化に反応するために、認知、情動経路をもつように、集団も、変化していくために必要な情報処理プロセスをもち、新しいものを導入したり、改革したり、革新したりという変化に対応します。また、その集団を構成する人の行為や感情の人間らしさへのプロセスももちます。

革新器の活動力は、より高いレベルに変化させるための、知覚・情動の革新的な変化を遂げるための方略に影響を与えます。方略には長期的なものと短期的なものがあります。たとえば組織においては、方略的な計画活動や"シンクタンク"、チームづくりなどの活動、そしてその時々の社会機能が革新器の方略を構成します。

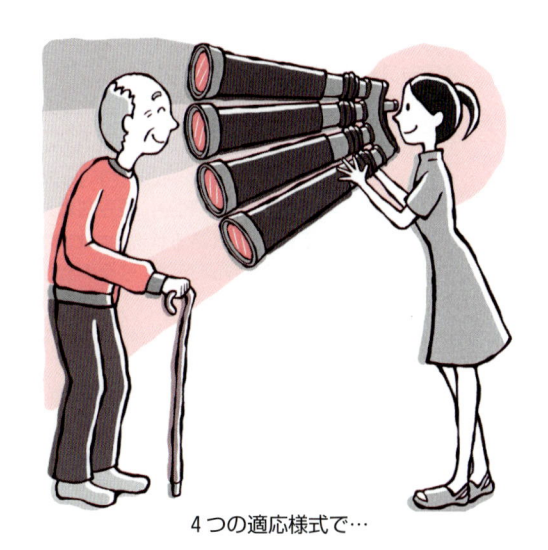

4つの適応様式で…

集団の革新器が、そのままうまく作動されているときは、その集団の人間と環境が変化すると同様に、その集団において新たな目標が設定され、成長や成熟が達成されます。

5 4つの適応様式

ロイは、人間の見方として4つの様式を示しています。①生理的様式、②自己概念―集団アイデンティティ様式、③役割機能様式、④相互依存様式、です。

①生理的様式

環境からの刺激に対する個人の生理的反応をいいます。人間の身体を構成するあらゆる細胞・組織・器官の生理学的活動から生じるものです。

生理的様式には、①酸素化、②栄養、③排泄、④活動と休息、⑤防御の5つの基本的ニーズと、①感覚、②体液と電解質、③神経機能、④内分泌機能の4つの過程から構成されます。調節器の活動や人間の多くの生理的機能を含んでいます。

この様式を理解するためには、解剖生理学、生化学検査データ、病態の理解のための知識が要求されます。

図3　適応システムとしての人間（個人）

入力
- 環境を形成する刺激（内的・外的環境の変化）
  焦点刺激、関連刺激、残存刺激。
- 適応レベル（ある状況の中で肯定的に反応できるその人間の能力）
  焦点刺激、関連刺激、残存刺激がプールされた結果決まるもの。

コントロール過程
- 対処規制（コーピング・プロセス）
  調節器：無意識または自動的に作動。
  認知器：学習や経験により後天的に獲得する。

効果器
- 生理的様式
  酸素化、栄養、排泄、活動と休息、防御。
  感覚、体液と電解質、神経機能、内分泌機能。
- 自己概念様式（自己概念は人間の行動を導く）
  身体的自己：身体の感覚、ボディイメージ。
  人格的自己：自己一貫性、自己理想、道徳的・倫理的・霊的自己。
- 役割機能様式（性や発達段階に応じた、さまざまな役割）
  一次的役割：年齢や性、発達段階。
  二次的役割：通常は地位の達成。
  三次的役割：通常は一時的なもので、個人が自由に選べる。
- 相互依存様式
  重要他者とサポートシステム。
  受容的行動と寄与的行動。

出力
適応的または非効果的反応

フィードバック

小田正枝：ロイ適応モデル―看護家庭と記録の実際、ヌーヴェルヒロカワ；2003. p.8. より引用

②自己概念―集団アイデンティティ様式

　人間の個人的な側面の行動と、自分自身についての考え方や感情に関連する適応レベルを意味します。

　自己概念様式は、**身体的自己**（身体感覚、ボディイメージ）と、**人格的自己**（自己一貫性、自己理想、道徳的・倫理的・霊的自己）の2つのサブシステムがあります。

　集団アイデンティティ様式とは、集団の自己像、対人関係、社会環境、文化から構成されています。

　この様式を理解するためには、その人が自分をどのように見ており、どのように評価しているのか、またボディイメージなどを知る必要があります。集団においては、集団の中での目標、目的などを知る必要があります。

　発達理論を知っておくとよいと思います。

③役割機能様式

　個人が社会においてもつ特定の役割を示すとともに、社会の中で目標達成するための媒体としての集団での役割を示しています。

社会の中で、他者とどのような関係にあるかを理解することで、行動することが可能となります。所属する集団から期待される任務や機能を理解し、役割を明確にすることで行動を明確にします。

ロイ適応看護理論では、一次的役割、二次的役割、三次的役割として、役割の分類が用いられています。

役割の行動には、**表出的行動**と**手段的行動**（道具的行動）があります。たとえば、高血圧の治療には減塩食が必要であるという考え（表出的行動）があり、確かに減塩食の食事を摂取するといった実際の行動（手段的行動）をとることができるなどです。

この様式を理解するためには、その人がどのような役割を担うことが要求されているのか、どのように役割を遂行してきたのかなどを含めて、役割理論や家族看護モデルなどを学ぶとよいと思います。

④相互依存様式

個人や集団の相互依存関係に関連する行動を示します。

個人では重要者やサポートシステムとの関係、集団ではその状況や構造基盤、資源が構成要素となります。

人との親密な関係や、愛情や尊敬・価値などを与えたり（**寄与的行動**）、また受け取ったり（**受容的行動**）する相互関係に焦点があたっています。たとえば、日常的な「おはようございます」というあいさつに「やあ、おはよう」と返したり、子どもが母親に抱きついてきたら、優しく抱きとめ笑顔を見せるなどです。

6 ロイ適応看護理論に基づく看護過程の構造と機能

ロイ適応看護理論による看護過程は、①行動のアセスメント、②刺激のアセスメント、③看護診断、④目標設定、⑤介入、⑥評価の6段階をいいます（表2）。

①行動のアセスメント

行動のアセスメントは、人の行動に関連するデータを収集し、その行動がその人にとって効果的であるか、非効果的であるかをアセスメントします。

②刺激のアセスメント

刺激のアセスメントでは、その行動に影響を与えている因子をアセスメントします。

このアセスメントには前述した4つの様式を理解するための知識が重要になります。行動が効果的であるか、非効果的であるか、またその因子は何なのかを、解釈・分析・推察・推測するためには、様式の中にある人の行動の意味を科学的に分析する必要があります。この人の健康状態を明らかにしていきます。さらに、刺激のアセスメントでは因子のレベルを明らかにします。

③看護診断

看護診断においては、健康問題もしくは、健康促進・増進にかかわるものが特定されます。

ロイは、独自に開発した適応問題と適応の指標をもとに診断を進めます。ロイはNANDA（北米看護師協会）インターナショナルの看護診断[*3]を用いてもよいと言及していますので、看護診断を活用することも可能です。その際はNANDAインターナショナルの看護診断の定義や診断指標を理解したうえで活用することが重要です。

[*3] NANDAインターナショナル、日本看護診断学会監訳、中木高夫訳：NANDA-I看護診断―定義と分類 2007-2008、医学書院；2007．

④目標設定

　目標設定は、効果的行動をさらに促進および強化し、非効果的行動を効果的行動へと変化させることなので、介入の結果、期待される変化の状態を行動レベルの表現で設定し言語化します。たとえば「3日後には、疼痛がなくなったという言葉が聴かれる」「1週間後には5 mは自力歩行ができるようになる」などです。

　目標は達成されたかどうかを評価します。ですから評価が可能な表現と尺度が必要です。いつまでに、どのような行動に変化するという内容が客観的に記述されていないと、変化があったかどうかを評価できません。

　また、痛み・かゆみなどの個人の主観的な変化を示す内容や、心理的な変化を示す内容は、対象者の表現で表します。たとえば「少し不安が和らいだ」「かゆみがおさまってきた」などの表現が聞かれるといった表現です。もちろん期日も設定します。

⑤介入

　次に介入です。適応を促進するためには、健康問題の刺激を調整もしくは操作していく必要があります。健康問題や健康状態に影響している刺激を操作しつつ、その人の適応レベルを変化させる具体的な看護行為が介入です。

　ただし看護師は看護独自で介入を行うのではなく、刺激の調整や操作に必要な他の専門領域（カウンセラー、栄養士、薬剤師、ソーシャルワーカーなど）のメンバーと、その人が健康を取りもどすために必要な介入を共同で行います。この場合、看護師は、自らが介入を行うということに加えて、その介入に必要な専門領域のメンバーをマネジメントする役割も担う場合があります。

　ここでは専門的な知識に加え、効果的な看護ケアを提供できるように、広い視野で他職種の特性を知っておく必要があります。

図4　ロイによる人間の定義と関連した看護過程フローチャート

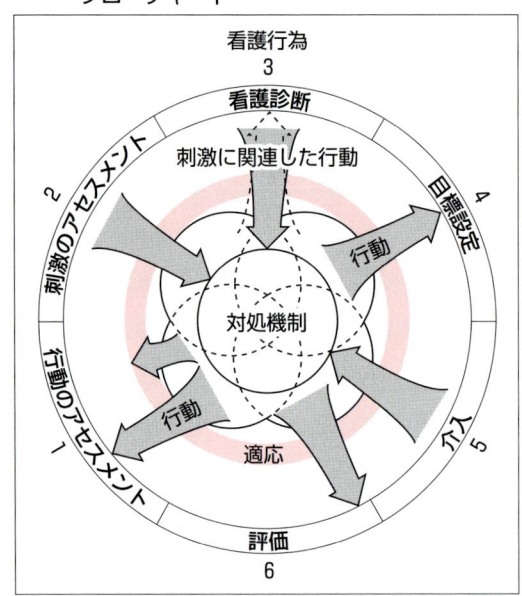

Sister Callista Roy, Heather A.Andrews. The Roy Adaptation Mode1. second edition. Appleton & Lange；1999. p.67. より引用

⑥評価

　評価は、設定した行動目標に向かって行動が変化したかをみます。

　目標が達成されれば、行動は適応へと向かったことになりますが、達成されなかった場合は、目標設定の期日は適切であったか、達成可能な行動設定がなされていたか、介入効果（看護技術を含む）はあったか、刺激の調整・操作方法は適切であったか、刺激はその人の行動の因子として適切であったか、などをみていきます。

　評価は看護過程のひとつの段階です。その人の行動が適応へと向かうまでフィードバックされ、再度、行動のアセスメント、刺激のアセスメント、看護診断とくり返されます。

　以上の看護過程は、図4でも示されています。人の行動をアセスメントすることからはじまり評価までの段階が、適応システムとしての人の行動と刺激の関係が表されています。

　行動は対処機制（コーピング・プロセス）を経

表3　ロイ適応看護モデルの用語と解説

用　語	解　説
一次的役割	個人が人生の特定成長期に従事する行動の大半を決定するもの。エリクソンの発達段階そのものを意味する。
ヴェリティヴィティ（veritivity）	ロイによる造語。真実性と解釈される。人間存在の共通の目的と確信された人間性の原理に関係している。
介入	目標達成のために刺激を操作する行為（適応を促進するためのアプローチの選択と実施）。
看護過程	データを収集し、問題を明らかにして、アプローチを選択、介入したのち成果（健康促進し、生命の質を高め、尊厳ある死をめざしたケアができたかどうか）について評価すること。
関連刺激	状況の中で確認される、すべての内的・外的刺激であり、焦点刺激が原因となって起こる行動に影響する。
寄与的行動	重要他者あるいはサポートシステムに対して養育を与える、あるいは供給する行動。
効果器	生理的様式、自己概念様式、役割機能様式、相互依存様式それぞれの活動を表す。
行動	特定の環境のもとでの活動、反応。
コントロール過程	調節器と認知器というサブシステムによって制御されるプロセス。
サポートシステム	その人の相互依存ニードの充足を増進する人々や動物たち。
三次的役割	個人が一次的、二次的役割にともなう責任を果たす目的で行う一時的な選択方法。
残存刺激	行動に影響を及ぼすと予測される因子であるが、未確認のもの。
刺激	人間の外のある環境から生じる外的入力と、その人そのものから生じる内的入力がある。これらの入力を刺激といい、反応を起こさせるものでもある。
自己概念様式	3つの心理社会的様式のひとつ。これは特に心理的・精神的側面に焦点をおいているもの。
システム論	ベルタランフィによって提唱された理論。原因を直線的因果関係に求めず、ものごとは循環的に影響し合うという考え方で代表される。
手段的行動	長期目標をめざした行動、行為志向行動。
出力（アウトプット）	効果器に現れる反応行動。
受容的行動	重要他者あるいはサポートシステムからの養育行動を受け入れ、取り入れ、あるいは吸収する行動。
焦点刺激	その人の、もっとも直面している内的外的刺激であり、行動の原因、行動を促進させる因子となるもの。
生理的様式	人間の身体をつくっているすべての細胞、組織、器官、そして系統的な生理的活動の証明。
相互依存様式	愛情、尊敬、価値を他者に与え、また受けとるといった相互作用をさす。
対処機制	変化する環境に反応する生来的あるいは獲得された応答方法。
調節器	内的外的環境から入力を受けとる。それから反応を作り出す神経学・内分泌的チャンネルを通して変化を処理していく。
適応	動物や植物が状況に応じて、保護色をしめしたり擬態をとったりすることをいう。人間の場合、適応の概念の規定をなすものに、ホメオスタシスの概念がある。
適応システム	人間は環境と絶えず相互作用し、成長発達していく存在である。また、人間は刺激に対処するためにコントロール過程を通過して適応的または非効果的反応を示すシステムであることを、ロイが提示した。
適応的反応	生存、成長、生殖、円熟という人生の目標に対して人間の統合性を促進する反応。
適応問題	適応に関する広範囲にわたる関心事や肯定的な適応支持について困難性を述べたもの。

（次ページにつづく）

適応レベル	生命・生活過程の状況を統合、代償、障害の3つのレベルで説明したもので、影響を受ける変化点をいう。
二次的役割	多様な場で行動に影響を及ぼすもの。個人が人生の特定時期に自立性を達成するために果たさなければならない発達課題によって占められる役割。
入力(インプット)	生体に取り込まれるはたらき。
認知器	内的・外的環境からの入力を受けとる。生理的因子と同様に心理的・社会的因子が関係し、調節器機制の出力となるものも含まれる。これらの入力は、さまざまな認知情報経路を通って処理される。
非効果的反応	人間のシステムの目標に対して貢献せず統合性を妨げる反応。
評価	その人のための看護ケアの成果、もたらされる行動を明確に述べたもの。
表出的行動	役割遂行について人が示す感情や態度。
目標設定	人間の適応システムへ提供される看護ケアによって達成される行動の成果。看護ケアの成果である行動を明確に述べたもの。
役割機能様式	人間が社会の中で占めている役割に焦点をおいている。役割機能とは、あるひとつの立場を占めている人が、他の立場にいる人に向かって、どのように行動するかということについての一連の期待。

て表出されたものです。刺激が加わり、対処機制を経て行動となっていることが、図4で示されています。内的・外的環境から刺激がインプットされ、対処機制を経て、それぞれ4つの適応様式で適応が維持されます。その表出が行動です。

行動はその人の適応レベルで適応の範囲であったり、適応レベルを超えた範囲に表出されます(表4)。

【引用文献】
1) Sister Callista Roy, Heather A.Andrews. The Roy Adaptation Model. second edition. Appleton & Lange;1999. p.33, 144, 67.
2) 小田正枝編:ロイ適応モデル看護過程と記録の実際、ヌーヴェルヒロカワ;2003. p.15、8.

【参考文献】
1) Sister Callista Roy、Heather A.Andrews著、松木光子監訳:ザ・ロイ適応看護モデル、医学書院;2002.
2) 津波古澄子:ロイ適応看護モデルに基づく研究―1995～2001年の研究のクリティークを中心に、看護研究 2003;36(1):13-30.
3) アンドリュース,HA、ロイ,C著、松木光子監訳:ロイ適応看護論入門、医学書院;1996.
4) NANDAインターナショナル、日本看護診断学会訳、中木高夫訳:NANDA-I看護診断―定義と分類 2007-2008、医学書院;2007.

表4 ロイの看護理論の枠組みを用いた看護過程記録のポイント

●行動のアセスメント 　行動:患者の行動で、看護に必要なデータを意図的に記録。現病歴、既往歴、医学的診断、治療方針なども記入。 　判断とその根拠:領域ごとにアセスメントし、その領域を適応行動(効果的行動・非効果的行動)と判断した根拠を記述。判断基準となるデータは、①正常値または標準値、②その人の日常性からの逸脱、③判断が困難な場合はその状況を説明。
●刺激のアセスメント 　①行動のアセスメントの結果、その行動に影響している刺激を明らかにする。②4様式すべてから刺激の関連をみる。③収集した因子の関連性を分析・統合する。介入は刺激の操作である。各領域の刺激は、重複することがある。看護診断をあげる際、刺激が他の領域で操作される場合は、その領域の介入は他の領域で操作され介入立案は不要となる。 　存在する問題は何か、程度は、問題の発生時期は、看護独自のケアで関われるか、などを踏まえて記述する。問題解決に対する本人および家族の対処能力を明らかにする。 　この時点で患者の全体像と関連図を作成する。
●適応問題 　全体像を記述することで統合が明確になり、看護の方向性が示される。看護の方向性は、この患者にどのようなケアを提供するか、何をめざすかを記述。関連図は、刺激や状況が看護問題(健康問題)とどのように関連しているかを一望でき、頭の中で描いていることがより明確になる。適応問題と、肯定的な適応から診断。

■ロイの看護理論による看護過程の展開■
長期臥床を余儀なくされた高齢者

古川　秀敏
（ふるかわ　ひでとし）

事例紹介

Bさん、78歳、男性。
（本事例はプライバシーの保護、看護の倫理性を重視し、実在の患者情報をもとに作成した創作です）

■医学診断

化膿性脊椎炎、両下肢不全麻痺、神経因性膀胱、腰部脊柱管狭窄症、認知症、難聴。

・クライエント（患者）の生理的様式の情報は、「アセスメント」（p.82）を参照。

■現病歴・主訴

2005年12月3日、急激な背部痛を認め、近医を受診する。12月15日他院へ転院。入院後、両下肢の麻痺が進行しており、MRI検査を実施、化膿性脊椎炎と診断される。

ドレナージなどの検討があったが、2006年2月中旬まで発熱が持続し、全身状態不良となる。2月8日より抗生物質の内服投与を開始し、経過観察とした。

●ロイの看護理論の対象●

　加齢により身体的な衰えや障害を経験したとしても、環境を変え、他者からの援助を受け、その人らしい生活をおくられている高齢者の姿は多くみられます。高齢期は、加齢にともなう身体的変化だけでなく、それにともなって起きる役割、社会との交流の変化などの心理社会的影響を受けやすい時期でもあります。ロイの看護理論は、そうした高齢者の身体的側面を生理的様式で、老いていく自分の受容などといった心理的側面を自己概念様式で、家族や社会との交流や役割といった社会的側面を役割様式、相互依存様式からとらえることができ、高齢者看護を行う上で有用と考えられます。
　近年、病院でのクライエント（患者）の療養期間は短くなっていますが、脳卒中や転倒、骨折により、長期にわたる臥床を余儀なくされる高齢者は多くなっています。
　本事例は、長期臥床の状態にあるクライエントやその家族に対して、精神的、身体的に安寧な状態でいられる適応的な療養生活の提供を目標にしました。
　身体的な面では、感染や高齢者に多くみられる便秘および不動性について、また家族とのかかわりについても焦点を当て、行動、問題点を明確にすることを目的とします。

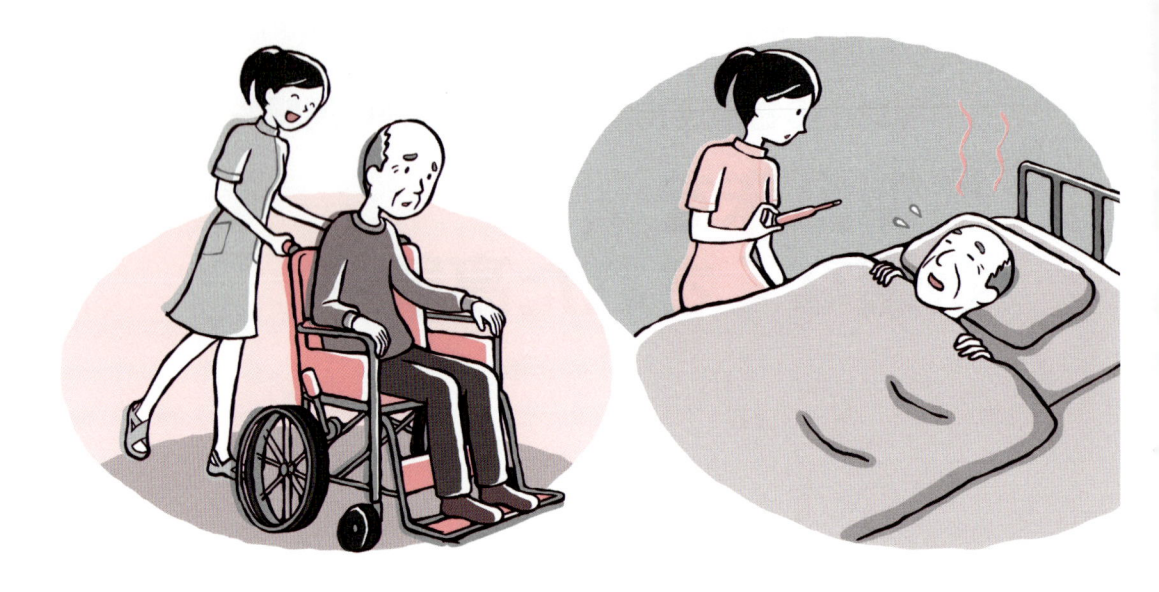

リハビリテーションにて、起立訓練、四肢筋力維持・改善訓練を施行する。炎症反応が軽減し、車椅子坐位保持が可能となったため、本人の了承の下、2006年4月3日入院となる。

　入院した当初は、家に帰りたいという訴えが聞かれることもあった。現在は、病気のことを受けとめ、入院生活に対する不満が聞かれることはなかった。また、入院から間もないころには、立って歩くことができると認識しており、駐車場に止まっているバスのところまで自分で歩いて家に帰るとの発言もあった。現在は歩くことができないことを認識している。

■家族構成
　妻（73歳）と2人暮らし。
　子どもは3人。子どもたちは、それぞれ独立し同じ県内に在住している。月に1、2回ほど長女と孫の面会がある。

■既往歴
　59歳、胆石手術。
　58歳、脳梗塞。

　Bさんは、認知症の医学診断がありますが、本事例では認知症の周辺症状は認められないものとしました。竹内[1]は、認知症が治るということは、①認知症の周辺症状のみならず中核症状たる知的衰退による症状も消えうせて、すっかり普通の高齢者にもどってしまうもの、②周辺症状は消失して、中核症状の知的衰退は現存しているもの。施設あるいは在宅などでも、いわゆる問題行動と呼ばれる周辺症状はなく、多くはおとなしく従順で周りの人から、ときどき手助けを受けながらも平穏な生活している人、③周辺症状は一部残存し、知的衰退症状も残っているもの。周囲に問題を起こすような症状はないものの、本人は学校教員時代の名残をとどめていて、周りの人を生徒としているなど回帰型症状を残しているようなタイプに分けられる、としています。

　本事例は、この②に相当するものとして創作しました。

ロイの看護理論による看護過程展開のための用語解説

情報収集：情報収集は、クライエントや家族を全人的に、そして全体的に把握することを目的とします。やみくもにデータを集めるのではなく、看護の視点に立ち、意図的に収集し記録されたデータから非効果的行動を起こさせる適応問題を明らかにします。

アセスメント：ロイの看護理論では、行動のアセスメントおよび刺激のアセスメントの2つのアセスメントを行います。

行動のアセスメント：生理的様式（酸素化、栄養、排泄、活動と休息、保護、体液と電解質、感覚、神経学的機能、内分泌機能の9カテゴリーから構成されています）、自己概念様式、役割機能様式、相互依存様式の4様式についてアセスメントを行います。行動が適応行動か非効果的行動かを判断します。

刺激のアセスメント：アセスメントされた行動に影響を及ぼす焦点刺激、関連刺激、残存刺激の3つの刺激を明らかにします。この刺激のアセスメントでは行動のアセスメントで非効果的と判断した行動に注目し、その行動にもっとも直接的に影響を与えているものを**焦点刺激**とします。焦点刺激のほかに行動に関連している刺激はすべて**関連刺激**となります。実際には観察や測定がされていませんが関連があると考えられる刺激を**残存刺激**となります。

例）A君は高校2年生の野球部員です。野球部の練習が忙しく普段からあまり勉強はしないほうでした。ここ数日間、体調を崩し満足に勉強できる時間がありませんでした。本日はあまり好きではない日本史のテストです。体の調子はよくなりましたので、学校に行き試験を受けました。その結果、クラスで最下位の成績でした。

この例では、日本史のテストの成績が最下位であったことが適応問題となります。普段から勉強していないこと、体調を崩し試験の準備が十分にできなかったこと、日本史が好きではないこと、が刺激としてあげられます。適応問題にもっとも影響を与えている刺激が焦点刺激となりますから、体調を崩し試験の準備ができなかったことが焦点刺激となります。普段からあまり勉強はしないこと、日本史が好きではないことが関連刺激となります。

この事例には示していませんが、日本史があまり好きではない理由が先生との関係かもしれません。また、暗記が不得意なのかもしれません。このように明らかになっていないけれど影響を与えるかもしれない刺激を残存刺激といいます。この残存刺激は、観察や測定によって行動に対する影響が明らかとなった場合は関連刺激や焦点刺激にもなることがあります。

アセスメント、ケアプランで用いる略語

〈行動〉
S：主観的データ〔subjective data〕、患者の主観的な訴え。
O：客観データ〔objective data〕、検査データ、看護者の客観的な観察によって得られた情報。
A：アセスメント〔assessment〕、主観的データおよび客観的データに対する看護者の思考過程。看護計画を導く論理的な記述です。
P：プラン〔plan of care〕、アセスメントに基づく今後の予定および計画。
A：適応行動（反応）〔adaptive responses〕、生存、成長、円熟という目標に関して、人間の統合性を促進する反応。
I：非効果的行動（反応）〔ineffective responses〕、生存、成長、生殖、円熟という適応目標に寄与しない応答。

〈適応問題〉
F：焦点刺激〔focus stimulus〕、その人に最も直接的に影響する刺激。
C：関連刺激〔contextual stimuli〕、焦点刺激によって起きた行動に関連するすべての刺激。関連刺激は、複数、存在することもあります。したがってロイはstimulus（刺激）の複数形であるstimuliを使用しています。
R：残存刺激〔residual stimuli〕、確認はできていないものの、行動に影響すると考えられる刺激です。こちらも、複数、考えられますので複数形のstimuliを用いています。

アセスメントから看護診断まで

行動のアセスメント		刺激のアセスメント	適応問題
行動	判断とその根拠		
78歳、男性。 現病歴、主訴は事例紹介を参照。			
酸素化 O　ルームエアで療養中　A O　チアノーゼなし　A O　肺雑音なし　A O　呼吸数　26回/分　A O　SpO$_2$　98　A S　「胸は苦しくありませんか」の問いに「苦しくない」と答える　A | 月／日 | BP | T | PR | |---|---|---|---| | 10/25 | 122/74 | 36.3 | 76 | | 10/26 | 142/80 | 39.1 | 90 | | 10/27 | 118/68 | 36.9 | 72 | | 10/28 | 118/68 | 37.4 | 78 |	ルームエアで経過中であり、SpO$_2$も98％と良好である。呼吸器系疾患の既往もなく、咳嗽、チアノーゼなども観察されず、呼吸苦の訴えもない。 血圧、脈拍は熱発時に亢進したものの、ほぼ安定している。したがって適応行動と判断する。	感染 　化膿性脊椎炎は、他に原発感染巣の存在があり、血行性に感染する疾患である。したがって、問題の発生時期は、化膿性脊椎炎を発症した2005年12月以前と考えられる。 　原発感染巣としては、神経因性膀胱のため尿道カテーテル留置中であるが、長期臥床の状態であり、膀胱内の尿すべての排出は困難な状態であり、膀胱内の残尿が考えられる。 　残尿は細菌繁殖の温床となりやすく、尿の混濁が認められることから感染を起こしているものと判断される。 　1日の尿量は700〜800mLであり、尿による感染尿を排出することは容易ではないと判断される。したがって、焦点刺激は、長期臥床および膀胱括約筋の筋力低下による残尿とする。 　関連刺激は、摂取水分不足、残存刺激は化膿性脊椎炎	#1　感染 F：長期臥床および膀胱括約筋の筋力低下による残尿 C：摂取水分不足 R：化膿性脊椎炎の感染巣

		の感染巣とする。 　対処能力としては、摂食が可能なことより、治癒に向けた栄養補給および水分摂取が可能であることがあげられる。	
栄養 O 好き嫌いはなく何でも食べていた　A O 妻が調理師をしていたこともあり、食習慣は規則的であった　A O 偏食なし　A O 食欲あり　A O 毎食ほぼ完食している。　A O 発熱した際も2／3程度は摂取できていた　A O 食事は普通食が出されている　A O 下顎に前歯6本が残っており、義歯を使用中　A O 義歯に対する不満などは聞かれない　A O 身長157cm、体重50kg、BMI 20.3　A O TP 6.5g/dL　A S 「胃もたれ、嘔気はありませんか」の問いに首を振る　A	入院前から食生活は規則的であった。入院後も食習慣は規則正しく守られており、ほぼ毎日、食事を完食している。 　義歯使用中であるが、咀嚼に関しての不都合の訴えは認められない。 　時おり熱発が認められるが、その際も2／3ほど食事を摂取しており、BMIも20.3と正常範囲内である。したがって適応行動と判断する。		
排泄 O 神経因性膀胱のため尿道カテーテルを留置中　I O 尿中に白色の浮遊物あり　I O 尿混濁あり　I O 尿量700〜800mL/日　I O おむつ使用中　A or I O 酸化マグネシウム、ラキソセリン®を服用し3〜4日間隔で排便がある　A or I O 触診にて弱いながらも腹部の張りを認める　I O 腸蠕動音弱め　I S 腹部の張りがある　I S 腹痛はない　A S おなかの調子は変わらない　I	尿道留置カテーテルやバッグ内の尿に混濁および浮遊物を認めるため、正常な尿が流出しているとはいえない。また、尿量も1日に700〜800mLと少なめである。 　排便周期は3〜4日であるが、下剤の服用によりコントロールを行っている。腸蠕動音は弱めで、腹部膨満感を訴えており、触診で腹部の張りも認められている。したがって排尿、排便双	便秘 　問題の発生時期は、化膿性脊椎炎を発症し長期臥床を余儀なくされた2005年12月ごろと推察する。 　下剤によって排便のコントロールがなされているが、腸蠕動音は弱めであり、腹部膨満感を訴えている。水分摂取は積極的でなく、便を軟らかくさせるための水分が十分ではないと推察する。 　78歳と高齢であり腸蠕動は低下す	#2　便秘 F：長期臥床のための腸蠕動の低下 C：水分摂取の不足、排便姿勢の困難さ

（次ページにつづく）

行動のアセスメント		刺激の アセスメント	適応問題
行動	判断とその根拠		
	方において非効果的行動と判断する。	る傾向にあり、加えて、長期臥床の状態であり、腸蠕動をうながす運動がほとんど行われていない。 　坐位姿勢では疲労しやすく排便姿勢がとれないため、直腸が下を向かず、便を排出するに足る怒責をかけられない状態である。 　したがって、焦点刺激を長期臥床のための腸蠕動の低下、関連刺激を水分摂取の不足、排便姿勢の困難さとする。残存刺激は78歳という年齢。 　対処能力は、腹部の張りを感じ訴えることができる。	
活動と休息 O　両下肢に不完全麻痺あり　I O　腰部脊柱管狭窄症　I O　移乗、移動には他者からの援助が必要である　A or I O　2時間ごとの体位変換　A or I O　坐位可能　A O　長時間の坐位で腰背部痛の訴えあり　I O　日中は臥床しがち　I O　リハビリテーションでは、坐位保持の訓練を行っている　A S　「リハビリには行きたくない」と積極的ではない発言がある　I	日中も臥床しがちであり、食事とリハビリテーションの間だけ坐位を保っているという状態である。また、坐位は可能であるが長時間に及ぶと腰背部痛の訴えが聞かれる。 　両下肢の不全麻痺、腰部脊柱管狭窄症もあり、体動はほとんどみられない。また、リハビリテーションにも、あまり意欲的でない言動がみられる。加えて、寝返りも行	**不動性** 　絶対安静や意識障害の状態では、1日に1〜1.5%の筋力低下をきたすとされているため、問題の発生時期は、全身状態が不良となった2006年2月と推察する。 　坐位が長時間に及ぶと腰背部痛の訴えがあることや両下肢の不全麻痺、腰部脊柱管狭窄症も加わり、体動はほとんどみられない状態。腰部脊柱管狭窄症では、坐位な	**#3　不動性** F：活動意欲の低下および両下肢不完全麻痺による活動制限 C：長時間の坐位保持による腰背部痛、両下肢の不全麻痺による坐位保持の不安定性 R：腰部脊柱管狭窄症による神経刺激

		えないため、2時間ごとの体位変換を行っている。以上より、非効果的行動と判断する。	どにより、神経の圧迫が推察される。 　また、リハビリテーションにもあまり意欲的に取り組まない状態である。現状の体動の度合いでは筋力の低下を防止するには不十分な活動量といえる。 　焦点刺激は活動意欲の低下および両下肢不完全麻痺による活動制限。関連刺激を長時間の坐位保持による腰背部痛、両下肢の不全麻痺による坐位保持の不安定性、残存刺激を腰部脊柱管狭窄症による神経刺激とする。 　対処能力は看護師の問いかけに答えることができることがあげられる	
保護 O 週2回、機械浴による入浴　**A** O 毎食後、義歯をはずし、患者本人が自歯を磨いている　**A** O 義歯は水洗い後、妻によって義歯洗浄剤にて洗浄が行われている　**A** O 皮膚は乾燥気味　**I** O 乾燥した部分に対して、妻による保湿クリームの塗布　**A** O CRP 1.86mg/dL、WBC 9800/μL　**I** S 皮膚の乾燥部について「かゆみはない」と答える　**A**		入浴は週2回行われており、本人による歯磨きおよび妻による義歯の手入れがなされており、清潔は保持されていると判断する。 　高齢者では水分保持能力が低下しており、皮膚の乾燥が認められている。皮膚の乾燥は、皮膚のバリア機能を低下させ、老人性乾皮症など皮膚疾患へと移行する場合がある。皮膚の乾燥に対しては、妻によって保湿クリームが塗布されており、本人からの瘙痒感		

（次ページにつづく）

行動のアセスメント		刺激のアセスメント	適応問題
行動	判断とその根拠		
月／日　T 10/25　36.3 10/26　39.1 10/27　36.9 10/28　37.4	の訴えも認められない。以上より、皮膚に対しては非効果的とは判断できない。 　一方、免疫学的には、CRPが1.86mg/dL、WBCが9800/μLと高値を示し、体温も39℃台にまで上昇している。化膿性脊椎炎に罹患していることから、炎症性反応が考えられる。したがって免疫学的観点より、非効果的行動と判断する。		
体液と電解質 S　喉の渇きはない　**A or I** O　積極的な飲水はみられない　**I** O　振戦、痙攣なし　**A** O　尿量700～800mL/日　**I** O　Na 137.9mEq/L、K 3.5mEq/L　**A** O　BUN 30.9mg/dL　**I**	現段階では、電解質値の異常はみられないため、電解質については問題がないと思われる。 　しかし、1日の尿量が700～800mLと少なく、積極的な飲水がみられないこと、BUN値の上昇により、脱水の可能性がある。したがって体液のバランスの点から非効果的行動と判断する。	**体液と電解質** 　ここでの健康上の問題は脱水の可能性であるが、#1感染において[関連刺激に摂取水分不足]をあげており、そこで体内の水化への介入を計画する。そのことで脱水防止へと働きかける。	
感覚 S　下肢のしびれはない　**A** O　下肢の知覚異常なし　**A** O　視覚、嗅覚、味覚異常なし　**A** O　難聴はあるが、ゆっくり大きく話すことで聞きとれる　**A** O　言語障害なし　**A** O　コミュニケーションは、言語を用いて可能である　**A**	化膿性脊椎炎から生じる感覚異常は認められない。難聴はあるが、ゆっくり話すことでコミュニケーションは可能であり、他の感覚障害は認められない。したがって適応行動と判断する。		

神経学的機能 O 認知症の診断　I O 意識清明　A O 両下肢に不全麻痺あり　I O 現在は歩くことができないことを認識している　A O 興奮、不隠なし　A	認知症の診断はあるが、現在は興奮や不隠などはない。また、不全麻痺である身体状況も理解している。適応行動と判断する。		
内分泌機能 O ホルモン剤の使用なし　A O 内分泌器官の構造障害なし　A O 内分泌器官の機能障害なし　A	内分泌器系の異常は認められないため、適応行動と判断する。		
自己概念様式 S 歩けない　I O 両下肢の不全麻痺　I O リハビリテーションにはあまり意欲的ではない　I O リハビリテーションではPTの指示にしたがい、指示通り行っている　A O 長時間の坐位保持で腰背部痛が出現する　I O 体動に対する不満などの訴えはない　A O 妻より性格は温厚　A O 入院前は夜7時に入眠、朝3時に起床し1時間散歩をしていた　A O 日中は畑仕事をしていた　A	入院前は早朝に散歩したり、日中は畑仕事するなど活動的であった。しかし、現在は化膿性脊椎炎による両下肢の麻痺があり、その結果、歩けないことも認識している。 　リハビリテーションには意欲的ではない態度もみられるが、PTの指示にしたがい、指示どおり行っている。 　長時間の坐位保持で腰背部痛が出現しているが、体動に対する不満などは聞かれない。したがって発症前と比較して体力の低下、体動の困難さを受け入れているものと推察する。しかし、本人の身体に対する発言の聴取が少なく現時点では、適応行動か非効果的行動かの判断は保留とする。		

（次ページにつづく）

行動のアセスメント		刺激のアセスメント	適応問題
行動	判断とその根拠		
役割機能様式 S　妻の面会が楽しみ　**A** S　子どもや孫の面会が楽しみ　**A** O　78歳、男性　**A** O　夫、父親、祖父、病人役割を遂行　**A** O　リハビリテーションにはあまり意欲的ではない　**I** O　リハビリテーションではPTの指示にしたがい、指示どおり行っている　**A**	一次的役割：エリクソンの発達段階における高齢期、統合性対絶望の時期。 二次的役割：夫、父親、祖父役割を遂行。病人役割は、病気による障害が10か月以上続き、立位が困難であり、体動の困難が続いていることから、今後も病人役割の継続の遂行が必要なため、二次的役割と判断する。 三次的役割：なし。 リハビリテーションに対して意欲的ではないが、PTの指示にしたがい指示どおり行っている。加齢にともなう身体の衰えに加え、疾患によって生じた障害に対しても適応しているものと判断される。あわせて、妻との関係も良好であり、子や孫の面会があることから、家族としての役割も遂行されている。したがって適応行動と判断する。		
相互依存様式 S　妻の面会が楽しみ　**A** S　子どもや孫の面会が楽しみ　**A** O　キーパーソンは妻。毎日面会にきており、保湿クリームの塗布、飲水の援助、義歯の手入れなど入院生活に関連する援助行為を行っている　**A**	キーパーソンは妻であり、子や孫の面会もある。 受容的行動については、妻からの保湿クリームの塗布、飲水の援助、義歯の手入れなど献身	養育における相互作用の安定したパターン 妻が、毎日来院し、保湿クリームの塗布、飲水の援助、義歯の手入れ等、入院生活に関連する	#4　養育における相互作用の安定したパターン F：妻の毎日の援助行為への参加 C：子どもや孫の面会を楽しむ、妻

O　4人部屋の奥側に入院　A O　移送の際は、向かいのベッドの人に手をあげ挨拶をする　A	的な援助行為を受けとっている。すなわち、この行動は夫に対する関心と愛情からであると判断し、愛情を受けとるという意味をもっている。 　寄与的行動については、夫、父親、祖父として今を生きていることにより、妻や娘また孫に対する生存的貢献を行っているものと判断する。 　以上により相互依存様式は適応行動と判断する。	援助行為が行われている。また、子どもや孫の面会もあり、それを楽しみにしていることより家族関係は良好と判断できる。 　院内においては、移送の際に向かいのベッドの患者に挨拶を欠かさないなど病室内の人間関係も良好であると考えられる。 　以上から、養育相互作用は安定した状態と判断する。 　焦点刺激を妻の毎日の援助行為への参加、関連刺激を子どもや孫の面会を楽しむ、妻の面会を楽しみにする、残存刺激を他者との相互関係を効果的に保つ能力をもつ、とする。	の面会を楽しみにする R：他者との相互関係を効果的に保つ能力をもつ

関連図

78歳男性

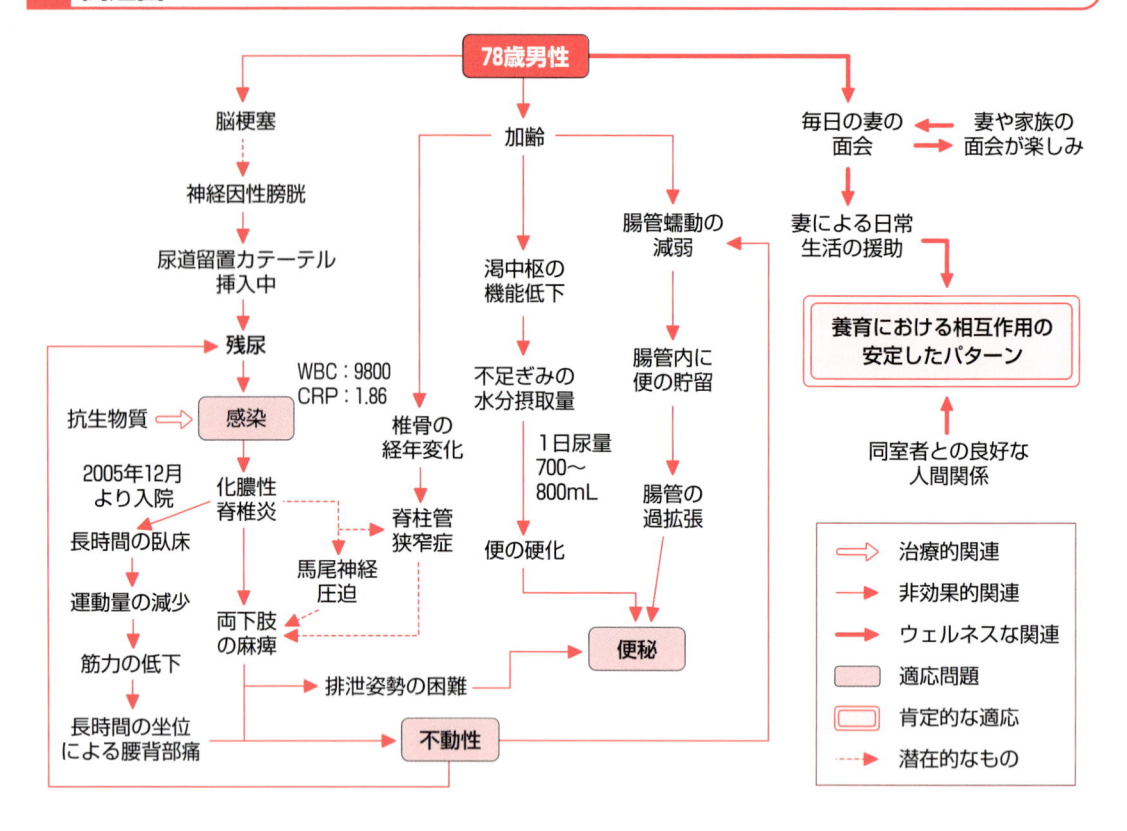

- 脳梗塞 → 神経因性膀胱 → 尿道留置カテーテル挿入中 → 残尿
- 残尿 → 感染（WBC：9800、CRP：1.86）← 抗生物質
- 2005年12月より入院 → 長時間の臥床 → 運動量の減少 → 筋力の低下 → 長時間の坐位による腰背部痛
- 感染 → 化膿性脊椎炎 → 両下肢の麻痺
- 加齢 → 椎骨の経年変化 → 脊柱管狭窄症 → 馬尾神経圧迫 → 両下肢の麻痺
- 加齢 → 渇中枢の機能低下 → 不足ぎみの水分摂取量 → 1日尿量700〜800mL、便の硬化 → 便秘
- 加齢 → 腸管蠕動の減弱 → 腸管内に便の貯留 → 腸管の過拡張 → 便秘
- 両下肢の麻痺 → 排泄姿勢の困難 → 便秘
- 両下肢の麻痺 → 不動性
- 毎日の妻の面会 ← 妻や家族の面会が楽しみ
- 毎日の妻の面会 → 妻による日常生活の援助 → 養育における相互作用の安定したパターン
- 同室者との良好な人間関係 → 養育における相互作用の安定したパターン

凡例：
- ⇒ 治療的関連
- → 非効果的関連
- → ウェルネスな関連
- ▢ 適応問題
- ▢ 肯定的な適応
- --→ 潜在的なもの

全体像の描写

■患者プロフィール

78歳、男性。化膿性脊椎炎、両下肢不全麻痺、神経因性膀胱、腰部脊柱管狭窄症、認知症、難聴。

■入院までの経過

2005年12月3日急激な背部痛を認め、近医を受診する。12月15日他院へ転院。入院後、両下肢の麻痺が進行しており、MRI検査を実施、化膿性脊椎炎と診断される。

ドレナージなどの検討があったが、2月中旬まで発熱が持続し、全身状態不良となる。2月8日より抗生物質の内服投与を開始し、経過観察とした。リハビリテーションにて、起立訓練、四肢筋力維持・改善訓練を施行する。

炎症反応が軽減し、車椅子坐位保持が可能となったため、本人の了承の下、2006年4月3日入院となる。

■入院してから看護計画立案までの経過

入院した当初は、家に帰りたいという訴えが聞かれることもあった。現在は、病気のことを受けとめ、入院生活に対する不満が聞かれることはなかった。また、入院から間もないころには、立って歩くことができると認識しており、駐車場に止まっているバスのところまで自分で歩いて家に帰るとの発言もあった。現在は歩くことができないことを認識している。時おり発熱がみられる。

■4様式のアセスメントの要約

長期臥床の状態であり、両下肢の麻痺および脊柱管狭窄症もあり、体動は制限されている。神経因性膀胱のため尿道カテーテル留置中であるが、尿の混濁が認められ尿路感染症を発症しているものと推察される。また、水分摂取も積極的でなく、体動の制限もあり、便秘になりやす

いものと判断される。

家族関係は良好であり、毎日、妻が面会にきて日常生活の援助に参加している。リハビリテーションにはあまり積極的ではないが、指示されたメニューはきちんと消化している。

■ 看護の方向性

体動の制限、感染徴候があるため、感染症の治癒に向けた援助が必要である。両下肢麻痺、脊柱管狭窄症による体動の制限は、今後の筋力の低下を助長する可能性が否定できないため、筋力の維持および向上に努める必要がある。また、加齢、体動制限、積極的ではない水分摂取などがあることより、排便をきちんとコントロールする必要がある。

家族関係は良好であり、毎日、妻が面会にきて日常生活の援助に参加し患者の回復に寄与しているため肯定的適応としてとらえ促進できるケアを行う。

ケアのプラン

適応問題	目標設定	介入	評価
2006年10月30日立案 #1　感染 F：長期臥床および膀胱括約筋の筋力低下による残尿 C：摂取水分不足 R：化膿性脊椎炎の感染巣	11月6日までに感染の徴候が消退する	O-1　バイタルサイン O-2　尿の量、性状 O-3　背部痛 O-4　麻痺の状態 O-5　検査データ 　　　（WBC、CRP） T-1　医師の指示による抗生物質の投与の確認 T-2　水分補給 T-3　食事のセッティング T-4　入浴などによる清潔の保持 T-5　熱発時クーリング E-1　急な寒さや暑苦しさがあるときにはナースコール E-2　水分摂取の必要性を説明 E-3　腹強化訓練の必要性を説明	11月6日 S　「お変わりありませんか？」の問いにうなずく。 O　時おり、37℃台の熱発みられる。呼吸数の増加などはみられない。尿の混濁は持続している。坐位の時間が続くと腰背部の痛みの訴えは続いている。 A　熱発、尿の混濁は持続しており感染徴候が続いているものと推測される。 P　今後も介入計画を続行する。特に、熱発による代謝の亢進、不感蒸泄の増加により、水分の不足も予測されるため、水分摂取を強化する。
#2　便秘 F：長期臥床のための腸蠕動の低下 C：水分摂取の不足、排便姿勢の困難さ R：78歳という年齢	11月2日に排泄リズムを崩さずに満足感をともなう自然排便ができる	#1のO-1〜O-2、T-2〜T-3、E-1〜2を流用 O-1　便の量および性状 O-2　腹部膨満感 O-3　腸蠕動音	11月2日 S　「便が出てすっきりしましたか」の問いに笑顔でうなずく。「お腹は張りませんか」の問いにうなずく。

（次ページにつづく）

適応問題	目標設定	介入	評価
		O-4　嘔気、嘔吐 O-5　食欲 T-1　リハビリテーション T-2　坐位保持時間の延長 T-3　腹部マッサージ T-4　腹部温罨法 T-5　食物繊維を多く含む食事の提案 T-6　緩下薬の投与 E-1　運動の必要性を説明	O　午前のオムツ交換時に多量の有形便の排泄を確認する。嘔気、嘔吐なし。腸蠕動音良好、腹部膨満は軽減。食欲は変わらず、食事を全量摂取している。 A　自然排便があったこと、腸蠕動音が良好になったことより、腸の動きが活発化したと判断できる。また「便が出てすっきりしたか」との問いに笑顔でうなずいていることより、患者本人にとっても満足感の得られる排泄であったと判断される。しかし、依然として臥床での生活は続いているため、便を排出しにくい状況になりやすい。できるだけ自然排便が行えるよう整える必要がある。 P　今後も介入計画を続行する。
#3　不動性 F：活動意欲の低下および両下肢不完全麻痺による活動制限 C：長時間の坐位保持による腰背部痛、両下肢の不全麻痺による坐位保持の不安定性 R：腰部脊柱管狭窄症による神経刺激	11月6日までに長期臥床にともなう廃用症候群（肺炎、褥瘡、拘縮）が発生しない	#1のO-1、O-3、T-3、T-4、E-1および#2のO-1～O-4、T-1～T-2、E-1を流用 O-1　沈下性肺炎発症の可能性があるため呼吸音の聴取 O-2　褥瘡好発部位の皮膚の状態 T-1　エアーマットの使用 T-2　体位変換、下肢のポジショニング	11月6日 S　「リハビリは疲れますか」の問いにうなずく。 O　リハビリテーションには出るものの積極的な姿勢はみられない。長時間の坐位で腰背部痛の訴えは続いている。呼吸音良好。皮膚に発赤などなし。 A　長時間の坐位による

		T-3　面会の妻へのサポート	腰背部痛は持続している。また、リハビリテーションに対する姿勢も積極性を欠いた状態であり、さらなる筋力の低下が懸念される。 P　今後も介入計画を続行する。
#4　養育における相互作用の安定したパターン F：妻の毎日の援助行為への参加 C：子どもや孫の面会を楽しむ、妻の面会を楽しみにする R：他者との相互関係を効果的に保つ能力をもつ	愛情・敬意・価値のニードがさらに高まる	#3のT-3を流用 O-1　患者の表情 O-2　家族の面会 O-3　家族の役割 O-4　家族間の寄与的行動と受容的行動 O-5　家族の疲労状態、介入参加意欲 T-1　面会時間の緩和（面会時間は家族と患者の相互作用を強化する機会であることより、厳しい制限を解除し介入参加を積極的に受け入れる） T-2　傾聴 T-4　相互作用が安定するように、医療スタッフは介護者であるご家族を支える意思があることを伝え、精神的な支えとなる E-1　家族のサポートが患者の回復を助けること	S　「毎日、奥様がこられて、よいですね」と声をかけると、うれしそうにうなずく。 O　毎日、妻が面会にきている。妻が看護師に夫の状態などを報告してくれる。また、保湿クリームを塗る、飲水の援助などを妻が行う。妻に疲労の様子はみられない。 A　毎日の妻の面会により、身のまわりの援助も行われている。これを患者は、うれしそうな表情で享受している。現在、妻にも疲労の様子はみられないため、この状態が長続きするよう援助する必要がある。 P　今後も介入計画を続行する。

<適応問題>
F：焦点刺激〔focus stimulus〕、その人に最も直接的に影響する刺激。
C：関連刺激〔contextual stimuli〕、焦点刺激によって起きた行動に関連するすべての刺激。関連刺激は、複数、存在することもあります。したがってロイはstimulus（刺激）の複数形であるstimuliを使用しています。
R：残存刺激〔residual stimuli〕、確認はできていないものの、行動に影響すると考えられる刺激です。こちらも、複数、考えられますので複数形のstimuliを用いています。
<介入>
O：観察計画（項目）〔observational plan〕。
T：治療計画（項目）〔treatment plan〕。
E：教育計画（項目）〔educational plan〕。
<評価>
S：主観的データ〔subjective data〕、患者の主観的な訴え。
O：客観データ〔objective data〕、検査データ、看護者の客観的な観察によって得られた情報。
A：アセスメント〔assessment〕、主観的データおよび客観的データに対する看護者の思考過程。看護計画を導く論理的な記述です。
P：看護計画〔plan of care〕、アセスメントに基づく今後の予定および計画。

事例のまとめ

長期臥床を余儀なくされた高齢者の看護を展開してきましたが、重要な点は長期臥床がもたらす高齢者への悪影響をできるだけ最小限にするかにあるといえます。つまり廃用症候群をどのように防止するかであるといえます。

この事例においては、**感染症**の徴候がみられました。感染症による代謝の亢進は、細胞を作り変え、日常生活を送るのに必要なエネルギーを奪っていきます。また、不感蒸泄なども普段より多くなり、脱水の原因にもなりかねません。発熱による身体の倦怠感などは活動を制限させ、ますます活動しない生活へと変化させていきます。

したがって看護計画では、まず感染症の治癒をめざした看護を展開することとしました。本事例では治癒をしていません。加齢にともない免疫能が低下する高齢者の感染症は、いったん発症すると治癒のために長期の臥床を必要とすること、長期臥床がさらに身体状況を悪くしていくという悪循環を断ち切る必要があることも、十分理解しておく必要があります。

2つ目に、**便秘**を取り上げました。高齢者では加齢にともない腸管の蠕動運動が弱くなっています。さらに、加齢にともなう筋力の低下や床上での排泄により、十分に腹圧をかけにくい状況にあります。高齢者の便秘は非常に起こりやすく、容易にイレウスなどを発症しますので、継続的な排便のコントロールは必要となります。

3つ目に、**不動性**への看護を展開しました。感染症の徴候をみながら、活動と休息のバランスを考慮した介入が必要になります。高齢者の場合、筋力を低下させないことが重要です。リハビリテーションの専門職者と連携し、リハビリテーションの到達目標を決定し、それに向けた看護ケアの展開が必要となります。

最後に、**養育**における相互作用の安定したパターンをあげました。高齢者の入院は長期化する場合も多く、家族の負担も大きくなる場合もあります。ですから、クライエントだけでなく家族を含めた看護の展開が重要となります。

本事例では、急性期のように劇的な変化があるクライエントではないため、適応問題に対して継続して看護ケアを提供する必要があります。特に本事例のような長期臥床の高齢者の場合、身体面だけでなく心理社会的な面も含めて考える必要があり、その点においてはロイの適応看護モデルは有益な視点を与えてくれるものであると思われます。

【引用文献】
1) 竹内孝仁：認知症のケア―認知症を治す理論と実際、年友企画；2005. p.85-87.

【参考文献】
1) 小田正枝編著：看護過程がよくわかる本―看護理論を実践に活かす、照林社；2002. p.122-131.
2) 小田正枝編：ロイ適応モデル看護過程と記録の実際、ヌーヴェルヒロカワ；2003.
3) 金子道子編著：ヘンダーソン、ロイ、オレム、ペプロウの看護論と看護過程の展開、照林社；1999.

第4章 代表的な7つの看護理論と看護過程の展開

オレムの看護理論

宇佐美　しおり

1 オレムという人

　ドロセア E. オレム（Dorothea E. Orem、1941-2007）は、米国のメリーランド州ボルチモアで生まれ、看護をワシントンDCのプロヴィデンス病院付属看護学校で学びました。

　1939年に米国・カソリック大学で学士号（看護学）を修得し、1945年に同大学院にて修士号を、1976年にはジョージタウン大学で理学博士の学位を得ます。

　1958年～1960年にかけて、政府の看護カリキュラム開発のコンサルタントとして、看護援助の訓練に関するプロジェクトにかかわっています。これがオレムの看護理論の出発点となりました。

　オレムの看護理論は、その実用性の高さから多くの国で活用され、1971年に出された「オレム看護論」は第6版まで改訂版が出されましたが、2007年6月にジョージア州の自宅でオレムは亡くなりました。

　ここでは、オレムの看護理論における哲学的背景、メタパラダイム[*1]や前提、命題[*2]について述べた後、オレムの看護理論の概要について述べます。

2 オレムの看護理論の哲学的背景

　オレムの看護理論は3本柱、すなわち「セルフケア理論」「セルフケア不足の理論」「看護システム論」からなり、特に「セルフケア不足の理論」を中心に構築されています。

　オレムは、**看護**には「対人相互のケアや人間愛が背景として存在する」と考えています。

　ケアとは「ある場所、期間に、人々に対して行われるものであり、個人と他者との相互作用の中で個人的発達を促し、ケアを受ける側が自分のニードと状態を客観的に判断、意志決定し、自分自身で遂行し、個人的発達を遂げること」をいいます。

　また、このケアには、**人間愛**が存在し、この人間愛の能動的性質は「与えること」であり、「与えること」は物質を提供するのみではなく、もっとも重要なことは自分自身を与えることである[1]といいます。

　自分自身を与えるとは「自分の喜び、興味、理

[*1] メタパラダイム：metaparadigm、新たな理論の枠組。
[*2] 命題：「○○は△△である」と明確な判断を述べたもの。

解、知識、ユーモア、悲しみを与えること」にあり、愛に相互に依存しあう4つの**基本的性質**、すなわち配慮、責任、尊敬、知識が存在します[1]。

これらの要素は、成熟した人間にみられる一連の態度であり、**他者にむかって働きかける愛**は孤立を取り去り、**積極的な関心とケアの提供**は、他者の生命と成長と個人的な発達を確かなものにするのに助けとなります[2]。

3　オレムの看護理論におけるメタパラダイム

オレムは人間、環境、健康、看護について次のように述べています。

人間は、本来、食事や排泄の処理・調整、活動と休息のバランス、孤独と人とのつきあい、危険の防止など生命過程をささえる生活における共通のニードをもち、このニードを満たすために目標をもち、それを意図的に行い、評価をする存在であるとしています。

そして人間は受動的な方法論のみならず、能動的に感覚や内省、推論などによって理解し、自分のニードを見つめ、とるべき行為を自己決定できる存在であるといいます。

環境については、人間個人・家族・集団が公的に社会の中で利用できる直接的ヒューマンサービス*3、ヘルスケアシステム*4を環境と考え、人間はこの環境を自分で意図的に利用することが可能になる存在であると述べています。

健康については、健康と健全、安寧を使い分けています。

"健康"とは単に身体的な疾患がない、痛みがない、ということではなく「心と体が良好な状態である」と考えます。"健康"とは「状態」であり、構造的・機能的・遺伝的な統合性をさし、その時点での生命過程の状態を示すことに用いられます。

これに対し"健全"とは、疾患がない状態をさします。

"安寧"とは、個人の満足、喜び、幸福の経験、精神的な経験、自己実現の成就への前進および持続的な個性化によって特徴づけられ、健康、個人的努力の成功、および十分な資源と関連しています。

看護とは、①他者につきそって、奉仕をし、②自分のケアができない他者に間近でケアを提供し、③そのような人々が健康を取りもどし、自分のことは自分でできるようになるまでに援助する、ことを意味し[2]、患者が自分のために自分のケアを行ったり、成長発達を促進することができるよう支援することです。

4　オレムの看護理論における前提と命題

①オレムの看護理論における前提

人々はすべての条件が同じであれば、成熟した人間や成長しつつある人間は自分自身や自分に依存する人々のニードに基づいて日常的なケアを、知的あるいは実践的な技能を用いて遂行することができますが、これらは文化的要素に影響を受けます。

そして、病気や疾患、障害によって自分自身のことができなくなると、看護が必要となります。

看護とは、ひとつの直接的ヒューマンサービスであり、人と人との関係を通して提供されます。看護は、他者のために企画され、産生するといった知的で創造的性質をもつものです。

②オレムの看護理論における命題

メタパラダイム間の関係について、オレムは次のように述べます。

---

*3　直接的ヒューマンサービス：社会の経済的支援、地域内の活用可能なサービス。人間対人間の対人関係とサービス提供関係。
*4　ヘルスケアシステム：生活保護、医療施設、地域医療のあり方。活用できる病院、施設など。

看護は、人々が自分の生命、健康、安寧を維持できなくなり、自分自身や自分に依存する人々についてのケアが展開できなくなったときに、必要とされるものです。そのため看護には専門的な能力が必要とされます。

看護は、人々が自己維持や自己調整をはかることができるよう支援していく過程を意味します。

5 セルフケア理論

①セルフケアとは

セルフケアとは、個人が、生涯を通して日常生活の中で、生命、健康、安寧を維持するために自分自身で行う諸活動です。

一般的には、成人は自発的にセルフケアを行い、乳幼児、児童、高齢者、病人、および障害者はセルフケアに対し支援を必要とします。

セルフケアには、自分自身の行動のコントロールをめざす**内的活動**、環境のコントロールや資源の確保などを目的とした**外的活動**が必要となります[2]。

セルフケアは「意図的」で、どんな人でも、すなわち遺伝的疾患や発達障害などをもっていても学習することが可能であり、行動のパターンや継続性をもちます。

セルフケアは、ただ単に自分で何かができるということだけではなく、セルフケアが効果的に行われれば、人間の体や機能についての統合性が増し、さらには人としての発達を促すことができるようになります。

②セルフケア要件

人間は、自分の生命や健康、安寧を維持していくためにもつニードを必ずもちます。オレムはこれをセルフケア要件と呼んでいます。

セルフケア要件には、①普遍的セルフケア要件、②成長発達に関するセルフケア要件、③健康逸脱に関するセルフケア要件、があります。

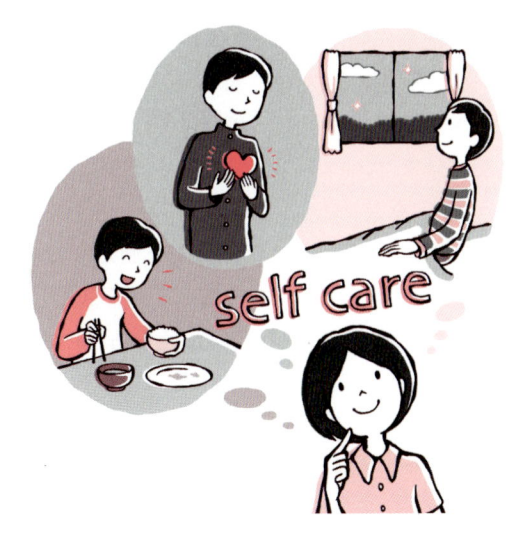

これらの要件を満たすことで、人間の生命が維持され、人間の構造や機能の正常性が促進され、その人の潜在能力が活性化され、損傷や疾病を予防し、安寧を促進すると考えられています。

普遍的セルフケア要件には、8つの要件があり、①十分な空気を摂取したい、②十分な水分を摂取したい、③十分な食べ物を摂取したい、④排泄過程の調整・処理を自分で行いたい、⑤活動と休息のバランスの維持をしたい、⑥孤独と人とのつきあいのバランスをもたらしたい、⑦危険から身を守りたい、⑧他の人と同じように生きたいし成長したい、というニードに分類されています。つまり人間は、ニードに基づいたこれらの行動を自分でしたいと考えており、それに沿って活動するというニードをもっています。

成長発達に関するセルフケア要件は、人間の心理社会的成長発達における課題、すなわち、①乳幼児期、②学童期、③思春期、④青年期、⑤成人期、⑥壮年期、⑦老年期における成長発達におけるニードをもつことを意味します。それは、①基本的信頼の獲得や自律性・積極性の獲得、②生産性の獲得、③性的同一性の獲得、④職業的同一性の獲得、⑤親密性の獲得、⑥生殖性の獲得、⑦統合性の獲得、などの心理社会的成長発達課題におけるニードを満たしたいということをさします。

健康逸脱に関するセルフケア要件とは、病気や症状、障害やその治療によって生じてくるニードをさします。たとえば、病気にともなう治療方法を自分でコントロールできるようになりたいというニードを人々はもっています。

これら3つのセルフケア要件を満たすために、セルフケア上の目標をたて、行動を選択し、実施し、評価を行い、自分にもっともあうセルフケアの方法を模索、獲得してくことになります。

③セルフケアの意図的過程

セルフケアは、人々が病気や症状、障害をもつことによって、あらためて認識されるようになりますが、認識されるにあたり、まず上記3つのセルフケア要件が認識されます。

つまり健康なときは意識せずに満たせていた3つの要件を意識して、生活せざるをえなくなります。このとき、セルフケア要件を見つめなおし、セルフケアにおける目標がたち、その目標を実施するための行動の選択肢をいくつか検討し、その中で実施可能なものを実施し、評価するという一連の過程をたどります。これらを意識して行う**意図的過程**がセルフケアを実施する上においては重要です。意図的過程を**図1**に示します。

④セルフケアへの影響要因

セルフケアは、年齢、性別、発達状態、健康状態、社会文化的指向、ヘルスケアシステムや治療、家族システム、これまでの生活パターン、環境要因、資源の利用可能性によって影響を受けます。

すなわちセルフケアは、ただ単に何かが自分でできればいいということではなく、これらの要因によって影響を受け、その結果として**目標とされるセルフケア**が決定されるのです。

6 セルフケア不足の理論

人々が病気や症状、障害、治療を行いはじめると、これまでできていたセルフケアが実践できなくなります。その場合、普遍的セルフケア要件が再度認識されるようになり、看護が必要となってきます。

セルフケア不足の理論は、オレムの看護理論では中核的な理論であり、ここでは特に人としてのセルフケア能力に焦点があてられています。

セルフケアを実践していくためには、人としての能力、すなわちセルフケア能力が必要であり、このセルフケア能力は遺伝的、発達的な問題があっても、後天的に育成することができるとオレムは考えています。

セルフケア能力について、オレムおよび看護開発カンファレンスグループは**表1**のように述べています[2]。

これらのセルフケア能力は、病気や症状、障害によって、新しいセルフケアが必要となるときに、さらに実感されることとなります。

7 看護システム論

看護システム論は、①看護師−患者関係、②

図1 セルフケアの意図的過程

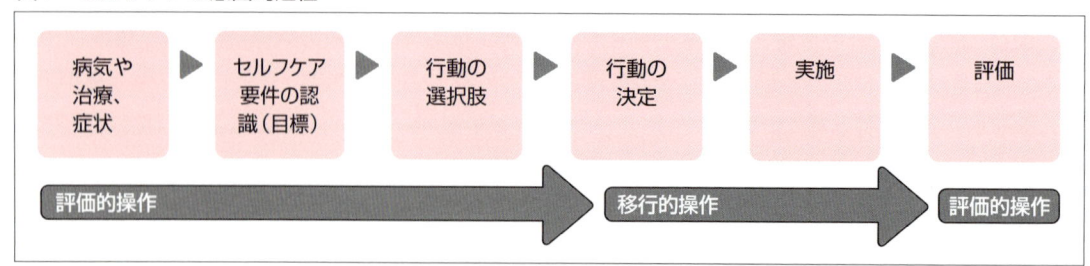

| 病気や治療、症状 | ▶ | セルフケア要件の認識（目標） | ▶ | 行動の選択肢 | ▶ | 行動の決定 | ▶ | 実施 | ▶ | 評価 |

評価的操作 ➡ 移行的操作 ➡ 評価的操作

表1　セルフケア能力

①セルフケアにとって重要な内的・外的条件に注意を払い、必要な関心をむける能力
②セルフケアの開始に必要なエネルギー
③セルフケアを実施するにあたり、必要な運動のコントロール
④推論する能力
⑤動機づけ
⑥意志決定をし、実施する力
⑦技術に関する知識を習得し、記憶し、実施する力
⑧セルフケアの実施に必要な認知技能、知覚技能、用手的技能、コミュニケーション技能、対人関係の技能
⑨セルフケアの行為を結びつける技能
⑩セルフケアを生活に統合し一貫して実施する力

基本的看護システム論、③援助方法、に分けることができます。

①看護師－患者関係

看護師－患者関係は、社会的な関係であり、看護師は対象者のセルフケアを促進したり再構築するという目的をもつヘルスケアサービスの専門家です。

また患者も自分のセルフケアを遂行するという社会的役割をもち、看護師と患者の関係は、相互作用で行われ、さらに具体的な知識や技術を提供するという技術的要素を有しています。

②基本的看護システム論

基本的看護システムには、患者が意識障害や治療や病状によって自分のセルフケア要件を、まったく満たせないときには、看護師が患者のセルフケアを代行する**全代償システム**（全面的な援助）、一部は自分でセルフケア要件をみたすこ

とができるが、一部はできないため看護師の支援を必要とする**部分代償システム**（部分的な援助）、さらにほとんど自分で実施することができるが、治療や病気、症状によって新しいセルフケアの獲得が必要となっているため、精神的支援や新しい知識や技術の提供が必要という**教育・支持システム**があります（図2）。

図2のセルフケア・エージェンシーは、セルフケアを実施するための能力、すなわちセルフケア能力のことです。

③援助方法

上記の①②を実施しながら、具体的な援助方法には、表2のようなものがあります。

8 オレムの看護理論の応用

これまでオレム看護理論の概要について簡単に述べてきましたが、このオレム看護理論は、さ

表2　援助方法

・患者が自分でセルフケアできないときに、代わって実施する。
・患者のセルフケアに必要な知識や技術を指導する。その方向づけをする。
・身体的に動けない箇所の支持、患者のおかれている状況を理解し、新しいセルフケア行動に導く精神的支援。
・成長・発達を促すために必要な環境や資源の調整。
・治療や症状とどう向き合っていくのか、患者・家族の能力や準備性に合わせながら提示していく教育。

図2 基本的看護システム

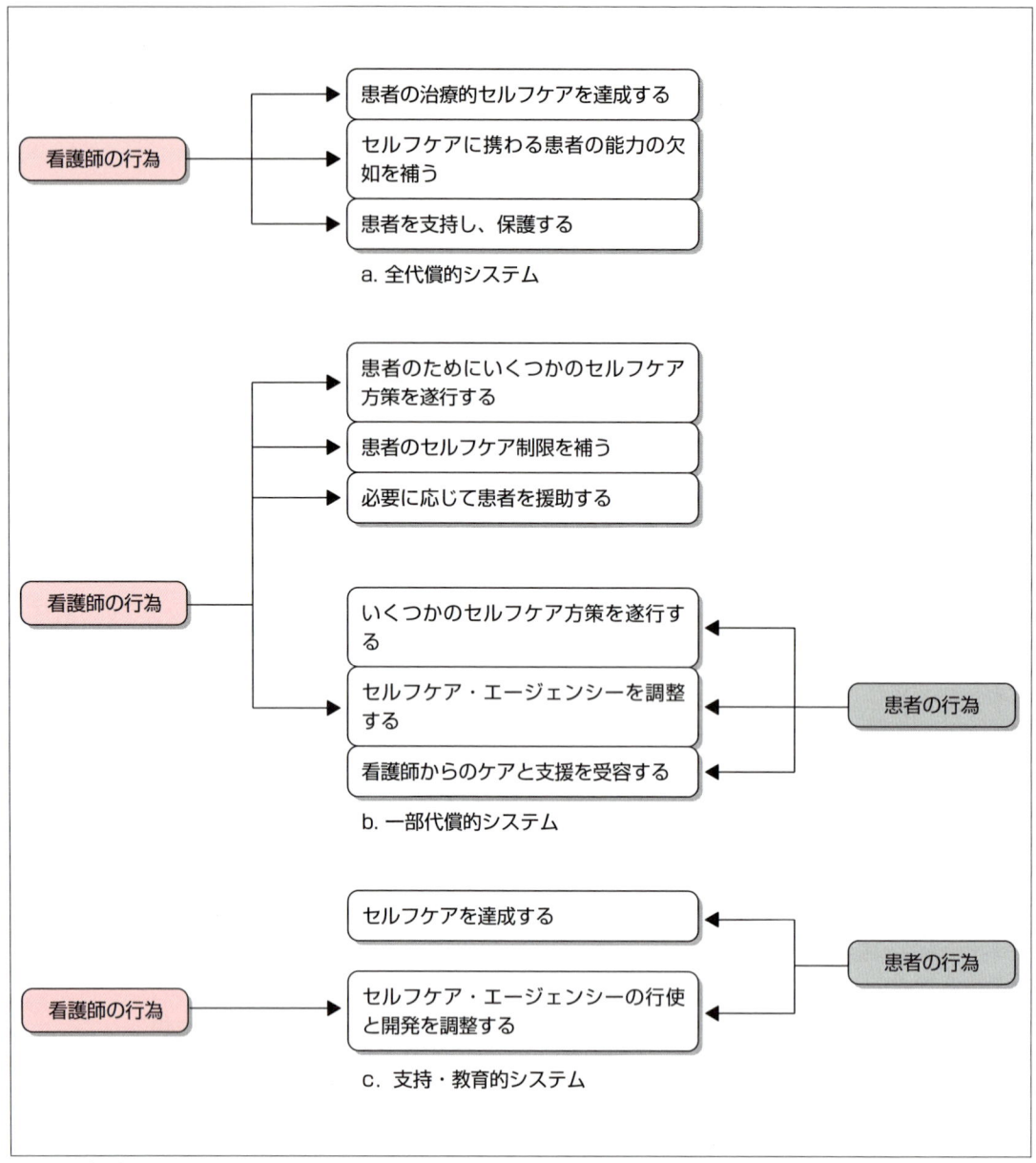

```
看護師の行為 ─→ 患者の治療的セルフケアを達成する
             → セルフケアに携わる患者の能力の欠如を補う
             → 患者を支持し、保護する
                a. 全代償的システム

看護師の行為 ─→ 患者のためにいくつかのセルフケア方策を遂行する
             → 患者のセルフケア制限を補う
             → 必要に応じて患者を援助する

             → いくつかのセルフケア方策を遂行する   ←┐
             → セルフケア・エージェンシーを調整する  ←┤ 患者の行為
             → 看護師からのケアと支援を受容する     ←┘
                b. 一部代償的システム

看護師の行為 ─→ セルフケアを達成する              ← 患者の行為
             → セルフケア・エージェンシーの行使と開発を調整する
                c. 支持・教育的システム
```

オレム,DE著、小野寺杜紀訳：オレム看護論―看護実践における基本概念、第4版、医学書院；2005．p.321．より引用

まざまな領域で応用され用いられています。

　特に、精神看護では"オレム－アンダーウッド理論"として、精神状態や自我の機能の考え方や「ストレス－脆弱性－対処モデル」を併用しながら、精神看護の目標や焦点づけが行われ、実践場面に用いられています[3]。

【引用文献】
1) Fromm, Erich. The art of loving. Harper Colophon Books；1962．p.24,26-32,40-48.（邦訳　フロム,E、鈴木晶訳：愛するということ、紀伊国屋書店；1991.）
2) オレム,DE著、小野寺杜紀訳：オレム看護論―看護実践における基本概念、第4版、医学書院；2005．p.27-28、15、43-44、244、321．
3) 宇佐美しおり、鈴木啓子、パトリシア・アンダーウッド：オレムのセルフケアモデル―事例を用いた看護過程の展開、第2版、ヌーヴェルヒロカワ；2003．

■オレムの看護理論による看護過程の展開■
乳癌の骨転移があり、退院に不安を感じている患者

第4章 オレムの看護理論

事例紹介

Cさん、50歳、女性。
(本事例はプライバシーの保護、看護の倫理性を重視し、実在の患者情報をもとに作成した創作です)

■家族構成
夫との2人暮らし、娘は結婚し、近くに住んでいる。

■既往歴
40歳からSLE(全身性エリテマトーデス)により、皮膚筋炎と間質性肺炎があり、ステロイドと免疫抑制剤を内服していたが、長期のステロイド内服による骨粗鬆症があり、また乳癌の骨転移があり、骨折しやすくベッド上安静が多い。
常時37℃台の発熱があり、コルセットと頸椎カラーを装着し、リハビリテーションに通い歩行訓練を実施している。
乳癌は抗癌剤の使用で縮小傾向だが、痛みがあり、麻薬にて時々調整を行っているが、多くはロキソプロフェンによって調整している。しかし本人の今後の生活への不安が強く、入院が長期にわたっている。
家族は夫との2人暮らしで、娘が結婚して自宅近くに生活している。娘は仕事をしていないため、母の手伝いをいつでも必要に応じてしたいと考えている。

■セルフケアへ影響する要因
Cさんの現在の健康状態は、乳癌の骨転移による骨粗鬆症、乳癌自体は縮小傾向にあるが、骨転移による痛み、実際の骨折による痛みなどがあり患者の不安は高い。
医療者は、いまが退院して自宅で生活するにはいい時期と考えており、患者も自分の病名、病気、予後は知っているが、骨粗鬆症による骨折

●オレムの看護理論の対象●
オレムのセルフケアに関する理論は、病気そのものや治療・症状を生涯にわたって管理していく際に、特に重要になります。
そこで、ここでは長期にわたって病気・治療・症状と向き合っていく必要のある慢性疾患(悪性腫瘍、糖尿病、高血圧、心疾患など)の患者に対し、この理論をどう活用していくかについて具体的な事例を用いて述べました。

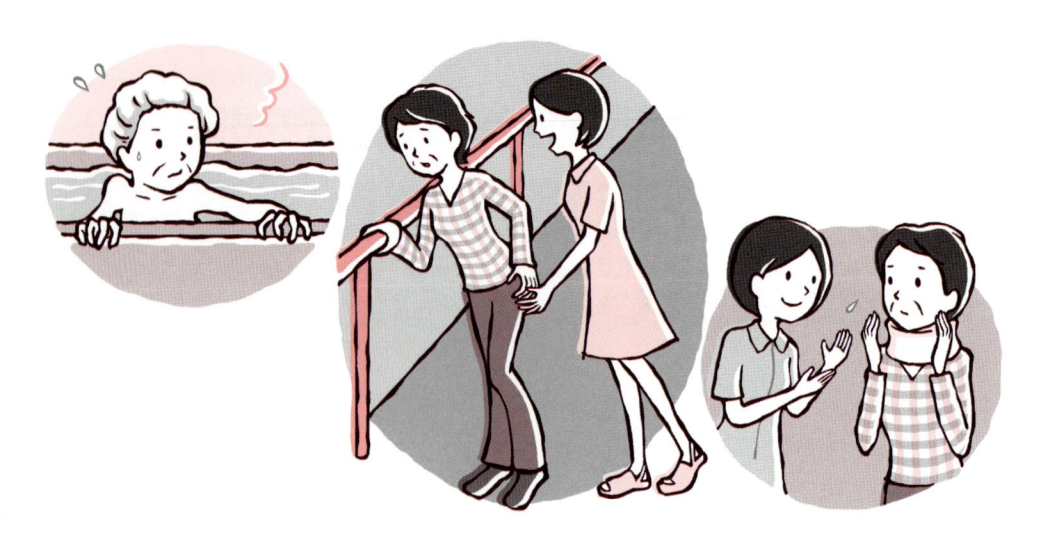

の不安が強く、退院が促進されない状況にある。

これまで、皮膚筋炎でステロイド治療を受けながらも、ステロイドの内服治療を自分で管理しながら、主婦として家事一切をこなしていた。また発熱、痛みなどにより悪化の徴候を自分でつかみ、早めに受診したりしていた。

食事や排泄、活動と休息のバランス、孤独と人とのつきあいのバランスなど、自分で調整できていた。

現在のセルフケアの状態

■普遍的セルフケア要件

普遍的セルフケア要件	1	2	3 教育	3 支持	4	コメント
空気・水・食べ物					○●	食事は特に問題なく自分で歩きながら食事をとりにいき、摂取できる。
排泄				○	●	過去は骨粗鬆症がありながらも1人でできていたが、現在不安が強く、精神的支援が必要。
活動と休息のバランス				○	●	不安で夜間不眠、トイレ起きが頻繁。日中は骨折を恐れてリハビリテーション以外は臥床がち。
孤独と人とのつきあいのバランス				○	●	人と話すのが好きで、訪問者も多い。しかし不安なことについては、あまり言葉にしない。
危険の予防				○	●	歩行訓練中なので移動などは注意が必要だが、過去は1人で問題なくできていた。
正常性の促進				○	●	ほかの同じ病気の患者さんのようにはやれないと思っている様子。

1：全代償システム　2：部分代償システム　3：教育（新しい知識や助言が必要）・支持（精神的支援が必要）システム
4：問題なし
○：現在のセルフケア　●：過去の安定していたときのセルフケア

■成長発達に関するセルフケア要件

　子育ても終え、あとは自分のことができればいい状況であり、これまでの自分の生活を年齢に応じて統合させていくこと、娘の生活を間接的に支援していく発達上の課題がある。
　娘は母のために自分でできることは物理的にも精神的にも支援したいと考えている。夫も本人に自信ができれば、いつでも自宅で支援したいと考えている。

■健康逸脱に関するセルフケア要件

　今後、ステロイド内服は皮膚筋炎に対して続いていく。乳癌は縮小傾向にあるが実際には骨転移しており痛みもある。まだコントロール可能な状態ではある。
　骨転移とステロイドの長期内服によって生じてきた骨粗鬆症、骨折しやすさに対し、予防的に対処していくことが必要。

アセスメント

アセスメント	
なぜセルフケアが低下しているのか。 もし状態が変わらない、もしくは今後悪化していくことが考えられる場合には、患者にとっての生活の質（身体的安寧、精神的安寧、対人関係における満足度、セルフケア、経済的満足度）を維持していくことが重要になる。	乳癌は縮小傾向であるが、骨転移による痛みは強く、また骨転移とSLE治療の影響で骨折しやすく、現在5本肋骨が折れている。そのため今後の生活への不安が強く、歩行訓練以外はベッド臥床傾向にあり、セルフケアの促進ができにくい状況にある。 　今後期待されるセルフケア、本人の意向、家族の意向を明確にしながら、目標を立て退院のための支援をしていく必要があるだろう。 　本人は自宅へ帰ることを不安がっているが、治療者、家族ともども本人が自宅へ帰ってくることを望んでいる。 　本人の不安の軽減をはかり、食事、排泄、活動と休息のバランス、危険の予防が実施できるようになることが必要だろう。 　さらに今後患者の痛みは骨転移の影響で増強する可能性も強く、患者の痛みのコントロール、精神的安寧、排泄や入浴のセルフケア、骨折に対する予防など生活の質を維持することを目標としていく必要があるだろう。

看護計画

長期目標 ここでは退院後、もしくは3か月後くらいのセルフケアを記載する。	骨折を予防しながら、自宅で、食事、排泄、活動と休息のバランス、危険性の予防が実施できるようになる。また患者の痛みの軽減、骨折の予防、患者の好きな人と話す時間の確保ができ、この患者にとってのQOLを維持できる。
短期目標 ここでは長期目標をもとに、さらに具体的な目標をあげていく。	①買物は夫がするので、夫と一緒に食事の準備や食事を自分でできる。 ②排泄はゆっくり移動、歩行杖を使いながら、自分で処理できる。 ③入浴は入浴介助用の椅子を使ったり、ヘルパーに1週間に2回きてもらい、その際に入浴する。 ④日中、骨折の不安や今後の生活への不安が生じたときに、看護師や外来医師に不安を言語化したり、具体的に生活の方法を工夫することについて相談ができる。また夫と現在の痛みや今後の生活に関する不安を共有でき、不安の軽減ができる。

（次ページにつづく）

		⑤骨折したときの痛みと筋肉を動かしたときの痛みが区別でき、また骨転移による痛みの管理の方法が実施できるようになり、痛み増強時の対処の方法がとれるようになる。
ケアプラン 　短期目標に対してケアプランをたてていく。		①外泊時に食事をつくってみて疲れぐあい、骨や筋肉の痛みの実態を把握し、どんな痛みがどこからきているのか把握してみる。 ②入院中、ポータブルから自室のトイレへと移動距離をのばし、トイレ時の動作に自信がもてるように練習する。 ③入院中、入浴介助椅子を用い、入浴時の動作を介助してもらいながら実施し、身体への負荷を把握する。また入浴中の頸椎カラー使用について工夫をしてみる。 ④"痛み＝骨折＝骨転移の増強"との不安が強いので、骨折、筋肉の痛み、骨転移の痛みの区別をしながら、鎮痛薬、リラクゼーションの方法を使って痛みのコントロールを行ってみる。 ・不安時には、看護師へ訴えながら今の自分の動作を過度に不安がらずに確かめてみる。 ・日中は1人での生活のため、訪問看護師に定期的に訪問してもらい、痛みの増強や骨折状況の把握につとめ、不安の軽減ができるよう社会資源を活用する準備を入院中から行う。 ・入院中に外泊をくり返し、電動ベッド、本人が移動しやすいよう家の改築、緊急時の対処の方法などを把握してもらう。 ・人と話していると不安が軽減するとのことから、訪問看護、ヘルパー以外に友人、娘たちとの電話、訪問依頼を積極的に行い、人と過ごす時間をもってもらうようにしていく。
実施および評価		**ケアプラン①について** 　本人は家事をすることへの不安が強く、外泊時も寝てすごすことが多かった。しかしコルセットを巻き、また立って家事をしても骨折するわけではないことを説明し、どんなときに骨折しやすいのか（入浴時やベッドからの立ち上がり、など）を説明すると、ふくらんでいた不安は減り、外泊時に30分もしくは1時間、まずは立って家事をしてみることとした。 　最初、夫の付き添いのもとであったが、思った以上に立つことができ、本人も自信がつき、その後リハビリテーションへの取り組みも意欲的となった。 　また、1週間に1回ずつ外泊し、そのたびに立って過ごす時間を増やし、痛みや骨折が起きないことを確認しながら、すわったり歩いたりして過ごす時間が増えるようになった。本人も思った以上に立っていられること、歩けることに自信をもつようになり、退院時にはコルセットを巻き、歩いて病院を出ていくことができるようになっていた。 **ケアプラン②について** 　トイレへの移動についても不安が高かったため、身体をねじる動作、ねじる場合のバランスのかけ方を練習し、自宅ではベッドを購入してもらい、病院と同じ環境で外泊時の生活を送ってみることとした。

まず、入院中に日中、ポータブルへ移ることを行ってみたが、ねじる動作に配慮しながら動けば骨折するわけではないこと、痛みが強くなるわけではないことを実感することで、自宅でも同じ動作が行えるようになった。
　しかし、本人の不安が強かったため、娘に支援にきてもらい、本人の動作を見守ってもらうこととした。そして外泊を繰り返すごとにトイレ動作への自信がつくようになっていた。

ケアプラン③について
　入浴への不安も強く、特に自宅では浴槽が深いため、動作をするたびに骨折の箇所が増えるのではないかと不安がっていたため、病院で用いる入浴介助椅子を購入し、それを浴槽に入れ、外泊時に娘、夫の支援を受けて入浴してみることとした。
　また、その前に病院でも、できるだけ立ち上がったり、すわったりの動作を減らし、同じ姿勢で入浴などができるよう浴槽の工夫と姿勢の工夫、コルセットをメッシュのものにし、お風呂の際にも用いることができるようにした。その結果、外泊時に娘やヘルパーの支援をうけて入浴することができるようになった。

ケアプラン④について
　痛みについては、痛みの程度に応じてリラクゼーション、呼吸法、音楽を聴いて気を紛らわせる方法をやってみることとし、振り返りをすると同時に、痛みがあることが骨折の意味ではないことを、X線写真を撮りながら一緒に確認していった。
　本人は、以前入院していた病院で小さな骨折が増えていったことを外傷体験として受けとめており、そのことが余計病院への不信感を強めていたため、今回は本人が不安がる際にはX線写真を撮りながら骨折を確認し、痛み＝骨折ではないことを伝えていくとともに、行動の拡大によって骨折が起こっているわけではないことを確認していった。

*

　本人は、人と話すことで死への不安、孤独感をいやしていたため、友人以外にも訪問看護、ヘルパーと過ごす時間を増やし、自分自身の不安感についても話していくようすすめていった。
　また痛みや骨折への不安が強かったため、痛みや骨折の不安を軽減するために、いつでも電話で病院に質問ができることを伝えていった。

看護過程における展開

　Cさんには「看護計画」にあげたようなケアを展開してきましたが、この中でもっとも重要なことはBさんが何を大事にして、どんなセルフケアのニードを満たしたいと考えているかです。

　Cさんは退院への不安は強かったのですが、自宅へもどりたいとの思いもあり、もっとも気がかりな排泄の処理、入浴が自分でできれば家に帰ってもいいと考えていました。

　排泄については、移動の方法、移動してみて骨折がないことを確認しながら、ポータブルトイレもしくは自室のトイレのどちらを使いたいかなど行動を決定してもらいながら、練習を行いました。

　Cさんはポータブルトイレを希望されたので、くり返しそこでの練習を行い、行動がスムーズになるにつれ、不安が軽減していきました。

　入浴については、浴槽に入るときと、あがるときの不安が強く、入浴介助用の椅子を浴槽内にいれ、頸椎カラーとコルセットを入浴時に使う工夫をしました。

　その方法による入浴を行ってみると、思っていた以上に負担が少なかったことから、自宅でも練習してみることとなりました。

　自宅での練習の際、不安を少なくするため、ヘルパーに訪問してもらい、実際できるかどうかを確認してもらいました。

　その結果、排泄および入浴ともども自分でやれる方法を実施し、できることがわかり、Cさんの不安が減りました。また同時に社会資源を活用しながら、セルフケアできることでCさんのセルフケアへの自信が高まり、さらに痛みの区別をすることで"痛み＝骨折＝骨転移"ではないことも、Cさんに少しずつ理解してもらえるようになりました。

　そして練習をはじめて1か月半後、自宅へ退院されていきました。

　Cさんの今後の生活は、痛みによって支配される可能性が強いため、痛みへの対処の方法、痛みによって起こる今後の生活の不安、死への不安について、夫、訪問看護師と話せるように本人にもすすめていくこととしました。

　さらに電話で看護師といつでも話すことができることも伝え、本人の不安の軽減をはかっていきました。

　ここで重要なことは、次の点です。
①本人の意思確認（どんなセルフケアを実施したいのか）。
②選択できる行動が何かを、いくつかの中から決めること。
③やってみて、うまくいくかどうかを検討すること。
④くり返し実施すること、その際、活用できる資源も活用しながら進めていくこと。
⑤振り返り、何がよかったのか、よくなかったのかを自分で認識しておくこと。
⑥今後、状態の悪化が考えられる場合には、生活の質という視点からセルフケアを考えていくこと。

　セルフケアは意図的な過程であり、自分の中のセルフケア能力と社会資源を活用しながら実施していく自己調整の過程です。また本人が決めていく過程であり、看護者の知識と患者のニードが相互作用しながらすすんでいく過程です。

　したがって患者がどうしたいのかが、もっとも重要であり、それに応じながらケアを展開していき、さらに慢性疾患がふえ、自宅での治療を余儀なくされる患者にとっては、生活の質という視点を忘れずにケアを展開していくことが必要になります。

　この患者は自分の病気の進行具合、そしてそれを代表する痛み、骨折の程度などに不安を感じながら、予後が限られているにもかかわらず、

今後の生活をより豊かにすることができない状況でした。

さらに、この患者は、過去に入院していた病院への不信感も強く、看護者や医師のいうことを信用することができずに、不安で動けない日々を送っている状態でした。

したがって、患者の痛みや骨折に対する不安をX線写真で確認しながら、リハビリテーションをすすめたり、外泊の練習をすることで医療者への不信感を軽減し、また患者のひとつひとつの訴えに耳を傾けながら患者がどうしたいのか、またどんな行動だと実施できるのかを確認し、そして患者が納得して、やっと自分の希望する生活へと不安を乗り越えて自宅へもどっていくことができました。

セルフケアへの支援は、単に前に進むだけの支援ではなく、これまで患者が体験してきた病気にまつわる不安や不信感を受けとめながら、現実の生活や自分と向き合う支援のプロセスです。したがって"本人がどうしたいのか"を見つけだすのに信頼関係が必要となり、またその信頼をもとに今後の生活への不安を乗り越え、現実的な行動の選択肢から行動を決定し、本人が納得して満足して生活を送っていくことを支援するプロセスといえます。

オレムの看護理論のまとめ

オレムの看護理論は、患者が自分の病気や病状と、どう向き合いながら生きていくのか、どう生きていきたいのか、そのために自分自身と他者が何をできるのか、明確にしてくれる理論であり、看護支援の方向性を明確にしてくれます。

また、患者のニードは多々あっても病気や治療などにより、できることには限界があります。オレムの看護理論による看護過程は、ニードをもちながら、どんな方法だと満たせるのか、いくつかの試行をくり返しながら、自分に合う生活の方法を見つけていく過程であり、これは患者の生活の質を高めるための重要な理解の方法でもあるのです。

逆にいえば、患者のことを知らなければ、この過程を展開することは困難であり、患者や家族とどう豊かな信頼関係を展開できるのかが、この理論活用の鍵となります。

【参考文献】
1) オレム,DE著、小野寺杜紀訳：オレム看護論－看護実践における基本概念、第4版、医学書院；2005. p.27-28.
2) 宇佐美しおり、鈴木啓子、パトリシア・アンダーウッド：オレムのセルフケアモデル－事例を用いた看護過程の展開、第2版、ヌーヴェルヒロカワ；2003.

第4章 代表的な7つの看護理論と看護過程の展開

ペプロウの看護理論

窪田　惠子

1 ペプロウという人

　ヒルデガード E. ペプロウ（Hildegard E. Peplau、1909-1999）は、1909年移民である両親との間に、6人兄弟の次女として米国のペンシルベニア州で生まれています。

　ペンシルベニア州の病院付属看護学校を卒業後、1931年から臨床看護師として勤務しました。

　1943年にベニントン大学で精神看護学を専攻し、学士号を取得しました。さらに、1947年には、コロンビア大学教育学部で精神看護学修士号を、1953年には看護教育学博士号を取得しています。

　ペプロウは看護師として勤務したほか、2年間（1943〜1945）米国看護師部隊に従軍しました。コロンビア大学およびラトガース大学看護学部で名誉教授（1974）として引退するまで、看護学研究および精神看護学の研究発展に功績を残しています。

　さらに1970年からは米国看護師協会（ANA）の会長やWHO（世界保健機関）の委員など多くの組織で活躍し、看護の専門性の確立に貢献しています。1952年、著書「人間関係の看護論」の中で、「看護とは有意義な、治療的な対人的プロセスである」と定義しています[1]。

　1950年代のアメリカは、大恐慌や第二次世界大戦によって大きな打撃を受け、多くの問題を抱えた人々の精神面の援助が必要な時期でした。そのようなときに、ペプロウは"看護師－患者関係"に注目するようになり、相互作用の概念を看護理論に導入し体系化したのでした。

　ペプロウの看護理論は、マズローの「ニード論」（p.21参照）、ミラー（Miller, NE）の「社会的学習理論」、サリバン（Sullivan, HS）の「精神分析理論」などが基礎になっています。

2 ペプロウの看護理論の特徴

　ペプロウの看護理論は看護場面での**患者と看護師の間の相互作用**を主題にしたものです。健康を促進するために相互作用の過程およびその関係に焦点をあてています。

　それは、患者と看護師の日々の出会いの中で、共に学び成長しながら、人間として尊敬しあい発展させる機会を提供してくれるものです（表1、図1）。

　ペプロウは図1のように「看護師－患者関係」は治療的な対人的プロセスととらえています。

　治療的な対人的プロセスとは、何らかのニードを抱えている患者と、専門職者として健康問

表1　ペプロウの看護理論の特徴

- ケアを行う際の看護師の患者の捉え方、患者のニードや感じ方、そのときの態度、心情によって「患者－看護師関係」は変化する。
- 患者と看護師の間の関係に焦点をあてている。
- 看護師個人の人となりや専門職者としての能力に影響される。
- 先入観やその人の社会的背景によって影響を受けやすい。
- 人間関係上の諸問題や困難と取り組むプロセスのなかで、看護師は自分のパーソナリティの発達をとげ、成熟を可能にしていく。
- 看護教育において看護学生の指導にも適用できる。

図1　ペプロウの相互作用理論

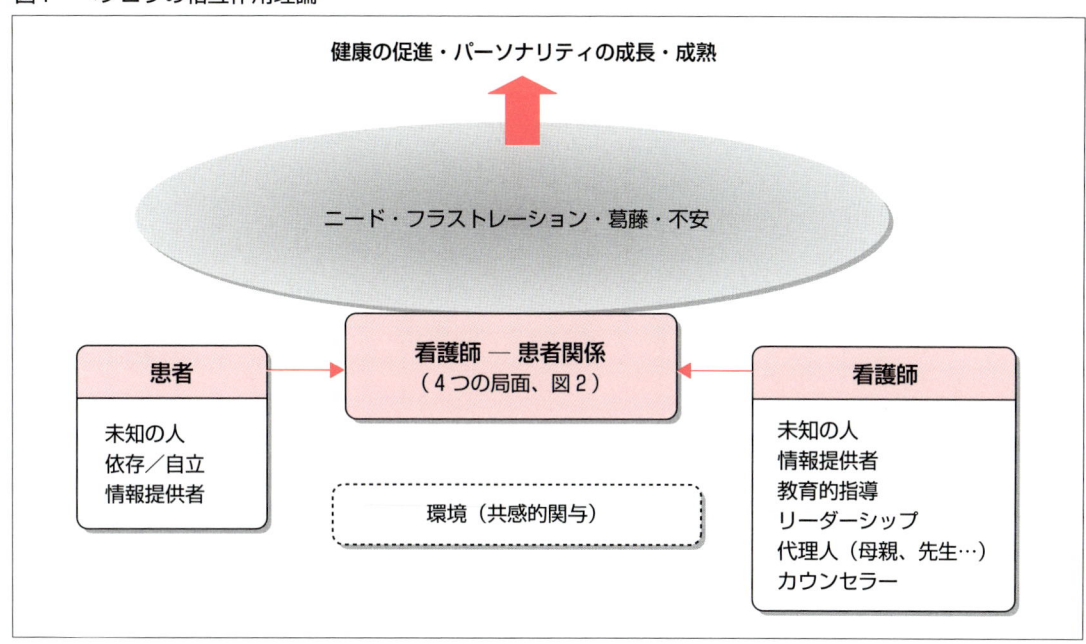

健康の促進・パーソナリティの成長・成熟

ニード・フラストレーション・葛藤・不安

患者
- 未知の人
- 依存／自立
- 情報提供者

看護師 ― 患者関係
（4つの局面、図2）

環境（共感的関与）

看護師
- 未知の人
- 情報提供者
- 教育的指導
- リーダーシップ
- 代理人（母親、先生…）
- カウンセラー

題やいろいろな課題解決に取り組む看護師との治療的な人間関係のプロセスです。

　看護は、患者と看護師の治療的プロセスの中で行われるのです。患者の望ましい状態あるいは健康の促進、パーソナリティの成熟という目標に向かって方向づけていくのです。患者だけでなく看護師にとっても、未知の人として患者と出会い、共に課題を解決する対人的プロセスは、お互いが学び成長する関係でもあります。

　患者が何を学ぶかは、看護師個人の人となりに影響されます。看護の役割としては、パーソナリティの発達を促し、成熟へと導く責任を負っているのです。また、患者と看護師との間で起こる共感的理解や、お互いを尊重する態度についても把握することが重要です。

　看護場面で起こっている精神生物学的体験（ニード、フラストレーション、葛藤、不安）について、患者の行動を観察し、現在どの段階にあるのか、どのようなケアを必要としているのかを看護師は判断する必要があります。

　ペプロウは"看護師－患者関係"には、重なりあった4つの段階（局面）として、**方向づけの局面、同一化の局面、開拓利用の局面、問題解決の局面**、があり（図2）、健康問題の解決に至る過程においては、段階的に順調な経過をたどる場合や逆もどりの場合もあるが、やがては自立し問題解決に至ると述べています。

　看護師と患者は、図3のように未知の人として

図2 看護師－患者関係における重なりあった諸局面

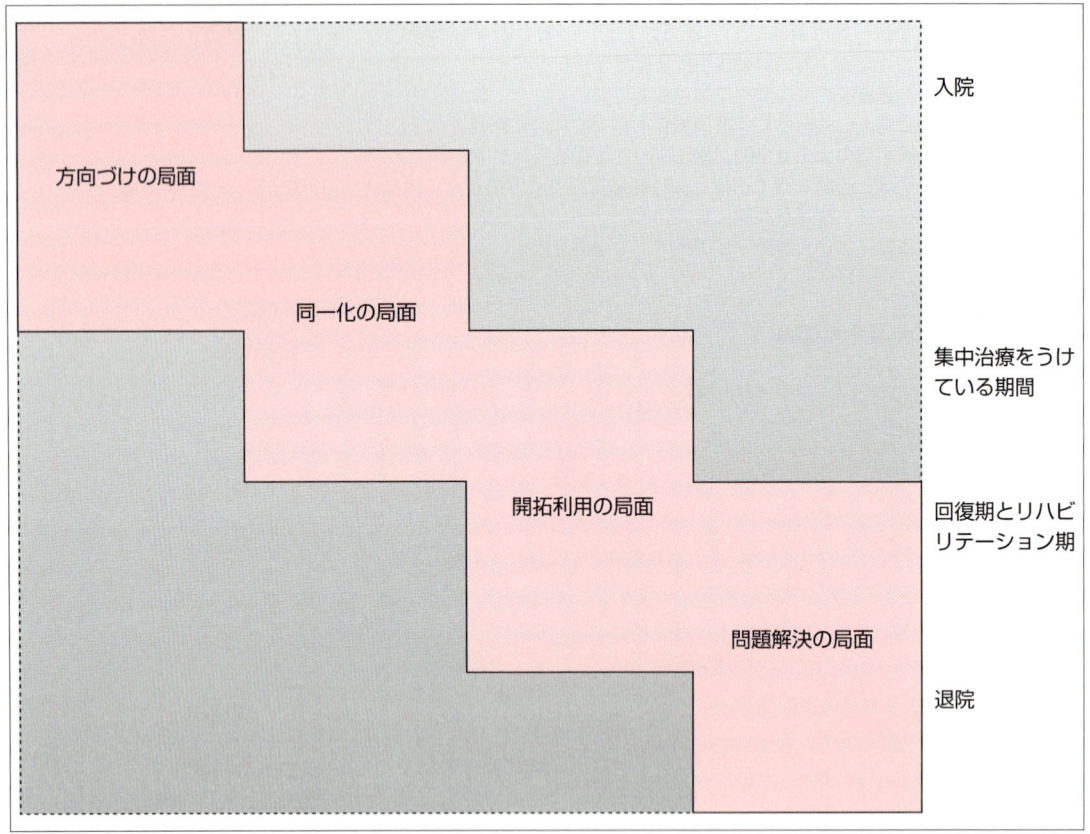

|方向づけの局面| — 入院
|同一化の局面| — 集中治療をうけている期間
|開拓利用の局面| — 回復期とリハビリテーション期
|問題解決の局面| — 退院

Hildegard E.Peplau著、稲田八重子、小林冨美江、武山満智子他訳：ペプロウ 人間関係の看護論、第1版、医学書院；1973. p.22. より引用

図3 看護師－患者関係における諸局面と役割の変遷

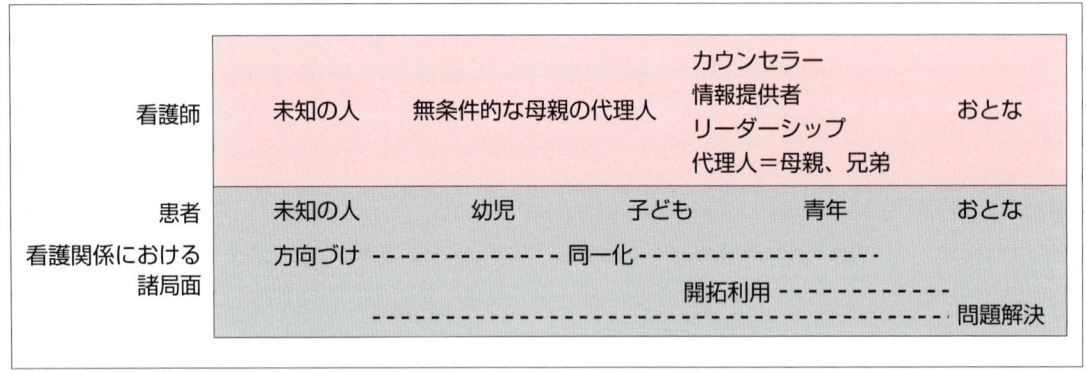

看護師	未知の人	無条件的な母親の代理人	カウンセラー 情報提供者 リーダーシップ 代理人＝母親、兄弟	おとな
患者	未知の人	幼児	子ども	青年	おとな

看護関係における諸局面
方向づけ -------- 同一化 --------------
　　　　　　　　　　　　　開拓利用 -----------
　　　　　　　　　　　　　　　　　　　　問題解決

Hildegard E.Peplau著、稲田八重子、小林冨美江、武山満智子他訳：ペプロウ 人間関係の看護論、第1版、医学書院；1973. p.58. より一部改変して引用

出会い、看護師－患者関係の諸局面において、情報提供者の役割、教育的役割、リーダーシップ的役割、代理人の役割、カウンセラーの役割などを担うことが期待されます。

3 ペプロウの看護理論の主要概念

看護ケアの目標は「健康」です。

ペプロウは、**看護**とは「有意義な、治療的な対人的プロセスである。（中略）看護とは創造的、

建設的、生産的な個人生活や社会生活をめざす、パーソナリティの前進を助長することを目的とした教育的手段でもあり、成熟を促す力である」と述べています[1]。

人間とは「不安定な平衡状態、すなわち生理的、社会的変移性の中で生きている有機体」です[2]。人間のパーソナリティの機能は発達・成長するものです。

患者としての人間は、専門の患者サービスを受ける必要のある何らかの課題をもっています。

ペプロウは、**健康**について「人格の前向きな動きや、その他に創造的、建設的、個人的および地域社会生活に向かってのパーソナリティの前進と人間的プロセスを促進するような条件を整える」としています[1]。

ペプロウは、**環境**について明確に定義していませんが、人は"環境"から慣習、風習、信念などを獲得するとしています。

4 看護の役割

患者は"ニード"を感じており、専門的な援助を求めています。看護師は患者が自らの問題を認識し、理解できるように、そして必要な援助を求めることができるように支援する必要があります。

ペプロウは、**技術**をスキル (skill) と表現しています。看護師－患者関係を決定する因子として、機能・役割・判断および技術があり、技術は科学的な知識と多種の技能に裏づけられます。

状況を観察し理解する技術によって、①医師が患者に説明したことの補足をしたり、はっきりさせる、②非指示的な態度で話を聴く、③反響板の役割をとる、④患者の感情や思考をそのまま受けとめるなどの援助過程において、患者は＜自分が感じ、考えている＞ことに気づくことになります。

看護師－患者関係における諸局面における看護の役割について述べます。

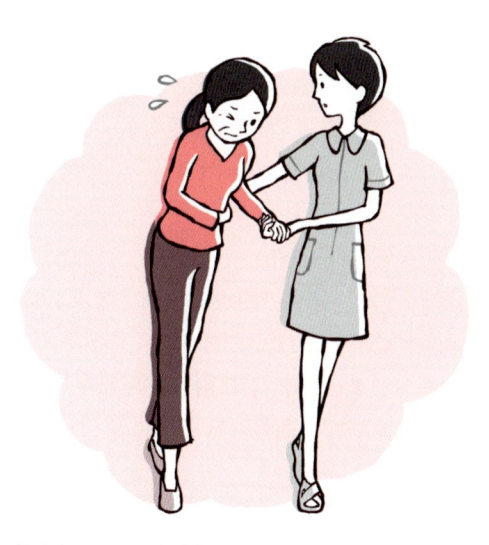

①未知の人の役割

看護師は、看護の対象者とはじめて出会うとき、お互い「未知の人」として出会います。患者との関係を形成する過程において、看護師は偏見をもたず、患者をあるがままに受け入れ、尊敬の念をもって接することが基本です。

患者との人間関係の出発点であり、常にその場の状況に応じて活動の方向づけを行い、その後の関係で期待される協力者としての基盤をつくることになります。

②情報提供者の役割

看護師は、患者の質問、とくに健康に関する質問に対して明確に答え、患者に治療方法もしくは医学的な治療計画を説明し、疑問に対して明確な解答を提供する役割をもっています。

看護師は、効果的な学習を促すうえで、質問に対してどのような答え方をするのが適切か、すぐに答えを出したほうがいいか、それとも患者自身が答えを導き出せるように援助すべきかを判断しなければなりません。

③教育的役割

看護場面における教育者としての役割は、患者が困難な問題に遭遇したときに、その体験を意味のある体験として活用し、問題解決に向け

て取り組む姿勢を「育てる」という役割です。

患者が地域社会の中で個人として、あるいは家族とともに望ましい生活ができるように、保健医療チームとの連携をはかります。

④リーダーシップ的役割

看護を実践するときの指導的役割には、さまざまな形態があります。民主的なリーダーシップ、独裁的なリーダーシップ、自由放任型など、どの形が望ましいのか、患者の意思を尊重しながら考えるべきです。

看護師は、課題の解決に向けてリーダーシップの形を自由に選択できる柔軟な対応が求められます。

⑤代理人の役割

患者は無意識のうちに看護師を他の人とすりかえて見ています。それは、母親だったり、兄弟であったり、先生であったりします。過去のいろいろな人間関係のなかで、その代理人に依存しようとします。

看護師の態度や行動は、患者のなかに情緒的な影響を与え、それが以前の関係における体験を再現させます。

看護師は、患者がその体験のなかで、思い起こした人との行動の類似点を認識できるように手助けをします。つまり、看護師の役割は自立への援助です。

⑥カウンセラーの役割

カウンセラーとしての看護師の役割は、専門家としてのカウンセラーの役割とは異なりますが、看護師とのカウンセリングの過程で築かれた信頼関係は、患者の健康を改善し発展させるために治療的効果をもたらすことができます。

患者自身が自分のことについて深く理解することが、健康を改善し促進する鍵になります。患者の話を傾聴し、そのままを受容することが、患者自らで問題解決することを導くことができるのです。

5 看護師－患者関係における重なりあった諸局面

看護師－患者関係の成立から終結にいたる一連の過程のなかで、互いに重なり合う4つの局面について述べます（図2）。

①方向づけの局面

患者と看護師は「未知の人」として出会います。お互いが知り合う局面です。

そのとき、看護専門職者が理解しておくべき3つの点があります（表2）。

患者が病気という心身の健康上の問題を学習体験としてとらえ、自ら自分の問題に気づき、理解し対処行動をとることは大変むずかしいことです。心身の健康上の問題があるということは分かっていても、それを探究しない、あるいはできない患者もいます。

表2　看護師が理解しておくべき3つの点

①健康上の問題が持ち上がったとき、その人には、ある「切実なニード」が生じる。最初の段階では健康問題はなぜ起こったのか知りたい、自分に何が起こっているのだろうか、何とか早く問題解決してなど、その人固有の切実なニードが必ず生じる。
②「切実なニード」に関して、有効と思われる専門的援助をさがしている。
③「切実なニード」にともなう緊張や心配は、直面する問題を理解して積極的に対処するためのエネルギーを生むものとして利用する。

この段階では、観察し、客観的データの収集を行い、患者の抱える問題を把握することが重要です。非指示的な態度で話を聴き、患者の感情や思考をそのまま受けとめます。看護師が反響板の役割をとることにより、患者は自分の考えに気づくことができます。

患者の健康問題や課題に対して、看護師は必要な情報を提供し、患者と共に取り組みます。患者だけではなく、看護師も含めて人間的成長していくための、方向づけの局面を共有します。

②同一化の局面

患者が自分のニードに応えてくれる人と同一化（関係づけ）する局面です。

患者は、看護師の第一印象や、自分のおかれている場で、自分のニードに応えてくれそうな人を選んで反応するようになります。

患者は、快活で楽天的で、問題解決に十分に役立つ看護師と自分とを同一化すれば容易にその看護師と同様なパーソナリティに傾きます。逆にどうしようもない無力感、人に頼りたい気持ち、自己中心的な気持ちになったときにも、看護師を求めます。

同一化の局面で患者が示す反応としては、次の3つの形があります。

①看護師との協同あるいは相互依存的関係を基礎としているもの。
②看護師から独立あるいは分離した関係を基礎としているもの。
③自分ではどうすることもできず看護師に依存しきった関係を基礎としているもの。

問題解決に必要な患者−看護師関係の形成においては、①〜③のような患者の行動パターンに応じて、依存的になったり、自分に役立つ存在だと感じた看護師との信頼関係を深めていきます。

ペプロウは「ふつう、病気というものは、その人の安寧、権力、威信、価値などをおびやかすものと考えられているが、このような恐怖心は、それを和らげてくれる人物と自分を患者が同一化するにつれて薄らいでいく」といいます[1]。

③開拓利用の局面

患者は、方向づけ、同一化の段階を経て、自分を理解してくれる看護師との同一化ができるようになると、自分に与えられるサービスを利用できる段階へと進みます。その場の状況にしたがって、利用できる人や物品やサービスを有効に開拓利用できる局面です。

開拓利用の局面に至った患者は、同一化の局面を終えていることもあり、自己の問題も相当に整理されています。そして、問題解決に向けて、主体的に他者利用を試みようとします。

その患者の状態は、もはや回復期にさしかかっているといえます。しかし、この局面の特徴として、多様なニードにより感情のコントロールができずに、行動の変化がみられることがあります。看護師は、その変化の原因を理解することが必要です。

開拓利用の局面の援助は、まさに独立と依存のバランスの援助です。患者は、さまざまな人と関係を結び、その関係のなかから、自我の拡大をはかります。

患者がこの新しい目標を達成する満足を、より長く味わうことができれば、力関係の重心は看護師から患者へ移っていくことになり、自立へと進みます。

自我の拡大こそ、パーソナリティの成熟です。

④問題解決の局面

問題解決の局面とは、患者のもつ健康問題や課題が解決された局面をいいます。患者の健康問題が解決されると、患者は保健医療システムの中にあって、それ以上のサービスを必要としなくなります。

患者にとって健康問題の解決がもっとも望ましい状態です。しかし、健康問題が解決し、回復を得たとしても、病気の不安から解放されたわけではありません。

特に依存欲求は、必ずしも解決されていません。

このように考えると、問題解決の局面とは、患者の健康問題の解決の局面でありながら、残された心理的課題に対応する局面であるといえます。

ペプロウの看護理論は、看護を展開するうえで不可欠な"患者－看護師関係"に焦点をおいています。看護師個人の人となりが看護の実践に大きく影響することは、どのような看護の場面においても共通することです。患者と看護師の日々の出会いのなかで人間として尊敬しあい発展させる関係は看護の基盤となるものであり、看護の成果に影響します。

患者－看護師関係の確立が看護の質を左右することになります。効果的な援助を提供するためには、患者のニーズを知ることが重要になります。しかし、患者－看護師関係が治療的関係にあるか否かによって情報の量や質が大きく影響されます。

ペプロウは、患者との人間関係のプロセスを再構成することを提唱した最初の人です。患者の言動や表情を観察するだけでなく、患者とのやり取りのなかで起こってくる看護師の感情や気持ちの変化を振り返り、プロセスレコード[*1]で整理し分析することにより、患者の抱えている健康問題や課題に気づくことができます。同時に自分の問題にも気づきます。

ペプロウの理論は、患者と看護師のコミュニケーションが可能であれば、あらゆる看護場面において適用できます。しかし、意識のない患者のように看護師からの一方的なかかわりだけでは、治療的関係あるいは援助的関係を築くことができないので、患者と看護師がともに健康問題を解決し、お互いが成長しあう段階に至るには限界があります。

また、健康について「人格の前向きな動きを意味する言葉の象徴である」[1]と捉えており、病態生理学的側面からの健康問題は述べていません。ペプロウの看護理論を看護実践に適用する場合は、精神的側面からだけでなく、病態生理学的側面や社会的側面からの情報も整理し、健康問題を明確にする過程が必要です。

看護過程は、情報収集、アセスメントし、健康問題（看護診断）を明らかにし、看護計画を立案、実施、評価することから成り立っています。この一連の過程は健康問題が解決するまで段階的に進むことは少なく、6つの各段階はそれぞれフィードバックを行います。その際に、患者－看護師の関係が4つの段階のどこにあるのかを判断することによって、看護師としてどのような役割が求められているのかが明らかになります。

【引用文献】
1）Hildegard E.Peplau著、稲田八重子、小林冨美江、武山満智子他訳：ペプロウ 人間関係の看護論、第1版、医学書院；1973. p.15、22、58、88、11-12、32.
2）Carper, BA. Fundamental patterns of knowing in nursing. Adv Nurs Scil 1978；1（1）：13.
3）小田正枝編著：看護過程がよくわかる本、照林社；2002. p.9.

【参考文献】
1）アニタ W.オトゥール、シェイラ R.ウェルト著、池田明子、小口徹、川口優子他訳：ペプロウ看護論—看護実践における対人関係理論、医学書院；1996.
2）ハワード・シンプソン著、高﨑絹子、石田靖子、田中美恵子訳：ペプロウの発達モデル、看護モデルを使う2、医学書院；1994.
3）ガートルード・トレス著、横尾京子、田村やよひ、高田早苗監訳：看護理論と看護過程、医学書院；1992.
4）アン・マリナー・トメイ、マーサ・レイラ・アリグッド著、都留伸子監訳：看護理論家とその業績、第3版、医学書院；2004.

[*1] プロセスレコード：process record、患者の言動、看護師の言動・考察を経時的に記録したもの。ペプロウによって提唱された。

■ペプロウの看護理論による看護過程の展開■
尿路結石症ではじめての入院体験の患者

事例紹介

Dさん、女性、52歳。
（本事例はプライバシーの保護、看護の倫理性を重視し、実在の患者情報をもとに作成した創作です）

■**既往歴**：高脂血症。
■**医学診断**：尿路結石症。
■**家族構成**：夫（58歳）と長女（23歳）、3人暮し。
■**生活歴**：喫煙なし、飲酒習慣は夫と晩酌にビール1杯／2日。
■**食生活**：食べることが楽しみ。
■**運動**：特にしていない。通勤はバス20分の距離、運動習慣なし
■**職業**：公務員
■**現病歴**
　1か月前から背中や腰の違和感と尿の色が濃くなったことが気になっていたが放置していた。2週間前に腰背部、側腹部にがまんできない

●ペプロウの看護理論の対象●

　ペプロウの看護理論は、患者と看護師のコミュニケーションが可能であれば、あらゆる看護場面において適用できます。意識のない患者や認知症の患者の場合、看護師からの一方的なかかわりでは、援助関係を築くことに限界があります。

　近年、入院期間の短縮化が進む中で、必要な治療、検査、ケアのスケジュールが計画されたクリニカルパスを導入する施設が増加しています。治療や検査目的の入院の場合は、計画された手順に沿って看護ケアは展開されますが、患者にとっては、はじめて経験することであり、不安や苦痛をともなうことが多く、不安への援助が重要になります。

　ここでは、特殊な事例ではなく、一般的な経過をたどり、生涯にわたり自己管理が必要な事例に適用しました。尿路結石症の痛みのため体外衝撃波結石破砕術の治療目的です。入院1日目の緊張と不安は、看護師の説明に返事を返すだけの患者の様子からわかります。

　事例は入院当日からの看護師と患者のかかわりの看護過程をプロセスレコード[*1]で表しています。

[*1] プロセスレコード：process record、患者の言動、看護師の言動・考察を経時的に記録したもの。ペプロウによって提唱された。

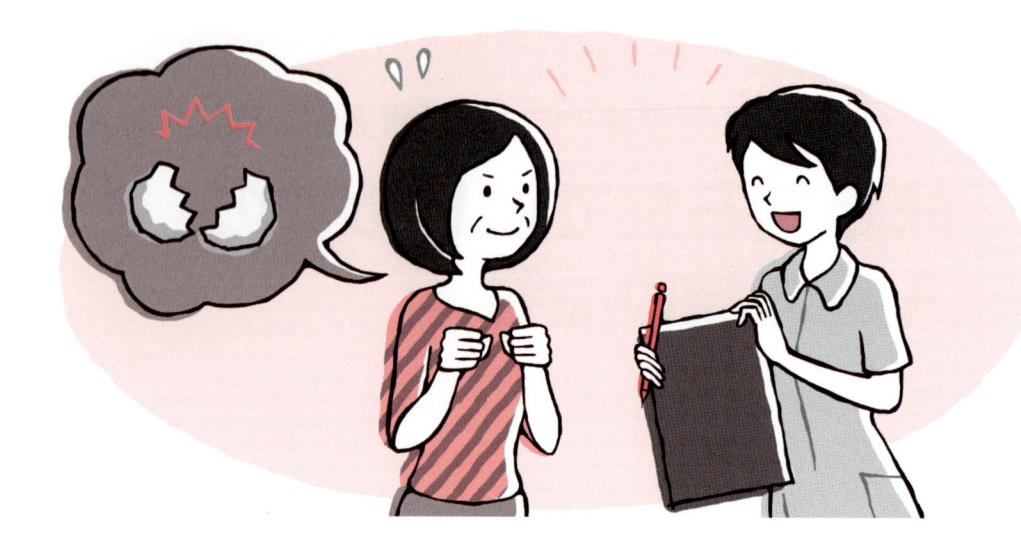

激烈な痛みと吐き気が起こり受診した。血液検査、X線検査、腹部超音波、尿検査の結果、腎臓と尿管に大きいもので1cm程度、小さいもので5mm以下の小結石があると診断された。結石が動いたり尿とともに排出される際に血尿が出たことを説明された。

今後の治療について、食事以外に1日2000mL以上の水分摂取、バランスのとれた食生活の指導、身体を動かしてみても石の排出がむずかしいと判断されれば、ESWL（体外衝撃波結石破砕術）という体外からの衝撃波で結石を細かく砕く治療をすることが説明された。

外来受診時の検査データは、RBC420万個/mm³、Ht40％、Hb13g/dL、WBC 6200個/μL、CRP1.2mg/dL、Cr（クレアチニン）1.0mg/dL、Na138mEq/L、K4.5mEq/L、Cl101mEq/L、Ca9.0mg/dL、総コレステロール250mg/dL。

腰背部、側腹部の激烈な痛みは、がまんできる痛みのときもあるが、鎮痛薬で少し楽になる程度で、このままでは爆弾を抱えているようで不安が強くなりESWL目的で入院となる。

プロセスレコード①：方向づけの段階

日時：入院1日目、14：40〜15：00
プロセスレコードの場面：入院時オリエンテーション・検査説明の場面

患者の言動	私の考え	私の言動	分析・考察
		①「こんにちは。今回入院中、Dさんの担当をさせていただきます、△△と言います。よろしく願いします。」とネームプレートを見せながらあいさつ。	はじめての入院である患者と看護師はお互いに"未知の人"として出会います。体外衝撃波破砕療法（ESWL）を受けるという明確なニード、つまり自分にとっての有効な専門的援助を求めています。表情や声のトーンか
②「よろしくお願いします」笑顔。	③少し表情が硬いな……入院は、はじめてなの	④「入院は、はじめてですか？ 少し緊張さ	

		かな。検査で緊張しているのかな……。	れていますか？」	ら緊張感を読み取り、緊張を和らげる丁寧なオリエンテーションに臨んでいます。これは患者との最初のかかわりをはじめるうえで重要となります。
⑤「そうですね。入院も検査も、はじめてですから、少し緊張してますかね」	⑥若くて理解力もあるだろうけど、丁寧なオリエンテーションが必要かも。	⑦「それでは、入院の説明をしますね」入院時のファイルを見ながら説明。	
⑧「だいたいわかりました。ゆっくり時間があるから、また後でも見ておきます」	⑨今度は明日の検査の説明をしなくては。こっちの方が緊張されるかな。	⑩「では、今回の入院の本来の目的である検査について説明します」ESWLのパンフレットを用い、流れを説明。検査時間・前処置・検査時の注意点など。	また、入院用と検査用のパンフレットを用いての説明は、患者にとって入院生活や検査の内容を理解しやすい。経験したことのない検査を受けることに対して、自己の問題を解決するための情報を得たいと思っています。「検査は怖いものだろうか」という患者の不安を受けとめ、他の入院患者の感想や痛み止めの使用についても十分な説明と情報を提供します。
⑪声の調子低く「やっぱり、痛むんですか？」不安な表情。	⑫痛みが気になっているようだ。不安の原因を除去する必要がある。	⑬「検査のときは、皆さんさほど痛んだとは、いわれていません。検査前に坐薬を入れますし、検査の直前には点滴からも痛み止めの薬を入れます。痛いのは嫌ですものね」	
⑭「そうですね。痛むのかどうかって何も知らないから怖いですね」	⑮検査の最中のことや検査後のことを、もう少し説明しておこう。	⑯「検査の最中に、もしつらかったら、傍に先生もいますし、いってください。あと、検査後に吐気や腰の痛みが出ることがあります。それは、割れた石が動いて膀胱のほうに降りてきているためです。吐気止めや痛み止めを使いますから、いってください」	翌日の検査の際には、説明を行った看護師が立ち会うことを伝え安心感を与えます。
患者は、もっとも不安に思っている検査時の痛みに対し訴え、受け持ち看護師は患者の訴えに受容・共感的態度で接しています。受け持ち看護師は痛みに対する不安に焦点をあて、疼痛時への処置について、説明を行っています。
⑰「わかりました。がんばります」	⑱他にも不安はないかな。	⑲「他には心配なことはありませんか？明日も私が検査の時一緒に行きますので、何かあったら遠慮せず言ってください」	
⑳「ありがとうございます。明日もよろしくお願いします」			

日時：入院2日目①　9：45〜10：15
プロセスレコードの場面：ESWL当日、検査前

患者の言動	私の考え	私の言動	分析・考察
		①「おはようございます。夜は眠れましたか？ 緊張されてませんか？」	入院最初の夜の睡眠状態を質問することにより、共感的理解を示すとともに、今の精神状態の観察をしています。 　患者が最も気になっていること、不安である痛みに関して、具体的な説明を行い、前処置を実施しています。
②「おはようございます。はい、寝ました。少し緊張しますね」入院時より表情は和らいだが緊張感あり。	③もう一度、痛みのことを、伝えておこう。	④「痛みも今から坐薬を使いますから、大丈夫ですよ。あと、昨日説明した尿を出すための管を入れます。検査の最中だけ、少しがまんしていただくことになります。検査が終わったら抜きますから。坐薬はご自分で入れられますか？」	
⑤「お願いします」	⑥前処置（坐薬・尿道カテーテル挿入）を行おう。	⑦「それでは、管を入れます。坐薬も一緒に入れますね」前処置施行する。	
⑧「変な感じがしますね」	⑨違和感があるのかな。	⑩「終わったら検査室で抜きますから。でも、検査の最中に気分が悪くなって、動けそうになかったら、しばらく入れておくこともできますから。検査が終わって考えましょうか？」	
⑪「そうですね。検査してみないと想像がつきません」	⑫検査室にゆっくり向かおう。	⑬「ゆっくり検査室に行きましょうか」	
⑭「はい」			

日時：入院2日目②　10：20〜10：45
プロセスレコードの場面：ESWL検査当日、検査室へ向かう移動中の場面

患者の言動	私の考え	私の言動	分析・考察
		①「検査室は2階の泌尿器科外来の横です。器械も新しくなって、硬い石も割れやすくなったので、1回で終わるといいですね」	看護師からの治療に関する情報提供に対して、患者は治療に対する思いや期待を表出するようになっています。 　検査は時間がかかり、同一体位による苦痛が予想されます。細かな体位の調節を心がけているところや、緊張を和らげるため音楽をかけるなどの配慮がなされているところは、看護の専門的技術の実施と母親的想いでかかわっています。
②「先生からも割れないと2回、3回とするようなこと、いわれました。1回で終われるといいです」	③誰でも1回で終わることを望んでいる。	④検査台へ誘導。「横になって動けませんが、この姿勢で大丈夫ですか？　きついところはないですか？」	
⑤「大丈夫です。時間はどのくらいかかりますか？」	⑥時間は1時間弱だけど、じっとしていると長く感じるだろうな。	⑦「検査は40分くらいです。音楽もかけますね。痛かったら、いってくださいね。私は、検査中は、いったん病棟にもどりますが、大丈夫ですか？」	
⑧「はい」	⑨また迎えにくることを、伝えておこう。	⑩「検査が終わるときには迎えにきますから、がんばってください。後で、検査の感想聞かせてください」	
⑪「分かりました」			

日時：入院2日目③　11：30〜12：00
プロセスレコードの場面：ESWL当日、検査終了後

患者の言動	私の考え	私の言動	分析・考察
		①「お疲れさまでした。どうでした？　痛みました？」	痛みがなく検査を終えることができ、患者はほっとした表情を見せています。 　看護師は、患者の安心した表情を確認し、これから起こる経過を事前
②「いいえ。検査がはじまって、うとうとして、いつの間にか眠っ	③前投薬の痛み止め（ペンタジン）が効いて検査中、眠っていたよう	④「今、痛みや吐気はありませんか？」	

（次ページにつづく）

患者の言動	私の考え	私の言動	分析・考察
ていました。痛みませんでした」ほっとした表情。	だ。吐気もないかな。		に説明しています。これは今後起こり得る未知の体験（治療の経過）に対しての不安を予測しての対応です。 　患者は検査を終え、排石の有無が気になるであろうと予測をたて、排石について再度説明を行っています。
⑤「大丈夫です。少しボーッとしますね」	⑥ペンタジンの影響かな。尿道カテーテルはどうするかな。	⑦「おしっこの管はどうされますか？ 抜きましょうか？」	
⑧「いいえ、今は気持ち悪くないので入れていても大丈夫です。まだ少しフラッとするので、このままでもいいでしょうか？」	⑨症状が落ち着いてから抜こう。	⑩「いいですよ。落ち着くまで入れておきましょう。あと、袋の中の尿が赤いですが、気にしなくても大丈夫ですから。石を割った衝撃によるもので自然に普通の色になってきます」	
⑪「わかりました。寝てる間に終わって、よかった」安心した様子。	⑫部屋に帰ろう。もどる途中も気分が悪くなる可能性があるから注意しよう。	⑬「それでは帰りましょう。途中で吐気が出てきたり、気分が悪かったらいってくださいね」 ⑭「これから特に制限はありません。食事もできますが、きつければ1〜2時間なら食事を保管できますから、ゆっくり横になって過ごしてください」	
⑮「朝も食事はしてないので意外に食べれそうです」	⑯検査も無事に済んで、特に痛みや気分不良もなくよかった。	⑰「では、後でまた様子をみにきますね。何かあったら連絡してください」	
⑱「お世話になりました」			

日時：入院2日目④　17：00～17：20
プロセスレコードの場面：WESL当日、検査後の状態観察のため訪室

患者の言動	私の考え	私の言動	分析・考察
		①「気分はいかがですか？ 先ほど訪室したとき、ちょうど眠っていらしたので……」	患者は石の排出を気にしています。石の排出がないと検査がうまくいかなかったと判断されると考えられます。そのため看護師は、石の確認がレントゲン写真でできることを説明しています。
②「眠くって、寝てました。検査が終わって、ほっとしたのでしょうね。無事に終わってよかった。石は割れたのでしょうか？」	③安心した様子だ。検査が終わったら今度は結果が心配のようだ。	④「そうですね、割れているといいですね。先生は割れたようだって、いわれていましたよ。明日のレントゲン写真で、はっきり割れたのが写るといいですね」	
⑤「割れていることを願っています。」笑顔。	⑥気分が落ち着いたら尿道カテーテルを抜こう。	⑦「おしっこの管を抜こうと思ってきたのですが、どうされますか？」	
⑧「気分の落ち着いたので抜いてください」	⑨抜いたら、砕石指導をもう一度しておこう。	⑩「それでは抜きますね。これからは昨日説明したように割れた石を確認していただきます。石の大きさによっては網の目を通ってしまいますから、確認できなくてもがっかりしないでください」	
⑪「そうなんですね。石がとれないと実感できませんね」	⑫石がとれなくても大丈夫だって、もう一度いっておこう。	⑬「人によっては、石はとれなくても、きちんと割れて退院されてますから、大丈夫ですよ。明日のレントゲンを楽しみにしておきましょう。もし、石がとれたら貴重な宝石だと思って容器に入れておいてください」	
⑭「わかりました。宝石を探して見ます」			

プロセスレコード②：同一化の段階

日時：入院3日目　9：45～10：00
プロセスレコードの場面：検査翌日、排石の確認・検温のため訪室

患者の言動	私の考え	私の言動	分析・考察
		①「おはようございます。気分はいかがですか？夜は痛んだりしませんでしたか？」	1度目の検査が苦痛なく終えたことから、2度目の検査への不安は今のところ見られません。しかし、2度目以降、3度4度と回数を行う症例もあるため、新たな不安が出てくることも考えられます。 　自ら現在の状態について説明していることから、患者は自分のニードに応えてくれそうな信頼できる看護師を選び、反応している時期（同一化の段階）と判断できます。 　自分の健康問題を看護師とともに解決しようという準備段階にいます。 　この時期、お互いが相手のことを知るようになると、看護師を、ニードを満たしてくれる存在として見るようになっています。そのことは、検査後の結果について、医師からの情報を受け持ち看護師に話していることから判断できます。
②「大丈夫です。痛みはありません。石もとれませんでした。でも、朝のレントゲン写真で先生が、石は割れているって。でも、もしかしたら、もう1回しないといけないかも……とおっしゃってました。石が大きかったからでしょうかね」	③2回目に対して不安はないだろうか。	④「石が大きいときは、1度では割れないこともあります。2回目も不安ですか？」	
⑤「いいえ、1回したら状況もわかって、そんなにはないです。1回目も寝ちゃってましたから……」笑顔。	⑥1度目がスムーズに終わったためか恐怖心はなさそうだ。2回目のことを少し話しておこう。	⑦「もし2回目をするときも、1回目と流れは同じです。1度目は痛みや吐気はありませんでしたが、次は起こることもあります。そのときも、この前説明したように、すぐにいってください。対処しますから」	
⑧「わかりました。私は楽なほうだったんでしょう？今も痛みはありませんし……」	⑨これから石が動いたりすることで痛むことがあると追加しておこう。	⑩「そうですね、お話を聞いている限りでは楽なほうだと思いますよ。ひどく痛まれる方や吐気が続く方もいらっしゃいますから。でも、昨日石を割ったばかりですから、これから石が流れ動くことで腰が痛んだりするかもしれませんので、痛んだら教えてください」	

第4章　代表的な7つの看護理論と看護過程の展開

患者の言動	私の考え	私の言動	分析・考察
		⑪「わかりました。宝石が出たら、すぐに看護師さんに見せますね」	

プロセスレコード③：開拓利用の段階

日時：入院4日目　10：10～10：20
プロセスレコードの場面：検査後2日目、排石の確認・検温のため訪室

患者の言動	私の考え	私の言動	分析・考察
		①「おはようございます。検温にきました。今日もよろしくお願いします」	患者の入院生活におけるストレスや不安がないか、また入院生活が長引くことで家族の負担はないか看護師は把握しようとしています。 家族背景は入院時に確認されています。患者の言動から家のことは心配していないようです。 仕事への影響は、入院が長期化すると考えられるため、治療の進行状況と患者の生活を考慮していく必要性が出てきます。 看護師は、患者の検査に対する不安だけでなく、入院にともなう新たな問題が起こっていないか情報収集しています。患者を生活している人として理解することが健康問題を改善する手がかりとなります。 同一化の段階から開拓利用の段階へ進むとき、看護師は、「情報提供者」「教育的役割」「心理的母親役」「看護専門職者」などの、さまざまな役割を遂行します。患者は、看護師を自分の問題解決に向けて開拓
②さわやかに「おはようございます。今日も外は暑そうですね。特に何もないので、音楽を聴いたりしてますよ。机の中にはCDがいっぱい」	③入院生活も制限はないし、少し慣れてこられたようだ。規制のある中での楽しみ方を見つけておられるようだ。	④「音楽を聞かれているのですね。入院生活も検査がないときは時間をもて余しますものね。普段は忙しく働かれてるでしょうから、たまの休養ですかね」	
⑤「仕事はしてますね。看護師さんみたいに忙しくはないですけど。入院生活もたまにはいいですよ。でも、まだ何回もしなきゃだめですかね…14日に2回目をするって先生がいってました」	⑥今後の治療について説明を受けているようだ。仕事の休みはどうなっているんだろうか。家のことも気になっているのかな。	⑦「仕事の休みも、そんなに長くとるわけにはいかないんでしょう。お家の方は大丈夫ですか？」	
⑧「家の方は娘もいますし、大丈夫でしょう。仕事も2週間くらいといってますから……どうでしょうね」	⑨娘さんが2人いらした。もう成人されているそうで、家のことはさほど気にしてない様子。仕事への影響が少し心配のようだ。	⑩「2回目で終われるといいですね。1回目で割れていたから、今回のほうが、さらに割れやすいと思いますよ。先生ももう1回かな…って話していましたし」	
⑪「そうですか。来週火曜日にするっていわれました」	⑫痛みや血尿はどうだろう。	⑬「痛みや尿の色はどうですか？」	

（次ページにつづく）

患者の言動	私の考え	私の言動	分析・考察
⑭「痛みはありません。尿の色は普通の色になりました。石は出ませんけど」	⑮排石はないのか。でも、苦痛はなくてよかった。今日は午後から帰るから、あいさつしておこう。	⑯「なかなか、がんこなんでしょうね」「今日は勤務の都合で仕事は午前中だけです。午後からは他の看護師がくると思いますので、すみません。午前中の状態は伝えておきますから」	利用しながら、やがて問題解決者として自立しようとしています。 　患者の「次の出勤はいつ？」という質問から、看護師を待っていることがうかがえ、信頼関係が築かれつつあると思われます。
⑰「わかりました。今度はいつ出勤？」	⑱夜勤になることを伝えておこう。	⑲「明日から夜勤になるので、次にお会いするのは12日（入院6日目）の朝ですね。もし、何かあれば検温担当の看護師にいってください。私で相談にのれることなら12日の朝にでもお聞きします」	
⑳「大丈夫です。看護師さんも大変ですね。不規則な生活で……暑いですから気をつけて」		㉑「ありがとうございます。それでは失礼します」	

日時：入院6日目　6：30～6：40
プロセスレコードの場面：早朝の検温での場面

患者の言動	私の考え	私の言動	分析・考察
		①「おはようございます。お変わりありませんか？」	自ら日々の経過を看護師に説明してくれるようになっています。
また、痛みに対する説明を何度もしていたので、痛みに対する受け入れや予測ができていたため不安の緩和につながったと考えます。
患者から自らの状態についての情報提供が次々になされていることから、患者の前向きな姿勢が表れています。
患者が看護師と同一化するようになると、問題解決のために自分に有益な人を選んで開拓するといった自分の問題を整理し、よりよい問題解決の方法をめざそうとしています。
受け持ち看護師はこの時期の患者にとって、もっとも利用しやすい人と思われます。患者が開拓利用の段階にはいると看護師は教育的役割も担うようになってきます。患者が問題解決の段階へ至る過程での良き理解者とならなければなりません。
②「おはようございます。夜勤、お疲れさま。昨日、少し腰が痛んで薬をもらいました。今は落ち着いてます」	③石が移動して痛んだのかな……。	④「ずいぶん痛みましたか？」	
⑤「薬を飲んだら治まりました。薬も1回だけしか飲んでいません」	⑥痛み止めの内服（ロキソニン®）が効いてよかった。	⑦「長い時間痛まなかったから、よかったです。石は出ましたか？」	
⑧うれしそうに「そう！石がとれたんですよ。ちっちゃくて、なかなかピンセットで取れなかったんですが、1個だけ入れ物に入れてます。もう1個あったんですが、小さすぎて取れませんでした」	⑨よかった排石があったんだ。	⑩「石がとれたとき、うれしかったでしょう。よかったですね、実感できましたね。痛みはそのせいでもあったのかもしれませんね」	
⑪「そうですね。なんか変ですけど、石が見つかるとうれしくなりますね」	⑫14日（入院8日目）は、私は中勤だから検査にはついていけないけど、夕方出勤することを伝えておこう。	⑬「14日の検査の時は、私もついていきたいのですが、勤務が夕方からなので、検査が終わって落ち着かれた時間に顔を出しますね」	
⑭「そうなんですか。夕方からなら、もう終わってますね」	⑮無事に割れることを願っていると伝えておこう。	⑯「次は、しっかり割れているといいですね。私も、割れていることを期待して仕事に出てきます」	
⑰「がんばらないと…」笑顔。			

ペプロウの看護理論

プロセスレコード④：問題解決の段階

日時：入院8日目　17:50～18:00
プロセスレコードの場面：ESWL2回目、検査後、状態観察のため訪室

患者の言動	私の考え	私の言動	分析・考察
		①「こんにちは。今日は検査お疲れ様でした。2回目も大丈夫でしたか？」	
②「はい。先生も今回で割れただろうっておっしゃってましたから」	③今回も尿道カテーテルを抜かずに、そのままにしてあったみたいだけど、気分はどうだったのかな。	④「今日も、おしっこの管は、しばらく入れたままにしてたんですね。終わった後、調子が悪かったですか？」	1度目の経験から患者自身も検査への心構えができてきて、尿道カテーテルを抜去するかどうかを自分でよい方法を選択し治療にのぞんでいます。
この時期、患者は回復したことを実感する問題解決の段階にあります。患者は治療を無事に終え、退院する段階にきています。
今後は自己管理し、必要に応じて医療機関を利用することになります。生涯病気とうまくつき合っていかなければなりません。退院を前にした患者に対し受け持ち看護師は、自己管理できる能力を身に付けてもらえるような関わりをもつ必要があります。
⑤「いいえ、大丈夫でしたけど、ちょっと甘えました。今回は、1回目に比べ短かったように感じました。そうだったんでしょうか？」	⑥1回目は3500ショットで2回目は3000ショットだったな。時間はあまり変わらなかったようだけど、2回目で少し余裕があったのかな。	⑦「だいたい同じくらいの時間だと思いますが、短く感じられたならよかった。ずっと身体を動かせないから、つらい検査ですものね」	
⑧「自分のことですし…そのくらいは、がんばらないとね。あとは明日の写真の結果ですね」			

事例のまとめ

　入院から1回目のESWL終了までの患者は、これから始まる未知の人との出会い、検査や治療について不安と緊張が表出されています。
　看護師は患者の緊張した様子を観察しながら、入院時のオリエンテーションをはじめ、引き続き検査・処置の説明を行っています。このとき、看護師は患者の最も不安に思っている痛みについて、受容・共感的態度で接するように心がけ、一方、これからの治療経過についても説明しています。
　疼痛時の処置や治療の経過について説明することにより、患者は自分の思いや期待を表出するようになっています。この段階は、患者は1人ではないこと、入院目標に向かって共にいる看護

師の存在を伝えることによって、**方向づけている段階**と考えます。

1回目のESWL終了翌日から症状が安定した時期、看護師に自分の状態や状況について自ら説明していることから、自分のニードに応えてくれそうな人（ここでは受け持ち看護師）と同一化（関連づけ）しようとしています。

患者は、入院4日目ごろからESWL後の状態について、次々と経過説明をするようになっています。看護師が入院にともなう問題が起こっていないか情報収集すると、家庭や仕事のことについても情報提供されたことから、看護師を自分の問題解決のために**開拓利用**しながら自立しようとしていることがわかります。

2回目のESWLは、1回目の経験を生かし処置（尿道カテーテルを抜去するかどうか）について自分で選択しています。「自分のことですから…」と自己管理に向けた意思表明がみられたことから**問題解決の段階**に至ったと考えます。

ここまでの4つの段階を振り返ると、看護師は患者を無条件に受容し、小さな反応をも見のがさない母親のような役割、看護実践者として教育・指導するなど、さまざまな役割をとっていることが分かってきました。患者－看護師関係が深まることによって情報量や質が高まることにより、病態生理学的側面や社会的側面からの情報も整理され健康問題を明確化して看護の実践ができます。

【参考文献】
1) Hildegard E.Peplau著、稲田八重子、小林冨美江、武山満智子他訳：ペプロウ 人間関係の看護論、第1版、医学書院；1973. p.11-12.
2) Carper, BA. Fundamental patterns of knowing in nursing. Adv Nurs Scil 1978；1(1)：13.
3) 小田正枝編著：看護過程がよくわかる本、照林社；2002. p.9.
4) アニタ W.オトゥール、シェイラ R.ウェルト著、池田明子、小口徹、川口優子他訳：ペプロウ看護論―看護実践における対人関係理論、医学書院；1996.
5) ハワード・シンプソン著、高﨑絹子、石田靖子、田中美恵子訳：ペプロウの発達モデル、看護モデルを使う2、医学書院；1994.
6) ガートルード・トレス著、横尾京子、田村やよひ、高田早苗監訳：看護理論と看護過程、医学書院；1992.

家族看護モデル

藤野　成美

1　家族看護モデルの概要

　今日、家族看護学においては、第2章の「家族看護モデル」(p.36)の項で述べたように、多くの理論を基盤に家族の健康と看護援助に向けて、さまざまな家族看護モデルの開発が進められています。

　主なものとして、1974年ごろからマッギール大学においては、家族発達理論、家族危機理論、社会学習理論、ストレス・コーピング理論および変化理論を基盤にしたマッギール看護モデル[1]、1980年代に入り、家族治療を看護の視点から捉えなおし、ポストモダニズム、システム理論、サイバネティクス(人工頭脳学)、コミュニケーション理論、変化理論および認知生物学を理論的基盤にして家族を統合的、多次元的にアセスメントしたカルガリー家族アセスメントモデル[2]など、アメリカやカナダにおいても家族看護モデルが構築されています。

①マッギール看護モデル

　マッギール看護モデル[1][3]は、直接的あるいは間接的に家族とかかわることを前提としているため、患者や家族の健康を維持・強化することに力点をおいています。また健康の概念を、単に病気との対極にあるものとして捉えるのではなく、より広い観点から捉えて必要なアプローチや介入を探るよう提唱している点も大きな特徴となっています[4]。

　看護師が家族について、系統立てて意図的に情報を収集することができるよう「探索的アプローチ」という手法を用いています。探索的アプローチを用いるためには、熟練したコミュニケーション技術を要することが必須条件となります。

　情報収集の概念枠組みは「家族の定義とその構造」「強み」「資源」「健康に関する関心」「家族の内的生活」「時間性および準備性」の6つの概念によって構築されています。また、このモデルは看護師と家族が、それぞれの経験と専門的知識および状況判断についての視点を持ち寄りながら、信頼関係を構築することを前提とする「協働的－パートナーシップ」を重視しています。

②フリードマン家族アセスメントモデル

　フリードマン家族アセスメントモデル[5]は、家族内部の構造や機能状態よりも、家族と社会との関係性が重視されています。看護者が家族に面接する際のガイドラインとして開発されたものであり、地域社会における家族の全体像をより明確化することによって、保健師や訪問看護師が対象とする在宅療養者を抱える家族に用いられ

ることが多いのが特徴です。

このモデルは、①基礎データ、②家族の発達段階と歴史的変遷、③環境的データ、④家族構造、⑤家族機能、⑥家族のストレスと対処方法、の6カテゴリーで構成されています。そのため、情報収集にはかなりの時間と労力を要しますが、地域社会全体において対象となる家族の全体像を明確化できる点が特徴といえます。

③カルガリー家族アセスメントモデル

カルガリー家族アセスメントモデル[2]は、家族の構造、家族の発達、家族の機能の3つの主要下位カテゴリーから構成されています。つまり、家族は構造、発達、機能の3つのカテゴリーから成立していると考えられています。家族に何が起こっているのかをアセスメントするときに、この3つの側面のうち主にどこが障害されているのかを見きわめ、さらにそのなかの、どの下位カテゴリーが問題なのかアセスメントします。

この家族モデルは「家族はシステムである」と、とらえます。「原因－結果」という直線的思考[*1]で家族の中において問題となっている家族成員を探し出すという思考ではなく、システム的思考[*2]によって現象をとらえることが、もっとも重要であるとしています。

他のモデルに比べ、家族内部の機能状態のアセスメントに重点がおかれているため、家族と地域社会との関係性についてのアセスメントにも焦点をあてるよう、十分配慮する必要があります。

アセスメントは、家族インタビューを主としており、どこの領域において障害が起きており、どのようなパターンが問題の起因になっているのかに焦点をあてているため、治療的要素が強い傾向があります。

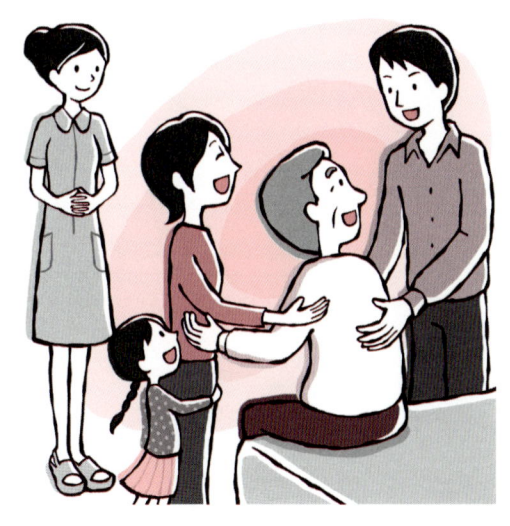

このモデルを使いこなすためには、モデルの基盤である家族療法の概念、システム理論などを熟知すること、さらにインタビューが必須となることから、コミュニケーション技術などの習得も必要不可欠です。

④家族エンパワーメントモデル

家族エンパワーメントモデル[6]とは「家族成員の疾病などにともない、家族内で解決できない状況にあるときは、その家族は看護ケアはもちろん、家族をエンパワーメント[*3]する援助を必要としている」という基本的な考えに基づき、家族アセスメントと看護援助を一体化してとらえた家族看護モデルです。

このモデルにおいては、家族全体をとらえて「今何を介入すべきか」についてアセスメントすることを重要視していることが特徴です。そのため「誰にどのように介入していくか」という具体的な援助方法を見いだす必要性があります。

⑤渡辺式家族アセスメントモデル

渡辺式家族アセスメントモデル[7]は、問題とそ

---

*1 直線的思考：だれが何をしたから、だれがこうなったという直線的な考え方。
*2 システム的思考：円環的思考として、だれの行動がどのように他の家族に影響を与え、その影響を受けた家族の行動がどのように周りの人に影響を及ぼしているのかという考え方。
*3 エンパワーメント：empowerment、権限・権利を与えること、力をつけること。

図1　修正後の家族アセスメントの構造

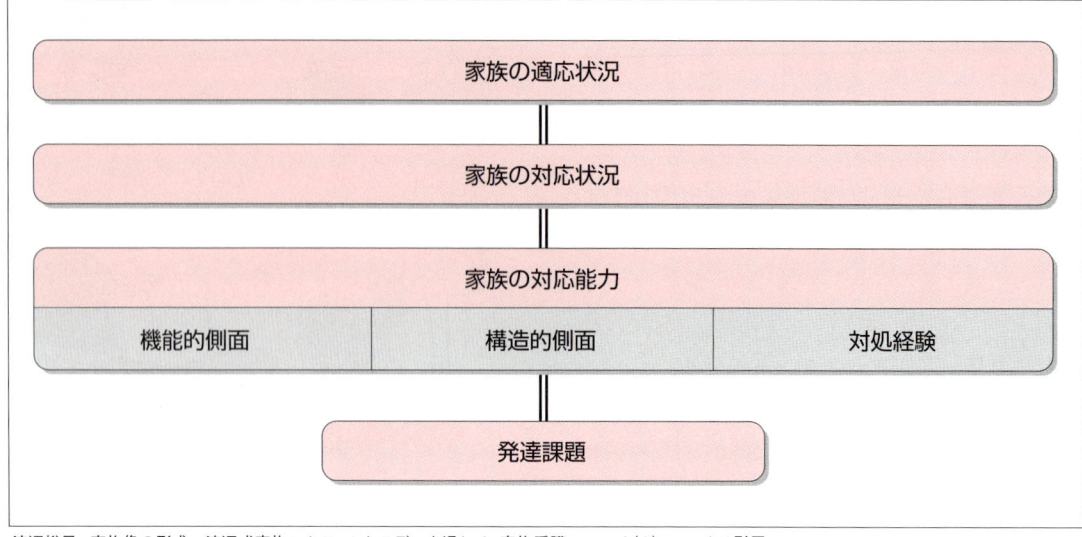

```
┌─────────────────────────────────────────────────┐
│              家族の適応状況                       │
├─────────────────────────────────────────────────┤
│              家族の対応状況                       │
├─────────────────────────────────────────────────┤
│              家族の対応能力                       │
│  機能的側面    │    構造的側面    │    対処経験   │
│                │      ‖           │              │
│                │   発達課題        │              │
└─────────────────────────────────────────────────┘
```

渡辺裕子：家族像の形成―渡辺式家族アセスメントモデルを通して、家族看護 2004；2(2)：10．より引用

れに関連する要素を探索し、働きかけの糸口を見いだすための事例分析のプロセスを示したものです。①家族に関する基礎データの収集、②問題の明確化、③援助方針の明確化、④援助目標の明確化、⑤家族のニーズと援助者の役割の明確化、の5つの段階から成り立っています。

日本独自の社会的、文化的背景や理解しやすい点、実際に臨床の現場で事例展開を積み重ね、フィードバックをくり返しながら、開発されている点などから、ここでは渡辺式家族アセスメントモデルを取り上げます。

2 渡辺式家族アセスメントモデルの特徴

渡辺式家族アセスメントモデルは、生じている問題と関連する要素を探索し、働きかけの糸口を見いだすための事例における分析のプロセスを示したものです(図1)。

この家族モデルは、家族ストレス対処理論、家族システム理論、家族発達理論、オレムのセルフケア理論に理論的基盤をおいています。

また、モデルの前提として、①家族は本来的に、発達課題を達成し、健康なライフスタイルを獲得・発展させ、健康問題が生じたときにも、それに適切に対応していくセルフケア機能を有する、②看護師は、家族のセルフケア機能の向上をめざして家族を看護する、③家族が、その時々の発達課題の達成や健康的なライフスタイルの獲得、あるいは健康問題への対応が困難となり、不適応状況に陥っているか、あるいはその可能性が高いと判断されたときに家族に積極的にアプローチする、④看護師の援助の焦点は、家族の主体的な対処をうながすことであり、家族とのパートナーシップを重視する、の4つに基づき、家族とのパートナーシップを重視することに主眼をおき、家族ケアの最終的な目的はセルフケア機能の向上であると示しています。

3 渡辺式家族アセスメントモデルの5つの段階

渡辺式家族アセスメントモデルは、①家族に関する基礎データの収集、②問題の明確化、③援助方針の明確化、④援助目標の明確化、⑤家族のニーズと援助者の役割の明確化、の段階から構築されています(表1)。以下にこれらについて説明します。

表1 渡辺式家族アセスメントモデル

家族アセスメントの段階	内容
家族に関する基礎データの収集	・家族構成（家系図）、年齢、職業、障害や疾病の有無、居住地、同居・別居の別、主な介護者または養育者
問題の明確化	個々の家族成員の適応状況 ・個々の家族成員の心身の健康状態 ・日常生活状況 個々の家族成員の対処の現状 ・個々の家族成員が直面しているストレス源 ・個々の家族成員のストレス源に対する対処 ・個々の家族成員の対処の背景（生活史、価値観、過去の対処経験、現状認識、情緒的安定度、経済状況、社会との関係性） 家族の全体像（図示） ・夫婦・きょうだい・親子といった下位システムの関係性 ・家族全体におよぶ関係性 ・家族と家族外部の社会との関係性
援助方針の明確化	援助仮説 ・家族の関係性に関する援助仮説 ・個々の家族成員に関する援助仮説 家族の要望・希望
援助目標の明確化	家族の適応能力（強みと弱み） ・家族の構造的側面（健康状態、生活習慣、理解力、経済状態、住宅環境、地域環境） ・家族の機能的側面（成員間の元々の人間関係、コミュニケーション、相互理解、価値観、役割構造、勢力構造、社会性）
家族のニーズと援助者の役割の明確化	家族のニーズ 援助者の強みと限界

渡辺裕子：家族像の形成―渡辺式家族アセスメントモデルを通して、家族看護 2004；2（2）：11．より引用

①家族に関する基礎データの収集

具体的内容として、家族構成（家系図）、年齢、職業、障害や疾病の有無、居住地、同居か別居、主介護者について、必要な基礎データを収集します。

②問題の明確化

個々の家族成員の適応状況を明確化する：家族成員の心身の健康状態と日常生活に問題が生じていないか情報収集します。「なぜその家族にかかわる必要があるのか」という根拠を明らかにします。

個々の家族成員の対処の現状を明確化する：家族成員にとって、何が最大のストレス源であり、そのストレス源に対して、どのような対処方法を講じているのかを把握します。そのために、個々の家族成員が直面しているストレス源、ストレス源に対する対処、対処の背景（生活史、価値観、過去の対処経験、現状認識、情緒的安定度、経済状況、社会との関係性）について洞察します。

家族の全体像を明確化する：これまで家族成員それぞれに着目していたが、これをひとつの家族として再統合します。つまり、夫婦、親子、兄弟などの関係性から、家族全体の関係性、あるいは家族と外部社会の関係性を明らかにし、図式化します。

③援助方針の明確化

この段階においては、家族の全体像を新たに見なおし、どこにどのような悪循環が生じているか、各システム間の境界の機能はどうかに着目し、家族システムの安定性と家族の発達課題達成のためには、どのように働きかけるべきか、援助仮説を設定する必要があります。

④援助目標の明確化

　家族のもつ健康問題に対して、家族の対応能力を構造的側面、機能的側面から検討し、現実的かつ妥当な援助目標を設定します。

　家族の構造的側面とは、家族成員の健康状態（体力や治療中の疾患）、生活習慣（生活リズム、食生活、余暇や趣味、飲酒や喫煙などの嗜好）、健康問題に対する理解力、経済状況、住宅環境（間取り、広さ、設備、交通の便）、地域環境（近所づきあい、保健福祉サービスの状況、地域の価値観）などが含まれます。

　家族の機能的側面とは、家族成員間の人間関係（愛着・反発、関心・無関心）、コミュニケーション（会話の量、明瞭性、共感性、スキンシップ、ユーモア）、相互理解（患者と家族成員間、家族成員間どうし）、価値観、役割分担（家庭内の協力体制や柔軟性）、勢力構造（家庭内のルールの存在・柔軟性、キーパーソン）、社会性（社会的関心度、情報収集能力、外部者が家庭内に入り込むことへの許容度）などが含まれます。

⑤家族のニーズと援助者の役割の明確化

　援助目標が明らかになったら、その目標が達成されるには、どのような条件が必要かを具体的に検討し、家族のニーズを明確化します。しかし、多様なニーズにおいて、援助者の能力においても強みと限界がみられます。これをきちんと認識した上で援助することが重要です。

＊

　渡辺らは家族アセスメントを行う際、いわゆる個人を対象としたアセスメントと異なる点をいくつか示していますが、基本となる重要なことは、家族の情報を得るためには、家族との信頼関係の構築が必要不可欠であるといっています。

　その上で、生活上において遭遇するさまざまなストレス、健康上の問題に直面したときに、いかに家族の問題解決能力を引き出し、その危機的状況を乗り切り、家族としていかに成長発達していくか、家族の対処能力をアセスメントし、ニーズに応じた看護援助の重要性を示唆しています。

【引用文献】
1) Gottlieb, LN. Nursing the family in nursing basic education. Japan Academy of Nursing Education 1998；8：27-40.
2) Wright, LM, Leahey, M.Nurses and Families：A Guide to Family Assessment and Intervention. F. A. Davis；2000.
3) Gottlieb, LN, Rowat, K. McGill model of nursing, A practice-derived model. Advance in Nursing Science 1987；9：51-61.
4) 高野順子：マギール看護モデル―家族を看護するためのてびき、家族看護 2004；2(2)：71-83.
5) Fridman, MM. Family Nursing：Research, Theory, and Practice. 4rd ed. Stamford CT：Appleton & Lange；1998.
6) 中野綾美：家族エンパワーメントモデルと事例への活用―家族アセスメントと家族像の形成、家族看護 2004；2(2)：84-95.
7) 鈴木和子、渡辺裕子：事例に学ぶ家族看護学―家族看護過程の展開、第2版、廣川書店；2001.
8) 鈴木和子、渡辺裕子：家族看護学―理論と実践、第3版、日本看護協会出版会；2006.

【参考文献】
1) 渡辺裕子：家族像の形成―渡辺式家族アセスメントモデルを通して、家族看護 2004；2(2)：6-20.
2) 森山美知子編：ファミリーナーシングプラクティス―家族看護の理論と実践、医学書院；2001.
3) 高野順子：家族の健康―マギール・モデルの観点から、臨牀看護 1999；25(12)：1773-1775.

■家族看護モデルによる看護過程の展開■
統合失調症の患者をかかえる家族

事例紹介

Eさん、24歳、男性。
（本事例はプライバシーの保護、看護の倫理性を重視し、実在の患者情報をもとに作成した創作です）。

■**職業**：無職。
■**医学診断**：統合失調症。
■**現病歴**

17歳のころから自宅に引きこもりがちになり、不登校が続き高校中退。

易怒的、何を考えているかわからないといった状態から、両親は自宅療養で1年ほど様子をみていた。独語、空笑、暴言がひどくなり、両親のすすめで精神科病院を受診し、半年間入院。その後も自宅療養で様子をみていたが、拒薬により精神症状が安定せず、入退院をくり返し現在に至る。

現在は、週3回精神科デイケアに参加している。精神症状は落ち着いているが、妄想や幻聴などの陽性症状は、日常生活に支障をきたさない程度で持続している様子である。

自分の気持ちや考えを表出することが少ないため、周囲からは何を考えているかわからない人という印象が強く、友人はほとんどいない。

●**家族看護モデルの対象**●
　家族看護のニーズは、大きく分けて下の3つに分類されています。
①患者と家族の関係性に看護援助が必要な場合。
②患者の健康問題が家族に重大な影響を及ぼしている場合。
③家族の負担や疲弊を軽減し、家族の健康維持機能を高める援助を必要としている場合

　ここにあげた事例は、上記すべてにわたり家族看護を必要としている状況だといえます。母親がすでに患者の介護生活に破綻をきたし別居しています。現在、父親ひとりの介護力に頼り、患者は地域生活を継続できている状態です。しかし、父親自身も心身の疲労感が強く介護生活に破綻をきたす寸前であり、早急な対応が必要と考えられる事例といえます。

　患者の病状が安定している状態を維持しながら、社会生活を継続するために家族看護をどう行って行くのかという点に焦点をあてて看護過程を展開します。

■ **家族構成**

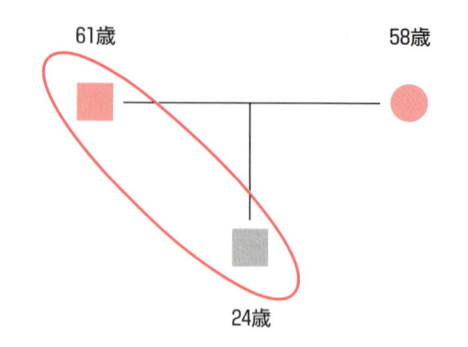

61歳 ─── 58歳
        │
       24歳

父親（61歳、元中学校教員、現在年金で生計を立てている）との2人暮らし。

母親（58歳）は、もともとEさんの父親との折り合いが悪く、Eさんの症状悪化による家庭内暴力に耐えかねて別居生活をしている。ここ数年、音信不通状態である。

親戚付き合いはまったくない様子。

■ **主な介護者**：父親。
■ **既往歴**：特になし。
■ **障害や疾病の有無**

生命を維持する力（呼吸、循環、体温調節）：特に問題はない。

■ **セルフケア**

食事：朝食は摂取せず、1日2食のみ。偏食が激しくインスタント食品で、ほとんどすます。

排泄：便秘傾向。2〜3日に1回程度。排尿に問題はない。

清潔：2〜3日おきに入浴。身なりはきちんと整えている。

移動：問題ない。

睡眠：睡眠薬を服用している。午前1時ごろ就寝しているようである。朝はなかなか起きられない。

交通機関の利用：公共の交通機関の利用に関しては問題ない。抗精神病薬を服用しているため、自宅の車を運転しないよう父親や病院のスタッフから指導されているが、聞き入れようとしない。過去、深夜に睡眠薬を服用後運転して、追突事故を起こし廃車にしたことがある。

金銭面：経済観念に乏しい。1日1,000円と決められた、こづかいでは足りず、父親にしつこく要求する。父親が応じないと自宅の物を壊すなどして暴力的になるため、父親は応じるしかない様子。本人は自己破産宣告を受けている。

＊

17歳ごろに発症したと思われるが、受診行動に至るまで時間を要し、自宅療養をしていた。高校卒業後、自宅に引きこもっているか、近所のゲームセンターで遊ぶかで1日を費やしていた。

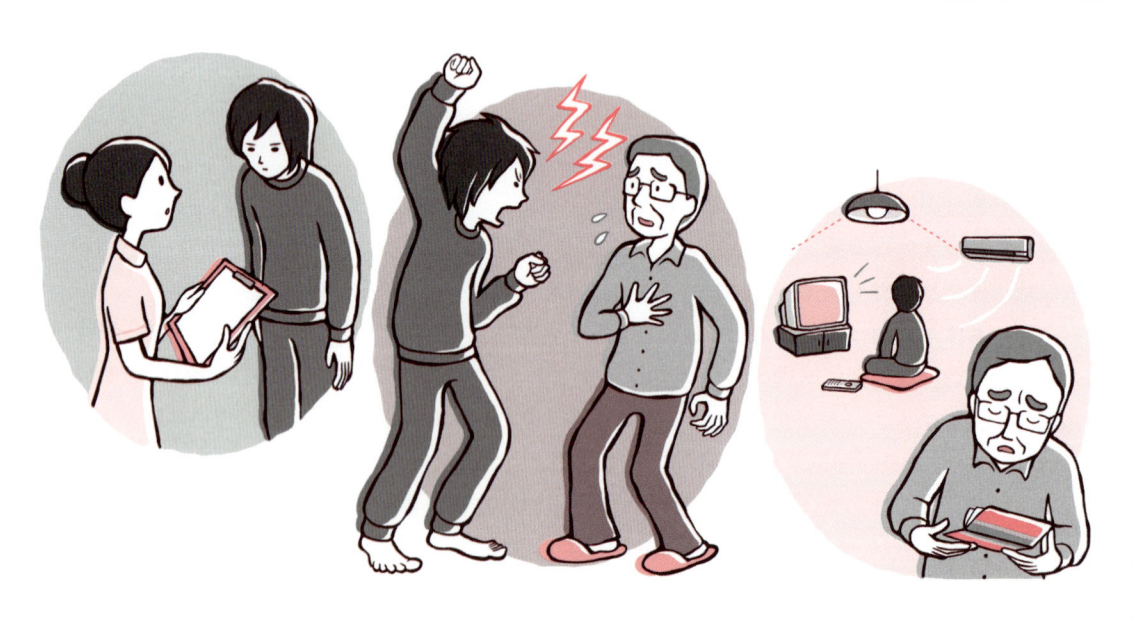

高校時代も不登校のことが多く、友人はほとんどいない。デイケアの仲間で特定の人と、たまに話をする姿は見かけるが、休憩時間もひとりで喫煙していることが多い。病識はかなり乏しい。

母親はパート勤めをしており、自宅にいることは少なかった。病状が悪化し、家庭内暴力がひどくなり、手におえず自ら別居生活を希望して家を出ていった様子。

父親は定年退職後、ずっとEさんの世話をすべて1人で行っている。Eさんはストレスに対する脆弱性が乏しく、自分をコントロールできない面があるため、父親はEさんに恐怖感すら抱いており、Eさんの行動を注意したくても、がまんしていることが、ほとんどである。

■ 経済的問題

現在は年金で生計を立てており、ぎりぎりの生活である。通院医療費公費負担制度を活用している。退職金はEさんの自己破産手続きのための弁護士費用とEさんが引き起こした交通事故の賠償金でほとんど残っていない。

かなり経済的に不安が強い状況である。

個々の家族成員の適応状況

①患者・家族員の心身の健康状態

患者	現在病状は安定しており、週3日精神科デイケアに特に問題なく通っている。病識が乏しく、服薬を自己判断で中止してしまう恐れがある。 口数が少なく何を考えているのかわからないところがある。質問に対してはきちんと応答できるが、自分の気持ちや考えを表現することはめったにない。 時々独語がみられるため、幻聴、妄想などの陽性症状が持続していることも考えられるが、本人は否定する。
家族	母親は音信不通状態である。父親はEさんの介護をひとりで抱えているため、心身ともに疲労感が強い。 訪問看護を週に1回利用しているが、訪問看護師に対する相談内容は、経済的負担とEさんとのコミュニケーション不足による不満が多い。 父親はEさんの病状が悪化すると家庭内暴力が激しくなるため、その不安のためかEさんと直接会話することに抵抗を示しており、服薬管理やEさんへの生活態度の指導を訪問看護師を介して行うことが多い。 自宅での父親とEさんの会話は、とても乏しいと思われる。食事も、ほとんど別々にすませている。

②家族の日常生活状況

患者	デイケアが休みの日や夜間に近所のゲームセンターに出入りしている。それがEさんの楽しみのようである。金銭感覚が乏しいため、お金が不足すると父親に執拗に要求する。 家事の手伝いをすることは、まったくなく、自分の部屋もほとんど掃除をしない。経済的観念が乏しいため、電気代や水道代の節約にも協力することはなく、部屋の電気やエアコン、テレビもつけたまま放置することが多く、父親も頭を痛めている。 デイケアでは、看護師の指示にしたがい、どのプログラムもそつなくこなすが、ほとんど感情を表に出さない。 他のメンバーともトラブルを起こすことはないが、ほとんどコミュニケーションをとることもないため、友人もいない。
家族	Eさんの行動を気にかけながら、必要なこと以外、外出することもなく、ほとんど自宅で過ごしている。余暇時間を楽しむこともないといった状況である。

個々の家族成員の対処の現状

①個々の家族成員が直面しているストレス源

患者	Eさんは、ほとんど自分の感情を表現しないため、本人からのストレスに対する考えや思いは明らかではない。こづかいが足りないと父親に迫ったり、父親に身のまわりのことを、きちんとするよう指導されると激しく抵抗したりするところから、本人の思い通りに行かないとストレスを強く感じるようである。
家族	経済的問題に直面している。収入源は年金だけにもかかわらず、Eさんはまったく協力的ではない。父親も持病を抱えていることと、Eさんを自宅にひとりおいては働くにも不安が大きい。父親はなるべく節約生活を心がけているが、やはりEさんの協力なくしては限界がある。

②個々の家族成員のストレス源に対する対処

患者	以前は暴力をふるうことでしか、ストレスに対処できないでいたが、現在は少しずつではあるが、父親に自分の意思を伝えることができている。
家族	訪問看護師に相談することで、ストレスを発散できているようである。Eさんの今の状況は、父親である自分の責任であるとの思いが強く、強くEさんを叱ることができないという。

③個々の家族成員の対処の背景

生活史	幼少時から放任に近い状態で育つ。両親ともに、Eさんはあまり手のかからない、よい子というイメージがあったようである。 Eさん自身に幼少時から現在のことを聞いても「別に……」と訴えるのみで、感情をなかなか表現しない。
価値観	Eさんの価値観は明らかではない。父親は「人それぞれでいいんじゃないでしょうか……今は価値観なんてありません。毎日を何ごともなく無事に過ごしていけるよう努力するだけです……」
過去の対処経験	Eさんのストレス対処経験は明らかではない。父親は「ストレスに対しては耐えてがんばってきました。他人に相談してもどうなるものでもないし、自分で解決してきました」と話す。
現状認識	Eさんと父親は、主治医よりはっきりと病名の告知を受け、服薬の必要性など病状の説明は受けている。しかし、Eさんの病識は乏しい。父親は病気を理解できていると思われるが、本人がとる行動と疾患（統合失調症）を関連づけて考えることが困難な様子。
情緒的安定度	Eさんは病状が安定していれば情緒的にも特に問題ない。しかし、父親は将来への不安など、さまざまな問題を抱えているうえ、副介護者もいないため、気持ちが休まることがない。この先、父親の心身における問題が増強すると、Eさんの在宅介護の継続が困難になる可能性が大きい。
経済状況	共働きであったため、経済的問題は抱えたことがなかった。しかし、Eさんが発症し、母親が別居生活をはじめ、父親が定年を迎えたころから、経済的問題が深刻になった。
社会との関係性	住宅街の一軒家に住んでいる。Eさんが幼少時から住んでいるが、共働きが長く、ほとんど近所づきあいもない。むしろ、24歳になった息子が定職につかず、自宅にいることに恥ずかしさを感じており、世間体を気にしている。

家族の全体像（不適応状態と不適切な対処）

家族の問題の明確化として、家族の不適応状態とそれを生み出している不適切な家族の対処を示した。

	不適応状態	不適切な対処とその背景
患者 （Eさん）	①金銭や服薬、日常生活全般の自己管理ができない。 ②父親に依存的なことが多く、社会生活に必要な安定した対人関係が構築できない。	●社会生活適応能力の不足 ＜対処の背景＞ ①日常生活における目標・自己の課題が不明確。 ②家庭内における役割が遂行できない。 ③父親に依存し、自己を内省する自我の未発達。 ④社会生活の体験不足。
家族 （父親）	①介護にともなう心身の疲労感。 ②人生を楽しむ余裕がない。	●Eさんの行動や訴えに翻弄され、不適応行動を助長 ＜対処の背景＞ ①Eさんがこの病気に罹患したのは父親の責任であるという自責の念。 ②統合失調症に関する理解不足。 ③コミュニケーション能力の不足。 ●社会的サポートの活用不足 ＜対処の背景＞ ①私が頑張らなければという認識。 ●父親自身におけるQOL向上のセルフケア不足 ＜対処の背景＞ ①自分の生活を楽しむことなど考える時間も余裕もないという認識。

援助方針の明確化：援助仮説

①家族の関係性に関する援助仮説

> Eさんが、日常生活において主に金銭や服薬に関して自己管理ができ、不適切な対処が是正されれば、父親はEさんに振りまわされることなく、Eさんの適応を促すようなかかわりがもてるのではないかと考える。
> また、父親がより社会的サポート資源を積極的に活用することで、Eさんの日常生活における自己管理は促進され、父親に依存的であるという不適切な対処は是正され、両者の悪循環が絶たれるのではないかと考える。

②個々の家族成員に関する援助仮説
　患者：「社会生活適応能力の不足」に関する援助仮説

> もしEさんが、日常生活において自己の生活上の目標や課題を明確にすることができれば、Eさんは金銭や服薬の自己管理にもっと積極的に取り組むことができるようになるのではないか。
> もしEさんが、家庭内において自己の役割を明確に認識することができるようになれば、Eさんは日常生活の自己管理にもっと積極的に取り組むことができるようになるのではないか。
> もしEさんが、父親への依存を少しずつ減らし、自己内省をする自我発達が促進されたならば、社会生活に必要な安定した人間関係が構築できるのではないか。
> もしEさんが、社会生活における体験を増やし、社会における人間関係を広げることができれば、父親への依存も減り、Eさんの不適切な対処は是正されるのではないか。

父親:「Eさんの行動や訴えに翻弄されて不適応行動を助長する対応」に関する援助仮説

> もし父親が、Eさんがこの病気に罹患したのは自分の責任であるという自責の念が軽減すれば、父親がEさんの訴えに翻弄されて不適応行動を助長するような対応は是正されるのではないか。
> もし父親が、統合失調症に関する理解を深めることができれば、父親がEさんの行動や訴えに翻弄されて不適応行動を助長するような対応は是正されるのではないか。
> もし父親が、Eさんに対してコミュニケーション技術を習得することができれば、父親がEさんの行動や訴えに翻弄されて不適応行動を助長するような対応は是正されるのではないか。

父親:「社会的サポートの活用不足」に関する援助仮説

> もし父親が「自分が頑張らなければ……だれも頼りにできない」という認識が、社会的サポート資源の活用方法を習得することによって、不適応行動を助長するような対応は是正されるのではないか。

父親:「父親自身におけるQOL向上のセルフケア不足」に関する援助仮説

> もし父親が、「自分の生活を楽しむことなど考える時間も余裕もない」という認識が、「Eさんのためにも自分の残りの人生も大事にしなければいけない」と変容することができたならば、父親はEさんのケアに一生を費やすばかりではなく、自分自身も大切にすることができるのではないか。

援助目標の明確化:家族の対応能力(強みと弱み)

①家族の構造的側面

健康状態	父親は、高血圧や高脂血症の診断を受け、投薬治療中である。しかし、Eさんの言動に対して不安が増強すると、不眠や食欲不振、疲労感など身体の不調が出現する様子。Eさんは今のところ合併症はない。
生活習慣	父親には生活習慣上問題はみられない。Eさんはデイケアがある日は規則正しい日常生活を送ることができているが、デイケアが休みの日やその前日は、昼前に起床し午前3時ごろ就寝し、たまに深夜に近くのコンビニやゲームセンターに出かけることがある。
理解力	父親は定年退職まで教師をつとめており、現在のところ理解力に問題はない。Eさんは疾患特有である病識の欠如がみられ、日常生活に支障はない程度であるが陽性症状も持続している。
経済状態	生計は年金である。貯金はほとんどなく、節約生活をしなければとても苦しい状況である。そのため、Eさんの金銭の自己管理能力を向上することが目標となってくる。
住宅環境	20年ほど前に建築された一戸建ての持ち家である。ローン返済は終わっている。比較的交通の便利はよく、通院もバスで10分程度である。
地域環境	閑静な住宅街である。しかし、精神障害者に対する偏見は存在しており、父親は隣人の目を気にしている。近所づきあいは希薄である様子。

②家族の機能的側面

成員間の元々の人間関係	幼少時、父親とEさんはほとんど遊んだ経験もなく、たまに会話を交わす程度のかかわりであった。お互いに自分の感情をぶつけあったりした経験はほとんどない様子。
コミュニケーション	Eさんは幼少時から手のかからない、おとなしい子どもとしての印象が強く、父親はほとんどEさんを叱ったことがないとのこと。共働きの上、ひとりっ子であったEさんは、幼少時から、自分の思いや感情を表出することが少なかった様子がうかがえる。
相互理解	父親は病前を振り返っても、Eさんがどんな友だちと付き合い、どのような遊びが好きだったのかなど、まったくわからない様子。
価値観	父親は自分の仕事を全うすることが精一杯であり、父親は仕事を一生懸命することが家族にとって一番であり、子育ては母親で十分だと思っていた。
役割構造	父親は教師でありながら、自分の子どもの教育にはあまり関心がなく、幼少時からEさんが家庭内でどのような役割をもっていたのか、まったくわからないという。
勢力構造	病気を発症する前は、基本的な生活習慣は身についていたため、特に問題はなかった。しかし、病気を発症し、Eさん自身も自分の気持ちをコントロールできなくなり、父親が注意したり指導したりしても、すぐに暴言を吐く、暴力を振るうなどの行動が出現するようになった。父親もその行動に恐怖感を抱き、手におえなくなり、何もかかわることができなくなったと訴える。
社会性	父親はEさんの現状に自責の念を抱いていると同時に、世間体も気にしており、なかなか相談する相手がいない様子。また、経済的不安が大きいため、社会資源を活用するにも、金銭面での不安が先立ち、活用できていない。

家族のニーズと援助者の役割の明確化

①家族のニーズ	構造的側面から考えると、隣人の偏見視や親戚付き合いがないなど、人的サポートの不足や経済面において、かなり問題がある。また機能的側面から考えると、コミュニケーションや相互理解の欠如、家庭内の役割分担などの機能がほとんど働いていないことは、この家族の対応能力が低いといわざるを得ない状況である。
②援助者の強みと限界	Eさんと父親の多様なニーズを満たすためには、援助者において限界が生じるのも事実である。そのため、援助者自身の専門性、能力、所属しているシステムの特性を十分把握し、専門職者としての自分の強みと限界を認識することで、援助者としての自分のできること、その他のできないことを委託する他の専門職を選択していくことが重要である。

看護過程の展開

看護上の問題	看護計画	実施・評価
患者 1) 金銭や服薬、日常生活全般の自己管理ができない。 2) 父親に依存的なことが多く、社会生活に必要な安定した対人関係が構築できない。	**長期目標** 　Eさんが自己の生活管理ができるようになり、父親は有効な社会資源を活用し、Eさんの自立や社会適応を促進するためのサポートができる。 **短期目標** Eさんに対して ①まずは金銭管理と服薬管理について、自己の到達目標を設定して、達成できるよう努力する。 父親に対して ①Eさんに自らかかわりをもち、本人の自立や社会適応に必要なサポートを行う。 ②自分自身の人生に楽しみや生きがいを見いだせるよう自分自身の心身の健康を促進する。 **Eさんに対する看護計画** 1) 生活の自己管理を促す。 ①Eさんと現在の生活について話し合い、本人の思いや悩みがあればその訴えを共有する。今後、生活の自立に向けて、生活をどのように立て直すか、ともに話し合い、今後の目標を設定する。 ②金銭管理について本人の考えを傾聴した上で、現在のEさん宅の経済状況を本人にもきちんと理解できる場を父親とともにもち、今後について具体的に話し合う。 ③服薬について現在の疑問や悩みなどを主治医、担当の訪問看護師、デイケアスタッフを交えて話し合う場をもつ。服薬に対する不安や恐怖が軽減するよう本人が納得するまで、十分に話し合っていく。服薬の重要性服薬中断における副作用、危険性などについてEさんに教育的指導を行う。 ④主治医、訪問看護師、デイケアのスタッフでEさんの服薬や金銭管理などの情報を十分に交換し、問題があれば、対策を考え一貫した対応で支援していく。	**Eさんに対する援助、評価** 　まずデイケア終了後、Eさんとの会話をもつことからはじめ、信頼関係の構築につとめた。 　当初、声かけにうなずく程度で「はい」「いいえ」のみのコミュニケーションであった。週に3回、2か月ほど面接を継続したころから、Eさん自らデイケアで実施した活動についての感想を話すようになった。 　3か月を経過したころから、「このままではいけないことはわかってる。おとうさんも、としだし……自分が働かないとお金もないし……でもこんなんじゃ（統合失調症）どこも働くところないしね……」と父親に対する思いや将来に対する思いを表出するようになった。 　そこで、Eさんの自立に向けて具体的な目標をどうするか話し合った。Eさんは簡単なアルバイトをしたいという希望をもっていた。そのためには、まず父親に依存的な生活から、日常の身のまわりのことは自分で行うということを一緒に話し合い決めた。自分で起床する、朝食の準備を手伝う、自分の部屋の片づけを行うなど、達成可能な簡単な目標を設定し、達成したならば、努力を評価し、新たな課題を設定するといったことを繰り返した。 　4か月を経過したころに「なぜ薬を飲みつづけないといけないのかわからない」といった発言があった。そこで、主治医から再度服薬の必要性を指導してもらい、また実際、在宅療養で病状をコントロールできている統合失調症の患者から話をきく機会をもち、服薬の必要性が理解できるよう援助を行った。 　6か月経過すると、デイケア終了後の会話の中で、Eさん自身のさまざまな思

	2）父親への依存を最小限に抑え、社会生活に必要な安定した対人関係を構築することができる。 ①家事について、まずEさんができることを話し合い、少しずつ家庭内の役割を明確にし、できたことはフィードバックして、Eさんが自信をもてるよう支援する。 ②なかなか自分の思いを表出することができないため、デイケアなどで対人関係のトラブルが起きた場合、注意指導だけではなく、本人の思いを十分に傾聴する場をもつ。 ③きちんとした生活習慣が身についていない可能性もあるため、できることできないことについて話し合い、セルフケアについてもう一度十分にアセスメントし、自立のための支援策を講じる必要がある。	いを表出することができるようになり、日常生活における困ったことや悩みなどを相談して解決するという１つの対処方法を身につけてきたようである。 　日常生活の自己管理も少しずつではあるが、自ら行うことも多くなってきた様子。しかし、本人いわくストレス解消と称して、夜中にゲームセンターへ行き、手持ちのお金をすべて使ってしまう行動は継続しているが、決められたこづかい以上は父親に要求しなくなった様子。
父親 1）介護にともなう心身の疲労感。 2）人生を楽しむことができない。	父親に対する看護計画 1）介護にともなう心身の疲労感を最小限に抑える。 ①Eさんと直接コミュニケーションをはかることを苦手と訴えることから、十分に父親の思いを傾聴し、Eさんの自立や生活を自己管理するためには、父親とのコミュニケーションが重要であることを理解してもらい、今後のEさんとのコミュニケーションのはかり方について話し合う。 ②父親に病気への理解を深めるために、家族会の存在や統合失調症の勉強会への参加をすすめる。父親の理解度に応じて、補足を行う。 ③父親と看護者間で、家庭内やデイケアでの行動に関して情報交換を行う。父親としてのかかわりの重要性や基本的な役割について話し合う。 ④父親がEさんとかかわるなかで、不安や困難を生じた点については、どのように対処したらいいのか具体的に看護者と話し合い、解決方法を見いだしていく。	父親に対する援助、評価 　父親との面接を重ね、Eさんに対する父親の思いを十分傾聴し、父親としてがんばってきたことに対しては評価を示した。そのうえでEさんの将来に対する不安や対応困難だった場面については、ひとつずつ具体化し、解決方法を話し合った。 　父親がEさんの自立を支援するためには、父親自身が統合失調症についての理解を深めることも重要であるとアドバイスし、家族会や勉強会への参加を促した。しかし、家族会や勉強会に参加することに当初かなり難色を示した。原因は父親自身の統合失調症に対する偏見であった。 　育て方が悪いからそう（統合失調症）なる、統合失調症の子どもをもつ親も統合失調症であることが多いなどであった。そこで、家族会に同行し、家族の意見を直接聞く機会をもった。それから、少しずつ父親が家族会に興味をもつようになり、自ら参加するようになっていった。 　そこで、友人ができたらしく、話をすることでストレス解消にもつながると表情穏やかに話すようになった。友人と自分の時間をゆっくりもち、父親にとって自分

（次ページにつづく）

看護上の問題	看護計画	実施・評価
	2）父親の人生についてのQOLを高める ①父親自身が自分の人生を楽しむことも重要であり、Eさんの介護を行ないながらでも、自分の人生について、きちんと考え向き合うことも必要であるということを話し合う機会をもつ。 ②社会資源の有効な活用の方法について話し合い、父親がひとりで、すべてを抱え込むのではなく、心身ともに少し余裕がもてるような介護方法について話し合う。	自身の人生を大切にすることも介護を継続していくためには重要であると伝えた。 　Eさんが、自ら起床する、食卓で一緒にご飯をたべる、など少しずつではあるが、父親との距離が縮まり、会話ができるようになってきたことをとても喜んでおり、人生を前向きに考えられるようになってきたようである。しかし、経済的不安は深刻であり、Eさんの協力は必要不可欠であるため、Eさんの心理的負担になるべくならないように、節約や父親のアルバイトなども視野に入れて今後考えていきたいとのことである。

■ 事例のまとめ

　渡辺[1]は、家族看護の評価の目的は、今後の事例の援助において活かせるものでなければならないという視点が重要であると指摘しています。援助しながら、それに対する家族の反応をとらえ、それを日々積み重ねることで、事例としての評価も適切に行うことが必要です。

　つまり、**家族への援助に対する評価**は、①事例に対する援助の継続を前提として、現在の看護目標や援助方法が適切であったかを客観的に判断し、看護計画を修正する、②看護目標が達成されたのかをアセスメントし、その事例から有効であった援助方法を一般化して他の事例にも役立てる、という2つに集約されるとしています。

　さらに、**評価方法**は、①看護者はどこまで援助できているのか、つまり何が援助できていて何が援助できなかったのか、具体的な援助方法を客観的にアセスメントする、②家族援助の基本は、やはり信頼関係の構築で、それがどの程度構築できていたのか、あるいはできていなかったのか、③看護上の問題に基づいた短期目標、長期目標の達成度はどうだったのか、④看護者はその援助が家族のセルフケア機能を高める上で有効であったか否か、について評価することが重要です。

　家族にはセルフケア機能があるという根拠の基に援助を行っていくため、家族看護の最終的な目的はセルフケア機能の向上に他なりません。援助の基本はパートナーシップといっても過言ではありません。その基本原理は、家族そのものの主体的な対処方法を見出すことであり、患者だけではなく家族全体がバランスよく生活できるように援助することが、家族看護の最終目標といえるでしょう。

【引用文献】
1）鈴木和子、渡辺裕子：家族看護学―理論と実践、第3版、日本看護協会出版会；2006.

【参考文献】
1）鈴木和子、渡辺裕子：事例に学ぶ家族看護学―家族看護過程の展開、第2版、廣川書店；2001.
2）渡辺裕子：家族像の形成―渡辺式家族アセスメントモデルを通して、家族看護 2004；2(2)：6-20.

第4章 代表的な7つの看護理論と看護過程の展開

ゴードンの看護理論

穴井　めぐみ

1　ゴードンという人

　マージリー・ゴードン（Marjory Gordon）は、1955年に米国のマウントサイナイ病院看護学校を卒業後、同病院で臨床に携わりながら、ニューヨーク市立大学で学士課程・修士課程を修了し、1972年ボストン・カレッジで博士課程を修了しました。

　看護教育には1962年よりかかわり、1978年ボストン・カレッジ教授となり、1997年に退官されました（ボストン・カレッジ大学名誉教授）。

　看護診断の世界的リーダーであり、わが国にも数度来日されたことがあります。とてもエネルギッシュな講演をされています。また、彼女が発言すると、どんなにこじれた会議でも、その場の雰囲気は和らぎ、落ち着いて建設的な方向に動き出すといわれています。

表1　機能的健康パターン

1. 健康知覚－健康管理パターン	クライエントが認識している健康と安寧のパターン、健康管理の方法を表す
2. 栄養－代謝パターン	代謝に必要な飲食物の摂取についてのパターンと、身体各部への栄養供給状態がわかるパターンの指標を表す
3. 排泄パターン	排泄機能（腸、膀胱、皮膚）のパターンを表す
4. 活動－運動パターン	運動、活動、余暇、リクリエーションのパターンを表す
5. 睡眠－休息パターン	睡眠、休息、リラクゼーションのパターンを表す
6. 認知－知覚パターン	感覚－知覚と認知のパターンを表す
7. 自己知覚－自己概念パターン	クライエントの自己概念パターンと自己に関する理解（たとえば、自己の概念や価値観、ボディイメージ、情動）を表す
8. 役割－関係パターン	クライエントの役割関与と人間関係についてのパターンについて表す
9. セクシュアリティ－生殖パターン	クライエントのセクシュアリティパターンに関する満足と不満足についてのパターン、および生殖パターンを表す
10. コーピング－ストレス耐性パターン	クライエントの全般的なコーピングパターンと、ストレス耐性との関連でそのパターンの有効性を表す
11. 価値－信念パターン	クライエントの選択や意思決定を導く価値観、信念（霊的／精神的なものを含む）、目標についてのパターンを表す

マージリー・ゴードン著、江川隆子監訳：ゴードン博士の看護診断アセスメント指針－よくわかる機能的健康パターン、照林社；2006. p.6. より引用

2 機能的健康パターンとは

　機能的健康パターンは、ゴードンによって、1970年代に臨床実践のための基本的データベースを収集する指針として開発されました。

　老若男女、職業分野、疾病の程度、医学診断名のいかんを問わずに使用でき、個人のみならず、家族、地域社会を対象とすることができます。

　すべての人間は、その健康、生活の質、人間の可能性の達成に寄与するような機能的なパターンを共通にもっています。ゴードンは、この機能的特性を11に分類しました（**表1**）。

　NANDA（北米看護診断協会）が開発した看護診断は、すべて機能的健康パターンに分類されます。そのため、機能的健康パターンはアセスメントと看護診断について考える有益な方法となっています。

　もともとゴードンの機能的健康パターンは、NANDAが公式の分類体系として分類法Ⅰを発表するまでは、看護診断体系を示していた唯一のものであり、アメリカの看護界で広く採用されていました。現在のNANDAの分類法Ⅱも、機能的健康パターンをベースとして改訂を加えたものです。

①機能とは

　医学的にいう**機能**は、生理的過程を表現します。例として、呼吸機能、心臓機能があります。ここでの診断の焦点は、細胞、器官、系統の機能です。

　看護的にいう**機能**は、個人全体の統合的な機能をさし、"生活のしかた"つまり機能的健康パターンが、看護が行う健康増進、援助、リハビリテーション活動の焦点となります。

②パターンとは

　「パターン」とは広辞苑では様式、形式と解説されています。経時的な行動の連続と定義されます。行動には生理的、心理的、社会的なものが含まれます。ゴードンの機能的健康パターンでは、ひとつひとつ区切られた出来事よりも、むしろ行動の諸連続から、患者のパターンを読みとり、推論し、判断します。

③健康とは

　機能的健康パターンの文脈で定義される健康とは、個人、家族、地域社会が、その可能性を最大限に発揮できるような最適の機能状態のことです。

　健康状態は、指標および基準（統計的、文化的、その他）を用いて測定されるとともに、患者の主観的説明でも行われます。理想的な健康は個人の可能性と一致します。

　機能的健康パターンは、患者と環境間の相互作用から導き出され、どのパターンも生物－心理－社会的統合の現れです。機能的健康パターンに影響を与えるものとして、生物学的因子、発達的因子、文化的因子、社会的因子、精神的因子が提示されています。

④健康パターンの分類

　健康パターンには、機能パターン、機能不全パターンあるいは潜在的機能不全パターンがあります。

　機能パターンは、健康、ウエルネスな状態を意味し、人間の潜在能力の継続的発達のための基礎を提供します。健康問題に対処するときに認識され動員される力（強み）となります。

　機能不全パターンあるいは**潜在的機能不全パターン**は、期待される基準値を満たしておらず、したがって治療的処置を要する健康問題と定義されます。

　11の機能的健康パターンの定義、考え方など、ゴードン独自の看護診断については、この稿の最後（p.148～155）に掲げました。

11 価値-信念
1 健康知覚-健康管理
2 栄養-代謝
3 排泄
4 活動-運動
5 睡眠-休息
6 認知-知覚
7 自己知覚-自己概念
8 役割-関係
9 セクシュアリティ-生殖
10 コーピング-ストレス耐性

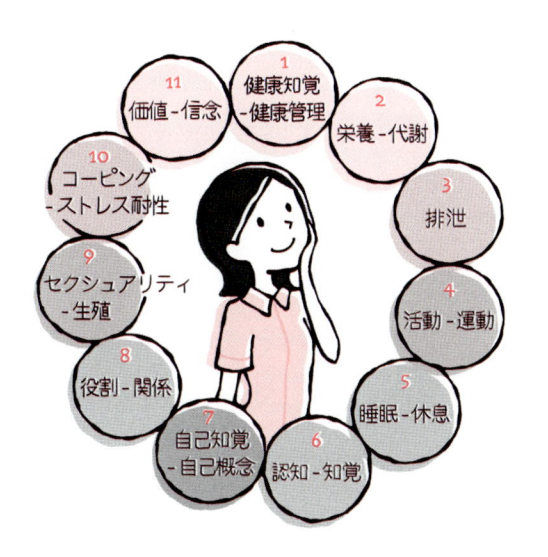

3 看護過程と臨床判断

看護過程は「問題識別－問題解決」過程として構造化されたひとつの枠組みで、看護実践にともなう臨床判断のための構造をもっています。

看護過程の臨床判断には、診断的判断、治療的判断、倫理的判断の3つがあります。

診断的判断：アセスメント、問題の明確化など。

治療的判断：看護計画を立案、実施する過程でのさまざまな決定（目標・介入内容の決定、実施、評価）。

倫理的判断：実在または潜在的な倫理問題の識別。患者情報の守秘、患者の品位と尊厳の確保など。

4 看護過程の段階

①アセスメント

機能的健康パターンにそって情報収集し、アセスメントすることによって、看護師は機能パターン（患者の強み）、機能不全パターン（診断がつく状態）の確認ができます。

機能パターンの手がかり（健康行動）なのか、機能不全パターンの手がかり（診断的手がかり）なのか決定します。

最初に収集された情報は、①将来にわたる、すべての観察結果を対比するベースライン（基準値）となり、②診断と介入の根拠となり、③患者や家族と信頼ある治療関係を築く、よいきっかけとなります。

「健康知覚－健康管理パターン」から看護歴をとりはじめると、仮説を立てることが容易になります。健康パターン全体に対する知覚と健康管理の実際が、検討してみるべき仮説を示唆します。また、全体を見わたす視点を与えてくれます。ひとつの内容領域から次の内容領域まで論理的な順次性があります。

情報収集：11の機能的健康パターンのデータベースを使用して、情報を分類・整理することが、意図的、体系的に収集する（情報の組織的な収集と質問および観察の論理的な順序だて）こととなります。

情報の解釈・判断、問題の明確化：その健康的機能パターンが機能しているか（「機能パターン」と判断）、機能していないのか（「機能不全パターン」「潜在的機能不全パターン」と判断）か、判断します。

まず、整理・分類された情報から、手がかりとなる情報をキャッチして、健康問題を予測します（仮説生成）。次に、予測した健康問題はどの看護診断に該当するのかを考えます。複数の看護診断が候補になることもあります。候補となった看護診断の定義、診断指標、関連因子（リスク型の場合は危険因子）に一致する情報はないか、あるい却下する情報はないかを確認します（クラスタリング）。

それらに一致する情報がそろっていればいるほど、候補となった看護診断の存在が確かなものになっていきます（仮説検証）。他のパターンからの関連性や影響はないか、さらにもっと適切な看護診断はないかなどを考えたうえで決定します。

このとき、ただ情報の一致を確認するだけで

表2 アセスメントの結果による介入の方向性

パターン	介入の方向性
機能パターン	介入は健康的なライフスタイルを奨励し、さらに高水準のウエルネスへの成長をうながす。
機能不全パターン	介入は健康問題の一因あるいは問題を継続させている要因に対して行われる。
潜在的機能不全パターン	危険因子を減らすことにより、問題を予防するのが目的となる。

表3 看護診断の背景とされる諸理論

パターン	諸理論
健康知覚－健康管理	保健行動・保健信念モデル、病気行動・病気行動モデル、健康に関するコントロール観、健康に関する価値や信念
自己知覚－自己概念	心理学的な知識、自己概念の理論、危機理論、悲嘆理論、不安理論
ストレス耐性－コーピング	ストレス・コーピング理論
役割－関係	役割理論、家族理論、家族看護学、社会的孤立に関する理論
価値－信念	宗教学、行動原理に関する哲学

はなく、関連因子との因果関係や成り行き、看護の必要性なども分析することが大切です。

②看護診断の命名

看護診断の定義、診断指標、関連因子との照合をし、看護診断として記述します。

③看護目標・計画

看護介入は、健康問題の原因によって決定されます（**表2**）。

看護目標は、診断により示唆された健康問題の解決にかかわるもので、診断指標を減少させるものです。目標は期日を設定し、患者・家族が参画できるようにします。

看護過程は、④実施・記録、⑤評価、とつながります。

5 アセスメントの判断基準

ゴードンの11の機能的健康パターンは、看護診断を導くためのツールとして開発されましたので、看護理論ではないといわれています。それゆえに、どのような看護理論でも、このツールを活用し、看護診断に導くことが可能だともいわれています。

看護理論が示す概念枠組みは、情報を体系化するのに役立つだけでなく、ひとつの考え方、つまりは個人、家族および地域社会についての視点や見方を提供します。

したがって、ゴードンの11の機能的健康パターンを使用する場合は、どのようなものの考え方や見方で看護するのか明確にする必要があります。

ゴードンの11の機能的健康パターンでは、**アセスメントの判断基準**としては、①患者自身の基準値、②年齢集団について確立された標準、③文化的標準、社会的標準もしくはその他の標準、が示されています。

身体的な側面をもつ看護診断の場合は、解剖・生理学的、病態などの医学的な知識を基準に判断することができますし、心理・社会的な側面をもつ看護診断の場合は、看護診断の背景となった行動科学、心理・社会学などの諸理論に基づいて、情報を判断することができます。

看護診断の背景とされる諸理論を**表3**に示しました。

表4 用語の解説

用語	意味
手がかり（cue）	自分たちの判断に影響を与える1つの情報。
診断的手がかり	①看護診断の定義・診断指標・関連因子に一致する情報（機能不全パターン）、②「リスク状態」診断の徴候である危険因子を示す情報（潜在的機能不全パターン）、③機能的健康パターンが機能していることを示す強みとなる情報。
仮説生成	手がかりあるいは診断的手がかりをもとに知識に基づく推測をする。
仮説検証	推測に基づき、診断的手がかりをさらに収集し、その推測が支持されるかどうか判断する。
診断的推論	情報の収集・情報の分析によって問題を推測し（仮説生成）、さらにその推測を支持するために必要な情報をクラスタリングして検証する（仮説検証）。検証したならば、問題のネーミングを行う。この過程をいう。

6 診断におけるエラーを避けるには

診断上、エラーは以下の場合に起こりやすいといわれています。これらを避けることが適切な看護診断を導くことになります。

情報収集上のエラー：①不正確な観察、②手がかり情報を見逃す。

曖昧な知識や技術では正確で必要な情報を収集することできません。

情報解釈上のエラー：①不正確なグループ化（不正確なクラスタリング）、②偏見および過度の一般化。

診断的手がかりについての知識不足や過度の一般化・偏見によって、検証が不十分となる可能性があります。事実と照合した確認と解明をしましょう。

表4に用語の整理をしました。

7 医学問題への介入

看護師は疾患の合併症を観察するなどの看護介入を記載します。カルペニートはこれらを共同問題（CP[*1]）とすることを提言しています。医学診断名につけ変えることは好ましくありません。PCに対応した看護介入を考えます。

【引用・参考文献】
1) マージョリー・ゴードン著、輪湖史子監訳：ゴードン博士の看護診断、プラスワン・シリーズ1、照林社；1995.
2) マージョリー・ゴードン、アン・マッコート著、佐藤重美訳：臨床に生かす看護診断、プラスワン・シリーズ3、照林社；1996.
3) マージョリー・ゴードン著、松木光子、江本愛子、江川隆子他訳：看護診断―その過程と実践への応用、原著第3版、医歯薬出版、1998.
4) マージョリー・ゴードン著、佐藤重美：ゴードン博士のよくわかる機能的健康パターン、照林社；1998.
5) 渡邊トシ子編：ヘンダーソン・ゴードンの考えに基づく実践監護アセスメント―同一事例による比較、廣川書店；1998.
6) マージョリー・ゴードン著、野島良子監訳：看護診断マニュアル、原著第9版、へるす出版；2001.
7) 中木高夫：看護診断を読み解く！―看護をもっと深めたい人のために、学習研究社；2004.
8) マージョリー・ゴードン著、江川隆子監訳：ゴードン博士の看護診断アセスメント指針―よくわかる機能的健康パターン、照林社；2006.
9) NANDAインターナショナル、日本看護診断学会監訳、中木高夫訳：NANDA-I看護診断―定義と分類2007-2008、医学書院；2007.
10) 黒田裕子監修：看護診断のためのよくわかる中範囲理論、月刊ナーシング2007；27（14）増刊号.

[*1] CP：collaborative problem、共同問題。

表5　11の機能的健康パターンの定義、考え方、看護診断

	定　義	考え方
1. 健康知覚－健康管理	患者が認識している健康と安寧のパターン、健康管理方法を表す。患者が自分の健康状態をどのように知覚しているかということと、それが現在の活動や将来の計画にどんな関係があるか。全般的なヘルスケア活動－健康増進のための活動、精神的・身体的な病気予防のために固く守っている健康法、医師または看護師の処方やフォローアップなど。看護の目標は健康の増進にあるが実際に健康を知覚し管理するのは患者である。	自分の健康状態をどのように知覚しているか、健康を維持するためにどんな方法を用いているかをアセスメントする。自分の健康の変化に気落ちして自分ではそれをコントロールできないと思い込んでいる場合がある。健康を決定づける大きな要素は自分の行動よりも、むしろ運命と考えていることもある。このような状況では健康法を変えることよりも知覚と信念をどうにかしなければならない。 ＊安寧：well-beingの訳で、言葉の成り立ちからは満足な存在であること健康な存在であることという意味があり、幸福、福利、健康、厚生などとも訳される。
2. 栄養－代謝	代謝ニードに関連する食物と水分の消費パターン、身体各部への栄養供給状態のパターン指標を表す。個人の飲食物の種類と量、特定の食物の嗜好、栄養剤やビタミン剤の使用の有無、あらゆる皮膚病変と全般的な治癒力、皮膚、毛髪、爪、粘膜、歯などの状態、体温、身長、体重の測定値が含まれる。	あらゆる生命機能と安寧は十分な摂取と組織への栄養物の供給にかかっている。アセスメントの焦点は代謝のニードに関連した飲食物の消費である。
3. 排泄	排泄機能（腸、膀胱、皮膚）のパターンを表す。排泄機能の規則正しい働きについて個人がどのように知覚しているか、排便のための決まった手順や下剤の使用、時間パターン、排泄方法、質、量に現れる何らかの変化または混乱、排泄をコントロールするために使用する器具、該当する場合、家族または地域の廃棄物処理パターンが含まれる。	たいていの人々の生活において排泄パターンの規則正しさとその調節は重要である。文化に根ざした排泄の躾、体臭についてのコマーシャル、廃棄物処理などはこのパターンを強調している。
4. 活動－運動	運動、活動、余暇、レクリエーションのパターンを表す。エネルギー消費を必要とする日常生活が含まれる。清潔、料理、買い物、仕事、家庭維持など。スポーツをはじめとする運動の種類、量、質（個人にとって望ましい、期待されるパターンを妨げる因子も含まれる、神経障害と代償作用、呼吸困難、狭心症、労作時の筋痙攣、該当する場合、心／肺分類項目）、余暇はリクリエーション活動、患者にとって大きな意義を表す活動が含まれる。	動きは、もっとも重要な機能的パターンの1つである。動きによって自分の直接の物理的環境をコントロールすることが可能になる。よくない健康法の発見や大きな機能の喪失を予防することもありうるし、そのような喪失を代償する助けになる。

赤字：「NANDA-I看護診断－定義と分類2007-2008」で追加された看護診断（分類は筆者の判断で「NANDA-I看護診断定義と分類2007-2008」に表記されている類を基にゴードンの機能的パターンに分類した）。表記が変更になった看護診断は変更後の看護診断で表記した。
太字：ゴードン独自の看護診断。表6を参照。

アセスメント項目	NANNDA-I看護診断とゴードン独自の看護診断
1．健康状態 2．健康／疾患、身体障害の管理 3．健康上の目標・見込み	健康探求行動（行動を特定する）、非効果的健康維持（行動を特定する）、非効果的治療計画管理（特定領域の）、**非効果的治療計画管理リスク状態（特定領域の）**、治療計画管理促進準備状態、非効果的家族治療計画管理、非効果的地域社会治療計画管理、**健康管理不足（特定領域の）、健康管理不足リスク状態（特定領域の）**、ノンコンプライアンス、**ノンコンプライアンスリスク状態（特定領域の）**、感染リスク状態、身体損傷リスク状態**（外傷）**、転倒リスク状態、周手術期体位性身体損傷リスク状態、中毒リスク状態、窒息リスク状態、乳児突然死症候群リスク状態、非効果的抵抗力（特定の）、エネルギーフィールド混乱、汚染、汚染リスク状態、免疫能促進準備状態
1．摂取（食物／水分：基礎食品群） 2．代謝 3．組織への栄養素供給	成人気分体力減退、栄養摂取消費バランス異常：必要量以上**または外因性肥満**、栄養摂取消費バランス異常リスク状態：必要量以上**または外因性肥満リスク状態**、栄養摂取消費バランス異常：必要量以下**または栄養不足（特定タイプの）**、栄養促進準備状態、非効果的母乳栄養、母乳栄養中断、効果的母乳栄養、非効果的乳児哺乳パターン、嚥下障害**（非代償）**、悪心、誤嚥リスク状態、口腔粘膜障害**（特定障害の）**、歯生障害、体液量不足、体液量不足リスク状態、体液量過剰、体液量平衡異常リスク状態、体液量平衡促進準備状態、皮膚統合性障害、皮膚統合性障害リスク状態**または皮膚損傷リスク状態、褥瘡（特定ステージの）、組織統合性障害（特定タイプの）**、ラテックスアレルギー反応、ラテックスアレルギー反応リスク状態、非効果的体温調節機能、高体温、低体温、体温平衡異常リスク状態、肝機能障害リスク状態、血糖不安定リスク状態
1．腸機能 2．膀胱機能 3．皮膚機能	便秘、知覚的便秘、**間欠的便秘パターン**、便秘リスク状態、下痢、便失禁、排尿障害、機能性尿失禁、反射性尿失禁、腹圧性尿失禁、切迫性尿失禁、切迫性尿失禁リスク状態、完全尿失禁、尿閉、排尿促進準備状態、溢流性尿失禁
1．運動／エネルギー 2．日常生活 3．レジャー／リクリエーション／活動	活動耐性低下**（特定レベルの）**、活動耐性低下リスク状態、消耗性疲労、坐位中心ライフスタイル、気分転換活動不足、身体可動性障害**（特定レベルの）**、床上移動障害**（特定レベルの）**、移乗能力障害**（特定レベルの）**、車椅子移動障害、歩行障害**（特定レベルの）**、徘徊、不使用性シンドロームリスク状態、**関節拘縮リスク状態、全体的セルフケア不足（特定レベルの）**、入浴／清潔セルフケア不足**（特定レベルの）**、更衣／整容セルフケア不足**（特定レベルの）**、摂食セルフケア不足**（特定レベルの）**、排泄セルフケア不足**（特定レベルの）、発達遅延：セルフケア技能（特定レベルの）、発達遅延：歩行**、術後回復遅延、成長発達遅延、発達遅延リスク状態、成長不均衡リスク状態、家事家政障害、人工換気離脱困難反応、自発換気障害、非効果的気道浄化、非効果的呼吸パターン、ガス交換障害、心拍出量減少、非効果的組織循環（特定する）、自律神経反射異常亢進、自律神経反射異常亢進リスク状態、乳児行動統合障害、乳児行動統合障害リスク状態、乳児行動統合促進準備状態、末梢性神経血管性機能障害リスク状態、頭蓋内許容量減少、セルフケア促進準備状態

（次ページにつづく）

		定　義	考え方
5.	睡眠−休息	睡眠、休息、くつろぎのパターンを表す。1日24時間内の睡眠と休息・くつろぎの時間のパターンを含む。睡眠の質と量についての知覚、エネルギーレベルについての知覚、睡眠剤や就寝時の決まった手順など睡眠の助けとなるものが含まれる。	眠れなくなって、はじめて睡眠を最大の関心ごととして考えるようになる。
6.	認知−知覚	感覚−知覚と認知のパターンを表す。視覚、聴覚、味覚、触覚、嗅覚などの感覚の適切さに関すること、および障害に対処するために用いられる人工装具、妥当であれば痛みの知覚に関する報告と痛みを抑える方法、言語、記憶、意思決定という認知機能が含まれる。	考える、聞く、見る、においをかぐ、味わう、触れるなどの機能は障害が起こるまで当たり前のことと考えられている。このような障害を予防できること、失ったものを代償できるよう患者を助けることは重要な看護活動である。
7.	自己知覚−自己概念	患者の自己概念パターンと自己についての知覚を表す。自己に関する態度、能力（認知、感情表出、身体）についての知覚、イメージ、自己同一性、全般的な価値観、全般的な情動パターン、身体の姿勢と動きのパターン、視線の交差、声と話し方のパターンも含まれる。	患者は自分自身についての知覚と概念をもっている。ボディイメージ、社会的自我、自己能力、主観的な気分状態などである。自己の否定的評価は自分に不快感を生み、他の機能的パターンに影響する。変化、喪失、脅威は自己概念を犯す因子である。 ＊患者が看護師に信頼感をもっていなければ、たいてい有効（正確で完全）なものにならない。看護師が共感的でしかも批判的雰囲気を作り上げていない限り、だれも個人的な感情をうちあけようとしない。
8.	役割−関係	役割任務と人間関係のパターンを表す。患者の現在の生活状況において、主たる役割と責任をどのように知覚しているかが含まれる。役割に伴って、家族や仕事、社会において関係と責任に対する満足度や動揺が含まれる。	他者を求める人間のニード、人間関係が個人や集団の発達に与える影響などがある。人間はさまざまな人間関係に携わっている。家族関係のように緊密なものもある。本人との分かち合いのない表面的な関係もある
9.	セクシュアリティー生殖	性に関する満足と不満足についての患者のパターン、および生殖パターンを表す。性や性的関係において知覚される満足と不満足も含む、女性の生殖状態、閉経前後、および知覚されたすべての問題が含まれる。	性は性的自己同一性が行動表現されたものである。性は相手との性的関係を伴うこともあるが、それに限られていない。他の機能的パターンのように文化的規範がその表現を規制する。生殖パターンは生殖能力と生殖そのものにかかわっている。生殖に影響を与える文化的規範も変わりつつある。子どもの数も以前より少なくなり、妊娠も出産も計画的に行われている。

赤字：「NANDA-I看護診断−定義と分類2007-2008」で追加された看護診断（分類は筆者の判断で「NANDA-I看護診断定義と分類2007-2008」に表記されている類を基にゴードンの機能的パターンに分類した）。表記が変更になった看護診断は変更後の看護診断で表記した。

太字：ゴードン独自の看護診断。表6を参照。

アセスメント項目	NANNDA-I看護診断とゴードン独自の看護診断
1．睡眠 2．休息／リラクゼーション	不眠、睡眠剝奪、**入眠困難**、**睡眠パターン逆転**、睡眠促進準備状態
1．感覚機能 2．疼痛 3．認知機能	急性疼痛（特定部位の）、慢性疼痛（特定部位の）、**疼痛自己管理不足**、**非代償性感覚喪失**（特定のタイプと程度の）、**感覚過負荷**、**感覚減弱**、片側無視、知識不足（特定領域の）、知識獲得準備状態、思考過程混乱、急性混乱、慢性混乱、状況解釈障害性シンドローム、記憶障害、**非代償性記憶喪失**、**認知障害**、**認知障害リスク状態**、意思決定葛藤（特定の）、意思決定促進準備状態、安楽促進準備状態、急性混乱リスク状態
1．自己知覚 2．自己に対する感覚	恐怖（特定焦点の）、不安、**軽度不安**、**中等度不安**、**重度不安（パニック）**、**予期不安（軽度、中等度、重度）**、死の不安、**反応性うつ状態**（特定焦点の）、孤独感リスク状態、絶望、**無力（重度、中等度、軽度）**、無力リスク状態、自己尊重状況的低下、自己尊重状況的低下リスク状態、自己尊重慢性的低下、ボディイメージ混乱、自己同一性混乱、対自己暴力リスク状態、自殺リスク状態、自己概念促進準備状態、人間の尊厳毀損リスク状態、パワー促進準備状態
1．家族の役割・責任 2．職業上の役割・責任 3．社会的役割	悲嘆、悲嘆複雑化、悲嘆複雑化リスク状態、慢性悲哀、非効果的役割遂行（特定の）、**未解決の自立−依存葛藤**、**社会的拒絶**、社会的孤立、社会的相互作用障害、**発達遅延：社会的技能**（特定の）、家族機能破綻（特定の）、家族機能障害：アルコール症、家族機能促進準備状態、ペアレンティング障害（特定の）、ペアレンティング障害リスク状態（特定の）、親役割葛藤、**弱い親乳児間愛着**、親子／乳児／子間愛着障害リスク状態、**親乳児分離**、ペアレンティング促進準備状態、家族介護者役割緊張、家族介護者役割緊張リスク状態、**サポートシステム不足**、言語的コミュニケーション障害、コミュニケーション促進準備状態、**発達遅延：コミュニケーション技能**（特定タイプの）、対他者暴力リスク状態
1．生殖歴 2．性に対する満足・不満足	非効果的セクシュアリティパターン、性的機能障害、レイプ−心的外傷シンドローム、レイプ−心的外傷シンドローム：複合反応、レイプ−心的外傷シンドローム：沈黙反応

（次ページにつづく）

	定　義	考え方
10. コーピングーストレス耐性	患者の全般的なコーピングパターンと、そのパターンの有効性をストレス耐性との関連で表す。自己統合性への挑戦に耐える準備あるいは能力、ストレスを解消する方法、家族やその他の援助システム、状況をコントロールし管理する能力として知覚されていることなどが含まれる。	人は出来事に対して違った反応を示す。ある特定の出来事が患者にとって大きなストレスかどうか知るためにそれをどのように知覚しているかである。通常は地域の災害、家族の一員の喪失、病気、入院は統合性やふだんの生活活動パターンに対する脅威と知覚される。患者にストレスをもたらす可能性のある出来事の意味とそれをどの程度コントロールできると感じているかどうかによってストレスの量が左右される。人が脅威と感じている出来事に反応するときに一般的な反応の仕方をコーピングパターンという。その方法として、患者は問題解決法を用いたり、否認や他の精神機構で反応する。ストレス耐性パターンは患者が効果的に処理したストレスの大きさを表している。以前に経験したストレスの量と患者のコーピングパターンの有効性に関連する。
11. 価値―信念	患者の選択や意思決定を導く価値観、目標、または信念（信仰を含む）についてのパターンを表す。人生で重要と感じられる事柄、健康に関連した価値、信念、予想において感じられる葛藤のすべてである。健康に関する決定や行為の基礎となっているものを理解することが含まれる。	信念と価値には個人的観念では何が正しく、ふさわしく、意義があり、よいかについての見解が含まれる。重要な二者選択を迫られたとき選択決定の助けになるのが価値である。患者の価値パターンが健康に関する決定を左右することがある。価値のパターンは目標、行為、人々、事物、その他の現象に与えられた重要性つまり価値を表している。個人の健康法、治療、健康上の優先事項などで生死の問題さえ含まれる。信念パターンは人が信条や信念に基づいて真実だと考えることを表している。人生や存在の解釈をはじめ、なぜある事柄に価値があるかなど抽象的なレベルでの説明が含まれる。病気などの重大な出来事が人生、目標、何が重要かなどを振り返る時間と動機を与える。

赤字：「NANDA-I看護診断―定義と分類2007-2008」で追加された看護診断（分類は筆者の判断で「NANDA-I看護診断定義と分類2007-2008」に表記されている類を基にゴードンの機能的パターンに分類した）。表記が変更になった看護診断は変更後の看護診断で表記した。

太字：ゴードン独自の看護診断。表6を参照。

アセスメント項目	NANNDA-I看護診断とゴードン独自の看護診断
1. コーピングメカニズム 2. コーピング効果 3. ストレスに対する耐性	非効果的コーピング、**回避的コーピング**、防御的コーピング、コーピング促進準備状態、家族コーピング妥協化、家族コーピング無力化、家族コーピング促進準備状態、非効果的地域社会コーピング、地域社会コーピング促進準備状態、非効果的否認**または否認**、リスク傾斜健康行動、心的外傷後シンドローム、心的外傷後シンドロームリスク状態、自己傷害、自己傷害リスク状態、移転ストレスシンドローム、移転ストレスシンドロームリスク状態、ストレス過剰負荷
1. 価値・信念・欲望（人生・健康についての） 2. 魂（精神性）	霊的苦悩、霊的苦悩リスク状態、霊的安寧促進準備状態、信仰心障害、信仰心障害リスク状態、信仰心準備状態、希望促進準備状態、道徳的苦悩

＊ゴードンの開発した看護診断のリストは、マージョリー・ゴードン著、江川隆子監訳：ゴードン博士の看護診断アセスメント指針―よくわかる機能的健康パターン、照林社；2006．による。看護診断は、NANDAインターナショナル、日本看護診断学会監訳、中木高夫訳：NANDA－Ⅰ看護診断の定義と分類2007－2008、医学書院；2007．から許可を得て転載している。

表6　ゴードンが提唱している独自の看護診断の定義

機能的健康パターン	看護診断
健康知覚－健康管理	非効果的治療計画管理リスク状態（特定領域の）
	健康管理不足（特定領域の）
	健康管理不足リスク状態（特定領域の）
	ノンコンプライアンスリスク状態（特定領域の）
栄養－代謝	外因性肥満
	肥満リスク状態
	栄養不足
	皮膚損傷リスク状態
	褥瘡（特定ステージの）
排泄	間欠的便秘パターン
活動－運動	関節拘縮リスク状態
	全体的セルフケア不足（特定レベルの）
	発達遅延：セルフケア技能（特定レベルの）
	発達遅延：歩行
睡眠－休息	入眠困難
	睡眠パターン逆転
認知－知覚	疼痛自己管理不足
	非代償性感覚喪失（特定タイプと程度の）
	感覚減弱
	感覚過負荷
	非代償性記憶喪失
	認知障害リスク状態
	注意集中不足
自己知覚－自己概念	軽度不安
	中等度不安
	重度不安（パニック）
	予期不安（軽度、中等度、重度）
	反応性うつ状態（特定焦点の）
役割－関係	未解決の自立－依存葛藤
	社会的拒絶
	発達遅延：社会的技能（特定の）
	サポートシステム不足
	弱い親乳児間愛着
	親乳児間分離
	発達遅延：コミュニケーション技能（特定タイプの）
コーピング－ストレス耐性	回避的コーピング
	非効果的否認または否認

マージョリー・ゴードン著、江川隆子監訳：ゴードン博士の看護診断アセスメント指針―よくわかる機能的健康パターン、照林社；2006．より引用

定　義
治療や予防の計画を日常生活の中で規則正しく行い調整することが困難となる危険因子が存在すること
健康増進、障害の予防／進行に関連した活動を管理できない状態
健康増進、障害の予防に関連した活動を管理できない危険因子が存在すること
十分説明を受け、治療方針に従って治療的目標に到達したという意思表示の後で、勧められた治療に従わな危険因子が存在すること
代謝必要量よりも過剰なカロリー摂取
代謝必要量よりも過剰なカロリー摂取の可能性を示す危険因子が存在すること
代謝必要量に満たない栄養摂取
皮膚潰瘍／表皮剥離の危険因子が存在すること
長時間にわたる仰臥位や坐位に随伴し、通常骨突出部に起こる皮膚統合性の破綻（ステージを特定する）
病気に起因したものではなく、硬く乾燥した便が出たり、あるいは排便がない状態が周期的に見られる状態
可動関節（背部、頭部、上・下肢）の腱を短縮させる危険因子が存在すること
自己の摂食、入浴、排泄、更衣、整容を最初から終わりまでできないこと
セルフケアの技能が同年代グループの標準から逸脱している状態
自己の環境内における自立的動きが、同年代のグループの標準から逸脱している状態
眠りにつこうとするときに眠れないこと
夜間睡眠から主に昼間の睡眠へと、睡眠－覚醒周期が変化すること
痛みを抑える方法（薬の要求、薬服用の時間、体位、気分転換）が不足している、あるいは十分に使用していない状態
視覚、聴覚、触覚、嗅覚、または運動覚の鋭敏さの非代償性減退（減退の程度を特定する）
いつもの（または基本順応）レベルと比べて、環境的あるいは社会的刺激が減少している状態
環境刺激が普段入ってくるレベル、あるいは単調な環境刺激より大きい状態
最近の出来事や活動を思い出す能力に障害が見られる状態
記憶、推論能力、判断、そして意思決定を損なう危険因子が存在すること
意識の焦点を持続できない状態
自分や重要な関係に対して脅威が予測されること（焦点は定まっていない）に関連した自覚のレベルが高まっている状態
自分や重要な関係に対して脅威が予測されること（焦点は定まっていない）に関連した予測と選択的な注意のレベルが高まっている状態
自分や重要な関係に対して脅威が予測されることに関連した自覚が非常に高まり、注意が分散している状態
自己や重要な関係に対する将来の脅威（焦点は定まっていない）を知覚し、それに関連した自覚が高まっている状態
状況的な脅威（状況的脅威を特定する）に連動した自己尊重、自己価値、または自信の急速な低下
治療上・成熟上・社会生活上自立あるいは依存すべきであるという期待に対して、自立あるいは依存の必要性と願望がはっきり解決されていなし状態
個人が経験している孤独な状態で、他者から強いられた状態だと知覚し、否定的あるいは脅威的な状態だと知覚していること
社会的技能の習得が同年代グループの標準から逸脱していること
他者からの情動的／手段的サポートが不十分なこと
母親と乳児または主な養育者と乳児の結びつき関係が相互的でないパターン
乳児と親の相互作用を妨害する要因が存在すること
コミュニケーション技術の発達が、同年代の標準から逸脱していること（技能のタイプを特定する）
積極的コーピングが要求される状況で、情報（事実、意義、もたらす結果）を長期間軽視あるいは否認すること
健康障害に対する出来事の知識／意味を否認することにより、不安／恐怖を和らげようとする意識的あるい無意識な試み

■ゴードンの看護理論による看護過程の展開■
右大腿骨頸部骨折で痛みを訴える高齢患者

事例紹介

Fさん、74歳、女性。
（本事例はプライバシーの保護、看護の倫理性を重視し、実在の患者情報をもとに作成した創作です）

■家族構成
夫（76歳）と2人暮らし。
長男（50歳）は隣県に在住。長女（48歳）は、夫（53歳）、子ども（20歳、24歳）の4人で近くに在住している。週に1日は、両親の様子を見にきている。
キーパーソンは夫、長女である。
家事はFさんが主として行っているが、夫は協力的である。

■生活歴
市民センターの人形づくりと体操に週1回通っている。自治会婦人部の役員をしている。

■既往歴および現病歴
10年前より高血圧があり、内服治療中である。自分でも血圧を毎日測定している。
○年11月3日、自宅で新聞紙に足がのり、すべって転倒した。転倒後、右大腿痛があって、動かせなかった。整形外科病院を受診し、右大腿骨頸部骨折と診断を受け、そのまま入院となった。

■入院後の経過
入院後、介達牽引2kg施行。翌日11月4日、腰椎麻酔で人工骨頭置換術を受けた。手術は無事終了し、出血量200gで輸血はしなかった。循

● ゴードンの看護理論の対象 ●

　ゴードンの機能的健康パターンのツールを使用して、Fさんの看護問題を抽出し、介入しました。ゴードンのツールは看護診断を導くために開発されたツールだけに、看護診断が導きやすくなっています。しかし、単純に1つの診断指標に一致するからといって、看護診断をあてはめていくと、道を間違えてしまいます。
　適切な看護診断にたどり着くためには、情報の意味を読みとり、どのようにクラスタリングしていくかという診断的推論の訓練を重ねていくことが大切だと思います。
　また、NANDA-Iの看護診断には採用されていませんが、独自に開発した看護診断が多くあり、臨床では使用しやすいといわれています。

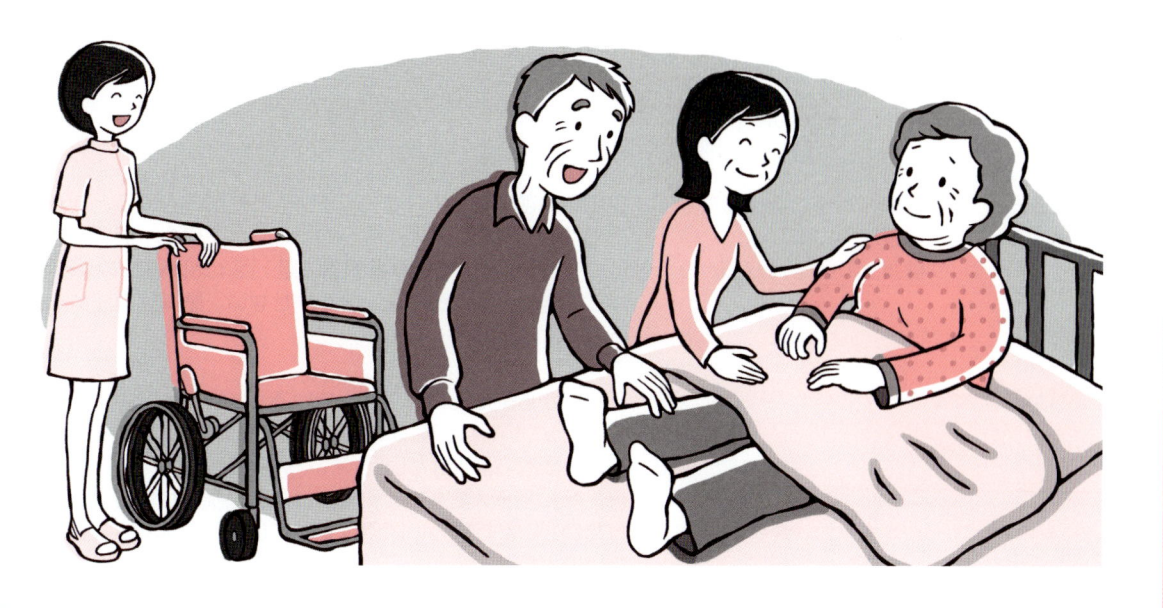

環動態や呼吸状態も安定していた。

11月5日以後、体位変換時、創痛強く訴え、体動を嫌がる場面があった。創部は発赤、腫脹なく、創治癒良好で11月13日（術後10日目）に抜糸した。下肢の腫脹や感覚異常なく、足背動脈の触知良好である。

11月5日より、リハビリテーション室でのリハビリテーションが開始された。呼吸や循環動態は安定し、活動耐性の低下はなかったが、創部を中心に大腿痛が持続している。ボルタレン®坐薬25mgを朝夕に挿入し、鎮痛をはかっているが、時に激痛があって、リハビリテーション以外は臥床していることが多い。

11月8日（術後5日目）からシャワー浴の許可があり、シャワー浴を実施している。尿道カテーテルは11月7日に抜去し、車椅子でトイレまでいっている。

現在、11月15日（術後13日目）で、リハビリテーション室では患肢過重し、歩行器歩行練習中である。1本杖を目標にし、1週間前後で退院となる予定である。
（アセスメント、関連図、全体像は次ページより）

看護診断を導く

手がかり情報として、術後の創痛を強く訴え、痛む部分をさする行動が観察できることをあげました。手がかりと考えた疼痛の存在が看護問題となるか考えてみましょう。

疼痛の看護診断には「急性疼痛」と「慢性疼痛」があります。

診断指標をみますと、どちらの指標にもあてはまるものがあります（p.166）。

関連因子に関する情報を確認します（p.166）。急性疼痛では損傷の存在が示されています。慢性疼痛では、慢性的な障害の存在が示されています。Fさんの疼痛は骨折や手術による組織・骨の損傷からくる疼痛に加えて、リハビリテーションによる負荷で筋肉や組織の炎症をきたして疼痛が発生していると判断しましたので、損傷の存在といえます。また、元来、疼痛に対する閾値が低く、疼痛が持続することで精神的も緊張が高まることが、さらに疼痛閾値を低下させ疼痛が増幅されていると考えられます。

（p.166につづく）

11の機能的健康パターンからみた情報のアセスメント

パターン	アセスメント項目	患者の情報
健康知覚－健康管理	①健康状態 ②健康／疾患、身体障害の管理 ③健康上の目標・見込み	①について S：日ごろは風邪をたまにひくくらいだった。年をとると転んだだけでも骨が折れてしまうので注意していた。健康は自分で守るものだから、体操教室に週1回1時間通っている。けど、間食はやめられないのでやせない。肥満は血圧にも悪いのよね。 ②について S：10年前から高血圧で薬を飲んでいる。自分でも定期的に血圧を測っているし、薄味にしている。血圧は130／90くらい。 S：喫煙や飲酒の習慣はない。 S：また転んだら大変なので気をつけたい。脱臼しないようにしたいが、まだ詳しい説明は受けていない。痛くって動けないのよね。 O：降圧剤（1日1回10mg朝食後に服用）自己管理で内服中、大腿頸部骨折にて人工骨頭置換術施行したが、脱臼予防については、看護師やリハビリテーションの合間に理学療法士より説明が徐々に行われている。リハビリテーション以外はベッド上にいる姿をよくみかける。 ③について O：現在患肢荷重可、まもなく全面負荷予定。一本杖歩行を目標として、あと1週間前後で自宅へ退院予定である。
栄養－代謝	①摂取（食物／水分：基礎食品群） ②代謝 ③組織への栄養素供給	①について S：家では3食、塩分制限して食べていた。食欲があるが甘いものも好きでカステラ、和菓子など間食していた。 O：キャラメルやカステラが床頭台に置いてある。病院食は2,000kcal 3食全量摂取。 S：水はトイレが近くなるのであまり飲まない。 O：水分摂取：1,000mL／日。 ②③について O：入院時身長148cm、体重58kg、体温現在36.8℃前後、創部発赤・腫脹はない。 O：検査データ（術後7日目）：TP6.8g/dL、Alb4.0g/dL、Hb13.3g/dL（術中出血200mL、輸血はしなかった）、WBC8,000（/μL）、RBC400（×10^4/μL）、PLT（(16.0×10^4/μL)、Na143（mEq/L）、K3.8（mEq/L）、AST24（U/L）、ALT27（U/L）、LDH206（U/L）、TC272（mg/dL）、TG1152（mg/dL）。
排泄	①腸機能 ②膀胱機能 ③皮膚機能	①について S：排便：入院前1回／日、術後1回／3～4日少量。排ガス少なく、腹満感が少しある。 ②について S：排尿：入院前は6回／日、術後尿留置カテーテル抜去後4回／日。

①について
　健康状態：風邪をたまにひく程度で、身体症状はなく過ごせているため健康といえる。
②について
　健康は自分で維持するものして、持病の高血圧は塩分制限や自分でも血圧を測定するなど自己管理できている。
　肥満（BMI26.4）があり、運動を定期的に行っているにかかわらず、間食を減らすことができていない。わかってはいるけれど遵守できていない健康行動がある。肥満は放置すると動脈硬化・高血圧をさらに進行させ、脳・心臓系の血管障害を招く可能性があるため、少しでも体重減少するために間食を減少することがのぞましい。
　転倒には注意してはいたものの、閉経、かつ加齢による骨粗鬆症で少しの衝撃で骨折に至る。術後の安静による筋力低下や股関節可動域制限、ふらつきがあるので、転倒への注意は喚起した方がよい。筋力増強・維持をしながら、履物、あわてないことなど説明しておく。
　股関節可動域制限を生活に取り入れる必要があるが、関心を示しているので行動化できるように生活に即して指導する。疼痛があって活動の拡大が停滞しているため疼痛緩和を行い、活動拡大が進むように働きかける。

①について
　栄養摂取に必要量は年齢や生活強度Ⅱとして試算すると1,500kcalである。病院食全量摂取＋間食量＝2,000kcal以上で必要量以上となる。術後はエネルギー消耗が増大するため30〜35kcal／58kg≒2,000kcalは必要とされる。病院食で栄養のバランスはとれているが間食がどの程度なのか観察する。
　水分量は通常は2Ｌ確保がのぞましいが、意識的に控えており少ない。脱水傾向は血栓をつくりやすくすることや尿路系疾患の原因や便秘となるので、水分は1.5〜2Ｌ飲用をめざすことをすすめる。
②について
　肝機能は維持されている。BMI26.4、TC、TG値が高いことより過剰脂質である。HTの既往もありメタボリックシンドロームの危険性が高い。今後、減量について話し合う必要がある。
③について
　感染予防、創傷治癒や体力回復、リハビリテーションのために栄養が必要である。栄養状態は蛋白質やヘモグロビンなどから推測されるが正常範囲にあるため問題はない。感染徴候はなく、骨折や手術による出血からヘモグロビンも回復している。

①について
　排便にともなう努責の有無、便性状は不明である。骨折、手術・麻酔、疼痛といった侵襲反応による交感神経優位や、疼痛による体動制限にともなう腸蠕動運動抑制、水分量制限によって排便回数・排ガスが少なくなっていることが考えられ、便秘になる可能性がある。
②について
　尿道カテーテル抜去後から違和感なく排尿がある。水分摂取量少なく、膀胱炎や尿管結石併発の可能性

（次ページにつづく）

パターン	アセスメント項目	患者の情報
		S：排尿はスムーズに出ている。動くと疼痛があるので水分を控えてトイレに行く回数が増えないようにしている。 O：検査データ（術後7日目）：BUN19（mg/dL）、Cr0.5（mg/dL）、Na143（mEq/L）、K3.8（mEq/L） ③について O：異常発汗なし、皮膚乾燥なし。
活動－運動	①運動／エネルギー ②日常生活 ③レジャー／リクリエーション／活動	①について O：呼吸機能検査：%VC80%、1秒率75%、SpO₂：リハビリテーション前と後で96〜98%、咳嗽や喀痰なし。 O：EKG：異常なし、血圧：入院時から138〜90mmHg前後、脈拍：70／分前後、降圧剤1錠1×朝自己管理で内服中、離床後血圧130〜90mmHg前後。 ②について 　入院前はすべて自立。家事は自分がしていたが夫は協力的。 　術後の清潔：シャワー浴を部分介助。 　術後の排泄：トイレまで車椅子。ゆっくりであるが操作はできる。移乗は創痛があるため介助している。リハビリテーションでは歩行器歩行。病棟内でも歩行器歩行可であるが、疼痛のためしていない。 　術後の更衣：上着は自分でできるが、ズボンは部分介助で着脱する。整容は自立。 　ハビリテーションでは歩行器歩行しているが、疼痛のため荷重ができず、足元がふらつくことがある。 ③について 　人形づくりを週1回市民センターでしている。 　術後は動くと疼痛があるため、リハビリテーション以外はベッドで過ごしていることが多く、ずっとテレビを見て過ごしている。
睡眠－休息	①睡眠 ②休息／リラクゼーション	①について 　入院前は7〜8時間で熟眠感があった。術後は創痛が強く、眼が覚めることが多い。ボルタレン®坐薬25mgを使用して、眠れることもある。 ②について 　リハビリテーション後、時々疲労感があり、しばらくじっとしている。
認知－知覚	①感覚機能 ②疼痛 ③認知機能	①について 　視覚：老眼使用。両下肢ともにしびれ感なし。足背動脈触知良好。 ②について S：術後、創痛が強くある。じっとしていれば痛くはないが、ちょっとでも動くと、激痛が走ることがある。もう手術は二度としたくない。もう、こんな目にあいたくない。 O：ボルタレン®坐薬25mgを朝夕に挿入している。X線検査では異常はなかった。術後の創治癒経過は順調で、抜糸も終了

が出てくる。そのため水分摂取の維持が必要となってくる。腎機能は維持され、電解質バランスもとれている。
③について
　発汗機能に異常はないと考える。

①について
　呼吸器系の既往はない。加齢や肥満による呼吸機能低下が予測されるが検査では異常ない。痰や咳嗽はなく術後呼吸器合併症は併発していないと思われる。リハビリテーション開始、ADL拡大による酸素消費量拡大には対応できている。
　高血圧はあるが、麻酔・手術による影響はなく安定し、離床後の低血圧も発生していない。しかし、疼痛が持続しているので交感神経が刺激されて血圧が上昇する可能性があるので変動に注意する。
②について
　疼痛によって活動範囲の拡大が制限されている。活動制限は心肺機能低下、筋力低下、深部静脈血栓形成などのリスクとなるため、少しでも疼痛を緩和して活動範囲を拡大する必要がある。清潔、移動は部分介助要であるため行う。
③について
　疼痛があるため活動範囲がベッド上であることが多い。そのため、テレビ鑑賞で気分転換をはかっている。

①②について
　疼痛のため十分な睡眠が確保されていない。睡眠は身体を休め、成長ホルモン分泌を活性化して蛋白質合成を促進し、術後の回復やリハビリテーションの回復を助けるためできるだけ確保がいる。さらに、疼痛による筋や精神的緊張が持続するとリラクゼーションがはかれず、リハビリテーションへの意欲まで減退する。
　疼痛緩和を行い、睡眠時間が確保できるような援助が必要である。

①③について
　感覚機能、認知力には問題はない。
②について
　骨折や手術による組織・骨の損傷からくる疼痛に加えて、リハビリテーションによる負荷で筋肉や組織の炎症をきたして疼痛が発生していることが考えられる。ボルタレン®坐薬を使用しているが激痛が時折出現し、動くことに躊躇している。
　疼痛は末梢知覚神経から脊髄を経て大脳に伝達される。さらに、大脳から視床下部を経て交感神経が刺激されて、血管が収縮、血流低下、組織の酸素不足によって、発痛物質が生成され疼痛を増幅させる。
　疼痛閾値がもともと低いうえに、疼痛が持続することで精神的も緊張が高まることがさらに疼痛閾値を

（次ページにつづく）

パターン	アセスメント項目	患者の情報
		した。リハビリテーションによる両下肢の筋肉痛や車椅子操作による上肢筋肉痛もあって、湿布を貼用している。表情をゆがめて、患部をさすっている。 ③について 応答明瞭で術後不穏はない。
自己知覚－自己概念	①自己知覚 ②自己に対する感覚	①について S：本人より：明るい、のん気な面もあるが、小さいことをくよくよと気にしたりする面もある。夫より：面倒みがよい。 ②について S：こんな痛くて動けないなんて思いもしなかった。先生は心配しなくってよいっていわれるけれど。いつになったら、この痛みは軽くなるのだろう。痛みさえとれたら動く練習するけど。
役割－関係	①家族の役割・責任 ②職業上の役割・責任 ③社会的役割	①について 　妻、母親、祖母である。夫と娘が2日に1回は面会にきている。 ②③について 　主婦である。今までは家事は一人で、ほぼこなしてきた。夫は協力的である。自治会婦人部の役員をしているが、他の役員がその役目を補足してくれている。 　現在、夫は娘に手伝ってもらいながら、一人で家事をこなしている。 　骨折し、手術療法後、回復期にある患者である。
セクシュアリティ－生殖	①生殖歴 ②性に対する満足・不満足	①について 　分娩歴2回、閉経している。 ②について 　情報がない。
コーピング－ストレス耐性	①コーピングメカニズム ②コーピングの効果 ③ストレスに対する耐性	①について S：気になることがあるときは夫や娘に相談し、愚痴をこぼす。カラオケで歌うなどして気分を発散しながらきた。今度の骨折や手術は、もっと注意すれば転倒しなかったかもしれないが、今さらいってもしかたがない。痛みさえ軽くなってくれたらリハビリはがんばりたい。薬が効いているときは、いいけれど。動かないといけないことはわかっているけれど、ちょっと動くと傷にひびいて動けなくなる。もともと痛いのは、がまんできなかった。
価値－信念	①価値・信念・欲望（人生・健康についての） ②魂（精神性）	①について 　自分に正直に生きてきたし、これからもそうしたい。

低下させ疼痛が増幅されていると考える。疼痛は呼吸抑制、血圧上昇、酸素消費量増加、内分泌系代謝亢進、睡眠障害、食欲不振など身体的・精神的に影響を及ぼす。疼痛持続は記憶遺伝子蛋白質が合成されて疼痛が遷延化し慢性疼痛（疼痛の悪循環）に移行することがあるので早期に鎮痛することが必要である。リハビリテーション前に坐薬を挿入し、温・冷湿布、マッサージなどを考える必要がある。

①について
　骨折、手術による人格的・身体的な自己への思いの変化はうかがえない。
　疼痛についてはコントロール感がなく、この疼痛がいつまで続くのか心配している。心配や不安の存在は精神的緊張をきたし、不眠や食欲不振を招くことになる。疼痛を緩和すること、医師や理学療法士に疼痛は経過ともに軽減することの説明を依頼することをしたうえで、前向きにとらえられるように支援する必要がある。

①について
　家族における役割は入院中であるが面会があり、発揮できていると考える。
②について
　主婦役割は中断されているが、娘の協力や夫の自立によって代理されている。退院後は今までの生活より制限があるので、さらに夫や娘の協力が継続されることが望ましい。
　夫や娘の介護負担が問題となるが、退院に向けて、さらに詳しく家族の状況を確認し負担が少しでも軽減される案はないか相談する。
③について
　自治会役員の役割はあるが代理があり、現在の時点では問題はない。骨折し、手術療法を受けてリハビリテーション中の患者という立場にある。
　疼痛のため、リハビリテーションに消極的で活動拡大が遅れているが、その必要性は理解できている。病者としてその役割は認知できている。

①について
　生殖性は発揮できている。

①②③について
　骨折、手術については、もっと注意すればと後悔はあるが、しかたがないと受けとめている。
　疼痛に対しては元来、疼痛閾値が低く、鎮痛薬に頼るしかなく、自分ではどうしようもないと認知し、結果として、鎮痛薬を使用するが、痛みがコントロールできずに、活動の拡大が進んでいない状態となっている。
　疼痛により、患部の血管が収縮し血流が低下し、発痛物質が停滞し疼痛を増幅させる。疼痛に対するコントロール感を失うと、精神的緊張が高まり、少し動いただけでも過敏に反応を起こしてしまうことで、疼痛の悪循環を招くことになるため、疼痛緩和できる方法、局所には温湿布あるいは冷湿布、全身リラクゼーションとして足浴やマッサージなどを考える。しかし、痛みが軽くなれば、がんばれる自分をイメージできているので、家族に相談するという従来のコーピング方法が活用できるように支援する。

①について
　骨折、手術によって、この価値観がゆらいでいる言動はない。

ゴードンの11の機能的健康パターンのアセスメントの結果間の関係を示した関連図

健康知覚－健康管理

健康は自分で維持するものとして、持病の高血圧は塩分制限や自分でも血圧を測定するなど自己管理できている。肥満（BMI26.4）があり、運動を定期的に行っているにもかかわらず、間食を減らすことができていない。わかってはいるけれど遵守できていない健康行動がある。
股関節可動域制限を生活に取り入れる必要があるが、関心を示しているので行動化できるように生活に即して指導する。疼痛があって活動の拡大が停滞しているため疼痛緩和を行い、活動拡大が進むように働きかける。術後の安静や疼痛による体動制限から筋力低下や人工骨頭による股関節可動域制限があるので、転倒への注意は喚起した内容も加える。転倒は再骨折や脱臼を招く可能性がある。筋力増強・維持をしながら、履物、あわてないことなど説明しておく。

排泄

骨折、手術・麻酔、疼痛といった侵襲反応による交感神経優位や疼痛による体動制限にともなう腸蠕動運動抑制、水分量制限によって排便回数・排ガスが少なくなっていることが考えられ、便秘になる可能性がある。腎機能は維持され、電解質バランスもとれているが、水分摂取量少なく、膀胱炎や尿管結石併発の可能性が出てくる。そのため水分摂取の維持が必要である。

栄養－代謝

栄養摂取必要量は1,500kcalであるが病院食全量摂取＋間食量＝2,000kcal以上で必要量以上となる。病院食で栄養のバランスはとれているが過剰脂質であり、間食がどの程度なのか観察する。水分量は通常は2L確保がのぞましいが意識的に控えており少ない。脱水傾向は血栓をつくりやすくすることや尿路系疾患の原因や便秘となるので水分は1.5～2L飲用をめざすことをすすめる。感染予防、創傷治癒や体力回復、リハビリテーションのために栄養が必要である。栄養状態は蛋白質やヘモグロビンなどから推測されるが正常範囲にあるため問題はない。感染徴候はなく、骨折や手術による出血からヘモグロビンも回復している。

コーピング－ストレス耐性

疼痛に対しては元来疼痛閾値が低く鎮痛薬に頼るしかなく、自分ではどうしようもないと認知し、結果として、鎮痛薬を使用するが痛みがコントロールできずに、活動の拡大が進んでいない状態となっている。疼痛が軽くなれば、がんばれる自分をイメージできているので、家族に相談するという従来のコーピング方法が活用できるように支援する。

自己知覚－自己概念

骨折、手術による人格的・身体的な自己への思いの変化はうかがえない。疼痛についてはコントロール感がなく、この疼痛がいつまで続くのか心配している。心配や不安の存在は精神的緊張をきたし、不眠や食欲不振を招くことになる。疼痛を緩和すること、医師や理学療法士に疼痛は経過ともに軽減することの説明を依頼することをしたうえで前向きにとらえられるように支援する必要がある。

認知－知覚

骨折や手術による組織・骨の損傷からくる疼痛に加えて、リハビリテーションによる負荷で筋肉や組織の炎症をきたして疼痛が発生していることが考えられる。ボルタレン®坐薬を使用しているが激痛が時折出現し、動くことに躊躇している。疼痛閾値がもともと低いうえに、疼痛が持続することで精神的にも緊張が高まることが、さらに疼痛閾値を低下させ疼痛が増幅されていると考える。疼痛は呼吸抑制、血圧上昇、酸素消費量増加、内分泌系代謝亢進、睡眠障害、食欲不振など身体的・精神的に影響を及ぼす。疼痛持続は記憶遺伝子蛋白質が合成されて疼痛が遷延化し慢性疼痛（疼痛の悪循環）に移行することがあるので早期に鎮痛することが必要である。リハビリテーション前に坐薬を挿入し、温・冷湿布、マッサージなど考える必要がある。

活動－運動

ADL拡大による酸素消費量拡大には対応できている。高血圧はあるが、麻酔・手術による影響はなく安定し、離床後の低血圧も発生していない。活動耐性の低下は起きていないと考える。しかし、疼痛が持続しているので交感神経が刺激されて血圧が上昇する可能性があるので変動に注意する。術後、疼痛によって活動範囲の拡大が制限されている。清潔、移動、下半身更衣に対する援助が必要である。活動制限は心肺機能低下、筋萎縮、骨萎縮、深部静脈血栓形成などのリスクとなるため、少しでも疼痛を緩和して活動範囲を拡大する必要がある。

役割－関係

家族における役割は入院中であるが面会があり、発揮できていると考える。主婦役割、自治会役員の役割が中断されているが、代理があり問題はないと考える。退院後は今までの生活より制限があるので、さらに夫や娘の協力が継続されることが望ましい。夫や娘の介護負担が問題となるが、さらに詳しく家族の状況を確認し負担が少しでも軽減される案はないか相談する。疼痛のため、リハビリテーションに消極的で活動拡大が遅れているが、その必要性は理解できている。病者としてその役割は認知できている。

睡眠・休息

疼痛のため十分な睡眠が確保されていない。さらに、疼痛による筋や精神的緊張が持続するとリラクゼーションがはかれず、リハビリテーションへの意欲まで減退する。疼痛緩和を行い、睡眠時間が確保できるような援助が必要である。

セクシュアリティー生殖

生殖性は発揮できている。

価値－信念

骨折・手術によって、価値観がゆらいでいる言動はない。

全体像（11月15日）

　術後、呼吸や循環動態は安定し、離床に向けての活動耐性の低下は起きていないと考える。しかし、骨折や手術による組織・骨の損傷からくる疼痛に加えて、リハビリテーションによる負荷で筋肉や組織の炎症をきたして疼痛が発生している。

　疼痛によって活動範囲の拡大が制限されており、清潔、移動などADLへの部分介助を必要としている。十分な睡眠も確保されていない。

　活動制限は心肺機能低下、筋力低下、深部静脈血栓形成などのリスクを抱えることになる。

　疼痛に対して、自分ではどうしようもないと認知し、この疼痛がいつまで続くのか心配しているが、疼痛が軽くなれば頑張れる自分をイメージできている。

　骨折、手術・麻酔、疼痛といった侵襲反応による交感神経優位や疼痛による体動制限にともなう腸蠕動運動抑制、水分量制限によって排便回数・排ガスが少なくなっていることが考えられ、便秘になる可能性がある。

　腎機能は維持され、電解質バランスもとれているが、水分摂取量少なく、膀胱炎や尿管結石併発の可能性が出てくる。そのため水分摂取の維持が必要である。

　股関節可動域制限を生活に取り入れる必要があるが、関心を示しているので行動化できるように生活に即して指導する。

　転倒には注意してはいたものの、閉経、かつ加齢による骨粗鬆症で少しの衝撃で骨折に至っているので、術後の安静による筋力低下や人工骨頭による股関節可動域制限があるので、転倒への注意は喚起することも加える。さらに夫や娘の協力が継続されることが望ましい。

　健康は自分で維持するものして、持病の高血圧は塩分制限や自分でも血圧を測定するなど自己管理できている。肥満（BMI26.4）があり、運動を定期的に行っているにもかかわらず、間食を減らすことができていない。わかってはいるけれど遵守できていない健康行動がある。

　定義では「急性疼痛」と「慢性疼痛」の差異は、疼痛の継続が6か月以内か以上で、疼痛の軽減の可能性があるかないかです。Fさんの場合は手術後の疼痛やリハビリテーションによる負荷による炎症による疼痛と判断しましたので、創傷治癒の経過にともない疼痛は軽減する可能性があります。6か月は継続しないでしょう。

　また、この疼痛が持続することで、活動の低下やリハビリテーションへの意欲の低下もみられます。このままの状態が続くと、安静にしていることの弊害（筋力低下、関節拘縮、心肺機能低下、深部静脈血栓、睡眠障害、食欲低下など）、動くことの恐怖、ADLの自立の阻害、意欲の低下、自己尊重の低下などの成り行きが予測されます。ゆえに、疼痛がコントロールできるような援助が必要とされます。

　これらから、以下のようになります。

#1　骨折や手術による組織・骨の損傷、疼痛閾値が低いことに関連した急性疼痛

診断名：急性疼痛

定義：実在または潜在する組織損傷から生じる、あるいはそうした損傷に関連して説明される不快な感覚および情緒的な経験（国際疼痛研究学会）。持続期間が6か月より短く、終わりが予期できるかあるいは予測可能で、軽度から強度までの強さがあり、突然または徐々に発症する。

診断指標
- □筋緊張の変化（弛緩から硬直までさまざま）
- □食欲の変化
- □血圧の変化
- □心拍数の変化
- □呼吸数の変化
- □合図による疼痛の訴え

□発汗
□注意をそらすための行動
□疼痛があることを表現する行動
□苦悶様顔貌
□保護的行動
□注意の及ぶ範囲の狭まり
■疼痛の証拠の観察…創部の存在、だが、発赤・腫脹はない
□疼痛を避けるための体位づけ
■疼痛をかばおうとするしぐさ…痛いところをさすっている
□散瞳
■自分への注意の集中…痛みがずっと気になっている
■睡眠障害…痛くて眠れない
■言葉による疼痛の訴え…動くと痛い

関連因子
■損傷の原因となるもの（生物的、化学的、物理的、心理的）…人工骨頭置換術後13日目

診断名：慢性疼痛

定義：実在または潜在する組織損傷から生じる、あるいはそうした損傷に関連して説明される不快な感覚および情緒的な経験（国際疼痛研究学会）。持続期間が6か月より長く、終わりが予期できないかあるいは予測不能で、持続または再燃し、軽度から強度までの強さがあり、突然または徐々に発症する

診断指標
□以前の活動を継続する能力の変調
□食欲不振
□罹患している筋群の萎縮
■睡眠パターンの変化…痛くて夜が眠れない
□合図による疼痛の訴え
□抑うつ
□苦悶様顔貌
□倦怠感

□再度身体損傷を受けることに対する恐怖
□保護的行動
□焦燥感
■疼痛をかばおうとする行動の観察…痛いところをさすっている
□注意の及ぶ範囲の狭まり
□人との相互作用の減少
■自分への注意の集中…痛みがずっと気になっている
□交感神経系の反応
■言葉による疼痛の訴え…動くと痛い

関連因子
□慢性の身体的な障害
□慢性の心理社会的な障害

NANDAインターナショナル、日本看護診断学会監訳、中木高夫訳：NANDA-I看護診断―定義と分類2007-2008、医学書院；2007. p.310-312. より許可を得て転載

　以下の看護問題も、手がかりからどのような問題が発生する可能性や発生しているかを考えて、診断指標、関連因子、定義にしたがって、情報を確認し、成り行きや看護の必要性を判断して、看護問題を決定しました。

#2　安静や活動制限による腸の蠕動運動の低下、水分摂取量低下に関連した便秘リスク状態

診断名：便秘リスク状態

定義：排便困難または排便の不全感、そして／または過剰に固く乾いた便の排出を伴う排便回数の正常からの減少の危険性がある状態

危険因子
■不十分な身体活動…ADL介助
■最近起こった環境の変化
■消化管運動の減弱…排ガスの現象、腸蠕動音限弱
■水分の不十分な摂取…摂取量減少
■鎮静薬…ボルタレン®坐薬使用

#3 疼痛により荷重が十分にできないことやふらつきに関連した転倒リスク状態

診断名：転倒リスク状態

定義：身体に危害を加える転倒を起こしやすくなること

危険因子

■年齢が65歳以上…74歳

■歩行困難…不安定な歩行

■身体可動性障害…下肢

NANDAインターナショナル、日本看護診断学会監訳、中木高夫訳；NANDA-I看護診断─定義と分類2007-2008、医学書院；2007．p.62-63、273-274．より許可を得て転載。危険因子はF氏に対応するものだけをあげた。

看護計画と実施・評価

#1　骨折や手術による組織・骨の損傷、疼痛閾値が低いことに関連した急性疼痛

看護計画	実施・評価
看護目標 1週間以内に以下のことが可能となる。 ①疼痛が現在の疼痛が半減する（現在の疼痛が10ならば5）。 ②疼痛で目覚める回数が減ったと表現する。 ③ベッドにいる時間が半減する。 ④リラクゼーションができたと表現する。 ⑤歩行器歩行が病室内で可能になる。 **計画** O-P（観察計画） ・疼痛の程度（現在の痛みを10としてスケールで表現する）、部位、頻度（いつ）、どのようなとき。 ・患肢の腫脹、発赤、しびれ感の有無、足背動脈の触知。 ・表情、行動。 ・睡眠状況、食欲。 ・歩行状態、荷重状況。 ・不安表現の有無。 ・ベッドにいる時間帯。 ・歩行介助用具の種類。 ・下肢の内転、外旋位の有無。 ・鎮痛剤の使用回数、使用時間、効果発現時間、効果持続時間、効果があるときの行動。 T-P（ケア計画） ・疼痛の存在を認め、注意深く話を聞く。 ・鎮痛薬の使用について話し合う。効果発現を考慮して、30分前に挿入するが、挿入時間は起床前、リハビリテーション前、午後から、就寝前など決定する。効果を必ず確認する。 ・疼痛が他の徴候を示していないか、脱臼、深部静脈血栓、感染などの疼痛との鑑別をする。 ・リハビリテーション後に湿布を実施する。 ・筋緊張緩和のために足浴やマッサージを行う。 ・気分転換として歌を歌うことが可能か本人と相談する（家族に依頼、	11月22日 S：あのとき、先生から、痛みは残るって聞いて安心した。疼痛はスケールで4くらい。瞬間的に10くらいになるけれど。夜は動いた拍子にビリッときて、2回くらいは目が覚めるけれど、回数は減った。毎日シャワーできるわけではないので足浴が気持ちよかった。 O：1本杖で歩行している。3日後に退院予定。表情も明るい。昨日から坐薬はリハビリテーション前に1日1回の使用となった。歌は歌わなかった。 A：坐薬で疼痛コントロールしている間に、創の経過とともに疼痛が軽減した。疼痛が軽いときを見はからって、足浴や上半身マッサージを行ってきたことで血行がよくなり、気分も楽になってきたようであった。便秘予防で水分を摂取したことがデトックス効果を招いたことも考えられる。歌は場所が確保できず実施できなかった。1本杖歩行も可能となり、目標は達成された。

音源用意、場所の確保）。
E-P（教育計画）
・順調な経過であること訓練の過程で疼痛が出現すること、疼痛は治癒の経過とともに軽減すること、がまんしなくてもよいことを説明する。医師や理学療法士からも説明をする。
（家族へ）
・同様の説明を行い、本人の訴えを聞いていただく。

#2　安静や活動制限による腸の蠕動運動の低下、水分摂取量低下に関連した便秘リスク状態

看護計画	実施・評価
看護目標 1週間以内に以下のことができる。 ①水分量が2L／日を維持できる。 ②腹部マッサージが実施できる。 ③排ガスがあり、腹満感が消失する。 ④硬便でない排便が2～3日に1回ある。 **計画** O-P（観察計画） ・便性状、回数。 ・排ガス、悪心、嘔吐、食欲、腹部膨満感の有無。 ・腹部膨満、腸蠕動音の有無。 ・食事量、水分摂取量。 ・活動状態。 ・患肢痛の有無。 ・不安表現の有無。 ・腹部マッサージ状況。 ・腰部温罨法の効果。 T-P（ケア計画） ・水分摂取できるように半日1L（計2L）を床頭台に用意する。 ・トイレにいく回数が増えることが予測されるが、定期的に看護師から声をかけて、トイレに誘導する。 ・便意を大事にして、トイレにすぐにいけるようにする。 ・腰部温罨法を1日に1回行う（リラクゼーション効果もねらう）。 ・食事、洗面などを利用して、離床のきっかけをつくり、誘う。 E-P（教育計画） ・水分摂取の必要性を説明する。朝食の前30分に飲水することをすすめる。 ・腹部マッサージの目的と方法を説明し、自分で実施できるように指導する。最初は看護師が行ってみせる。 ・必要時、車椅子介助を行うこと、定期的にトイレにいくことで回数がコントロールできることを説明する。	11月22日 S：便は2日に1回出るようになった。ガスも出る。お腹のマッサージは家でもするね。水2Lはきつかったけど。 O：水分は1.5L前後／日飲用した。腰部温罨法は便が1回でるまで毎日行った。疼痛の軽減ともにベッドにいる時間が減ってきた。腸蠕動音聴取可。 A：疼痛が軽減とともに筋緊張が緩和されたこと、活動範囲拡大し腸の蠕動が促進されたこと、水分摂取量が維持できたことで便秘に至らなかった。ただし、自宅にもどり、生活環境が変化するので、排便が継続してあるまでは、自分でできることは続行していただく。

#3 股関節可動域制限や疼痛により荷重が十分にできないことやふらつきに関連した転倒リスク状態

看護計画	実施・評価
看護目標 1週間以内に以下のことが可能となる。 ①疼痛が軽減する。 ②危険肢位（内転、外旋肢位）がわかる。 ③患肢の荷重をすることができる。 ④歩行時ふらつきがなくなる。 ⑤危険肢位を避けて行動できる（臥位時、起居時、車椅子とベッドの移乗時、車椅子坐位時、立位時、歩行時）。 ⑥転倒危険因子がわかり、環境を整備・準備（ベッド周囲の整備、交差した通路は一旦停止、履物、ごみや敷物、水周りはさけること、あわてないなど）することができる。 **計画** O-P（観察計画） ・疼痛の状況。 ・歩行状態、荷重状況。 ・歩行介助用具の種類。 ・日常生活時、下肢の内転、外旋位の有無。 ・指導の理解状況。 ・環境整備・準備の状況（ベッド周囲の整備、交差した通路は一旦停止、履物、ごみや水周りはさけること、あわてないなど）。 T-P（ケア計画） ・ベッド周囲の整備、室内、廊下など環境を整備する。 ・退院に向けて自宅の状況を確認し、杖、手すりや足台、高い椅子、ベッドなどが用意できるようにする。 E-P（教育計画） 以下を疼痛の状況をみて説明する。 ・環境の整備・準備（四つ角は一旦停止、履物、ごみや水周りはさけること、あわてないなど）の必要性。 ・坐位、立位時はいきなり行わず、10数えて次の行動に移る、歩行を開始する前は部分荷重して行う。 ・車椅子、歩行器、杖など正しい使用方法。 ・足にあった、底のすべりにくい靴の使用。 ・歩行する前には簡単な準備体操を行う。 ・下肢筋力増強の継続。 （家族へ） ・危険肢位があることを説明する。 ・退院に向けて自宅の状況を確認し、杖、手すりや足台、高い椅子、ベッドなどに必要性を説明し、準備していただく。	S：疼痛はスケールで4くらい。瞬間的に10くらいになるけれど、夜は動いた拍子にビリッときて、2回くらいは目が覚めるけれど、回数は減った。どんな姿勢が悪いかはわかった。脱臼はまた手術になるので絶対に避けたい。病院は邪魔なものがないけれど、家に帰ったらそうはいかない。 O：患肢荷重して1本杖歩行となった。ふらつきはない。交差した通路、ドアの前など一旦停止して、歩行している。歩行シューズを履いている。自宅には浴室、廊下には手すりは付いていた。ベッドも以前から利用していたので改造など必要ない。浴室に座高の高い椅子は買い足してもらった。危険肢位は避けることができている。 A：疼痛が軽減するとともに活動範囲が拡大していったが、危険肢位の理解がよく、避けることができている。病室環境への配慮もできている。しかし、退院による環境の変化、特にバリアフリーでない自宅環境に適応していくまでは、転倒のリスク続くため継続とする。プランは一部削除とし、目標を自宅の環境整備ができるとする。

O-P：observational plan、観察計画。
T-P：treatment planm、ケア計画、治療計画。
E-P：educational plan、教育計画。

S：subjective data、主観的データ。
O：objective data、客観データ。
A：assessment、アセスメント。

ここではゴードンの機能的健康パターンをツールとして使用しましたが、看護診断は「NANDA-I看護診断-定義と分類 2007-2008」（NANDAインターナショナル、日本看護診断学会監訳、中木高夫訳、医学書院、2007）を使用しています。ゴードンによる「看護診断マニュアル」（原著第9版、野島良子監訳、へるす出版、2001）も出版されていますが、原著は2000年に刊行されたものであり、前者が最新であり、医療や社会の現況に即しているのではないかと考えたからです。

事例のまとめ

ゴードンの機能的健康パターンを用いて、Fさんの全体像を捉えました。生活のしかたを11の方向性から見ることで、その人らしさに近づくことができたと思います。看護診断が示す状況が存在するか否かを、情報から解釈・判断していくため、看護の守備範囲が明確です。

大腿骨頸部骨折の場合は、地域連携パスの関連などから、入院期間がますます短縮しています。患者がいる場が、病院・施設、さらに在宅であっても、ゴードンの機能的健康パターンを使用し、看護診断を導き、介入・評価することができます。

【引用文献】
1) NANDAインターナショナル、日本看護診断学会監訳、中木高夫訳：NANDA-I看護診断—定義と分類2007-2008、医学書院；2007.

【参考文献】
1) マージョリー・ゴードン著、松木光子、江本愛子、江川隆子他訳：看護診断—その過程と実践への応用、原著第3版、医歯薬出版、1998.
2) マージョリー・ゴードン著、江川隆子監訳：ゴードン博士の看護診断アセスメント指針—よくわかる機能的健康パターン、照林社；2006.
3) マージョリー・ゴードン著、輪湖史子監訳：ゴードン博士の看護診断、プラスワン・シリーズ1、照林社；1995.
4) マージョリー・ゴードン、アン・マッコート著、佐藤重美監訳：臨床に生かす看護診断、プラスワン・シリーズ3、照林社；1996.
5) 渡邊トシ子編：ヘンダーソン・ゴードンの考えに基づく実践監護アセスメント—同一事例による比較、廣川書店；1998.
6) 中木高夫：看護診断を読み解く！—看護をもっと深めたい人のために、学習研究社；2004.
7) リンダ J. カルペニート=モイエ著、新道幸恵監訳：看護診断ハンドブック、第7版、医学書院；2006.

第4章 代表的な7つの看護理論と看護過程の展開

ベナーの看護理論

古庄　夏香

1 ベナーという人

パトリシア・ベナー（Patricia Benner）は、米国のバージニア州ハンプトン生まれで、その後、カリフォルニアに移住しました。

パサデナ大学で看護学を専攻し、同大学で1964年に文学士号を取得します。

1970年には、カリフォルニア大学サンフランシスコ校で内科・外科看護を専攻し修士号を取得。さらに、カリフォルニア大学バークレイ校で、ストレス・コーピングの研究で有名な心理学者リチャード・ラザルス[*1]の研究助手として働きながら、ストレス・コーピング理論を学びました。

1982年には博士号を取得。同年、カリフォルニア大学サンフランシスコ校看護学部生理学的看護学科の准教授となり、1989年からは教授を務めています。

ベナーは臨床経験も豊富で、急性期看護ケア、集中治療、訪問看護などの臨床経験があります。

ベナーが影響を受けた理論家たちは、看護に関するものはバージニア・ヘンダーソン（p.54）、看護学以外では、哲学者のヒューバート・ドレイファス[*2]、ハイデッガー[*3]や、心理学者リチャード・ラザルスです。

2 ベナーの看護理論の特徴

ベナー看護理論は、従来の看護理論にみられた患者や患者－看護師関係ではなく、臨床の看護師に焦点をあて、その看護実践の中から理論を導き出しています。そして、その理論を導き出すのに、多くの看護師にインタビューをし、看護師がどのようにして看護実践を身につけ達人ナースに育っていくのかを明らかにしています。

ベナーは実践から導き出された知識の中に、優れた理論の基となる要素が含まれていると考

[*1] リチャード・ラザルス：Richard S.Lazarus。アメリカの心理学者で、フォルクマンとともに心理的ストレスについて研究した。ストレスを認知評価した結果がコーピングであり、コーピングは情動中心のコーピングと問題中心のコーピングに分けられると述べている。
[*2] ヒューバート・ドレイファス：Hubert Dreyfus。アメリカの哲学者。数学者の弟スチュアート・ドレイファスと「ドレイファス・モデル」を開発した。「ドレイファス・モデル」は、本文でも説明しているが、チェスプレーヤーと航空機のパイロットがどのように専門的な技能を習得していくか、そのプロセスを明らかにしたもの。そのプロセスとは技能が向上するにつれ、どのように問題を理解、解決するかを明らかにした。
[*3] ハイデッガー：Martin Heidegger。ドイツの哲学者で、人間の存在について研究をした。これは、ベナーの実践的知識と理論的知識に関する考えに影響を与えている。

えています。それを「実践的知識」と「理論的知識」として説明しています。

実践的知識とは、臨床のなかで何気なく身につけたり、経験から学んだ知識や技能を身につけることです。日常生活でたとえると、子どもは生まれて歩くようになり、自然に走り方を覚えます。誰かに走り方を教わったわけでもないのに自分で走ることを学習し身につけていきます。これが「実践的知識」です。

理論的知識とは、臨床で起こった事柄を実践的知識だけで説明できないときや、もっと高度な技術を学ぼうとするときに、専門的な理論や根拠を学び、よりよい方法を学習することです。たとえば、普通に走ることはできますが、オリンピックに出場するくらいに早く走ることができるようになりたいと専門家の指導を受けます。これが「理論的知識」です。

臨床では、経験から知識や技能を身につけることはできますが、さらに高度で専門的な知識や技能を身につけるためには、理論的知識が必要となります。

実践の知識や技能は、理論だけで説明できるとは限りません。そのため、ベナーは専門分野での実践的知識を発展させるために、臨床での経験を記述し表現することの重要性を述べています。

記述された詳細な情報から、看護師の実際の行動の困難さ、資源、制約、看護実践の豊富さを明らかにすることができます。

看護実践の中には、明らかになっていない経験知、臨床知が多くあり、これらを明らかにしていくことで、看護実践の根拠を求め、質の高い看護の提供につなげることができます。

3 ベナーの看護理論におけるメタパラダイム（人間・環境・健康・看護）

①人間

ベナーは人間について、ハイデッガーの考えに基づき説明しています。それは「人間は自己解釈的な存在」であり、人間の心と身体は別々のものではなく、互いに影響し合っているということです。

②状況（環境）

看護では「環境」という用語を使うことが多いのですが、ベナーは「状況」という用語を用いています。人間はいつでも状況の中におり、その状況をどのように受けとめるかは、人それぞれです。どんな状況でも、どのような行動をとるかが重要であるといえます。

③安らぎ（健康）

ベナーは「健康」を「安らぎ（well-being）」という言葉で表現しています。安らぎとは、生活していく中で肉体的・精神的・社会的バランスが取れた状態のことです。

④看護

看護は人を気づかい、世話を実践することであると言っています。人を気づかうことは、看護実践の中心になるものです。気づかいと責任感をもって患者とかかわることで、患者にあった援助を行うことができます。

4 技能習得モデル

ベナーは技能習得モデルを用い、看護師の技能習得過程を説明しています。

技能習得モデルとは、元々は看護の分野でつくられたものではなく、スチュワート・ドレイファス（Stuart Dreyfus）とヒューバート・ドレイファス（Hubert Dreyfus）が、チェスプレーヤーと航空機パイロットに関する調査から、どのように専門的な技能を習得し、それを磨いていくのかを明らかにしたもので、技能習得は5段階の技能習得過程を経ていくとされています。

ベナーは、この技能習得モデルを看護学へ適応し、看護師がどのように技能を習得していくのかを述べています。ベナーは、看護における5段階の技能習得モデルを、第1段階：初心者レベル、第2段階：新人レベル、第3段階：一人前レベル、第4段階：中堅レベル、第5段階：達人レベル、であるとしています（図1）。

技能習得レベルは第1段階、初心者レベルからはじまり、第2段階、第3段階、第4段階、第5段階と徐々にステップアップするごとに技能習得レベルは上がっていきます。

①第1段階：初心者レベル（novice）

看護学生や、勤務する病棟や科が変更になり、はじめて経験する領域の患者と接するときの看護師が、この段階に当たります。

たとえば、クリティカルケア領域でベテラン看護師として勤務していても、小児科に異動になったときには初心者レベルにもどります。

初心者レベルでは、理論的知識はあるかもしれませんが、状況に対応する実践経験がまったくありません。そのため、他者から指示された業務はこなすことができますが、実際の状況で何を優先させればよいのか、という判断はできません。

②第2段階：新人レベル（advanced beginner）

新卒の看護師がこの段階にあたります。

この段階では、ある程度の実践的知識と理論的知識があるため、かろうじて業務をこなせます。しかし、状況の判断は一人でできないため、指導者の指導や助言が必要です。

新人レベルでは、自分の判断で実際の状況の優先順位をつけることができません。

③第3段階：一人前レベル（competent）

同じ領域で2〜3年の経験がある看護師です。病棟にも慣れ、管理能力もあり、自分で状況を判断し、優先順位を考え、目標・計画にそった実践ができます。

この段階では、スピードと柔軟性には欠けますが、自信をもって看護実践を行っています。

④第4段階：中堅レベル（proficient）

同じ領域で3〜5年の臨床経験がある看護師です。まったく新しい事例に遭遇したときや、分

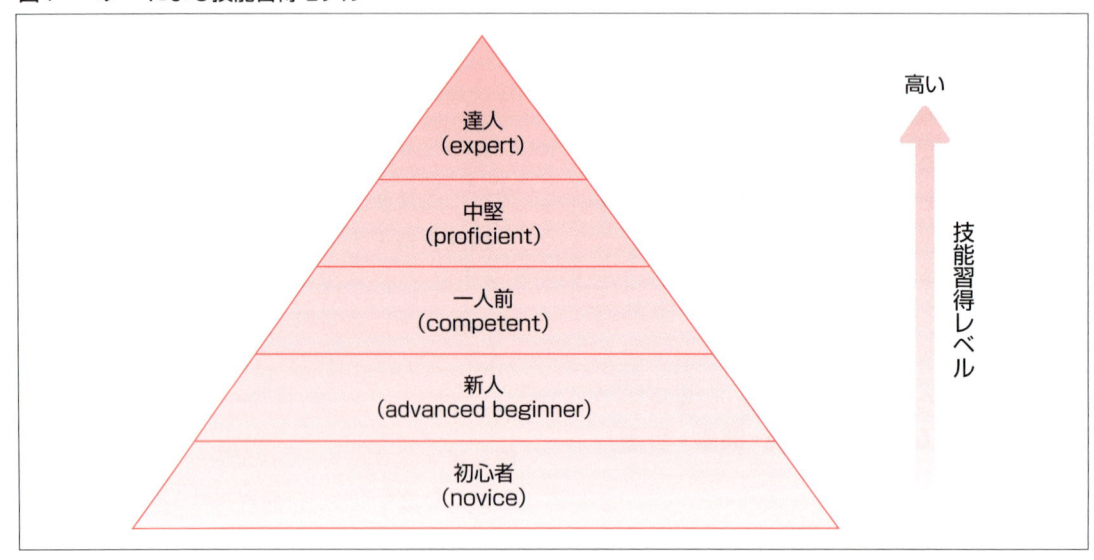

図1　ベナーによる技能習得モデル

ピラミッド図（下から上へ）：
- 初心者（novice）
- 新人（advanced beginner）
- 一人前（competent）
- 中堅（proficient）
- 達人（expert）

技能習得レベル　高い →

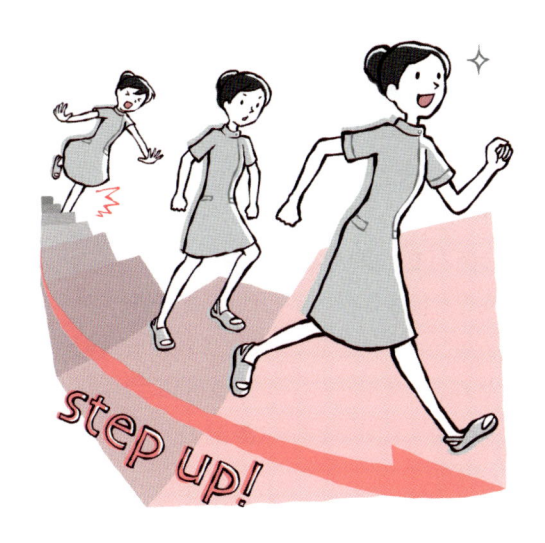

析的に状況を考えなければならない場合は、一人前レベルに後退します。

この段階では、状況把握能力がすぐれているため、状況を深く理解できています。さらに経験に基づき、患者や状況の全体像を把握し、直感的にすばやく対処できます。

一人前レベルの看護師との違いは、状況の全体像が把握でき、問題の核心に焦点をあて行動できることです。また、バイタルサインが変化する前から患者の急変に気づくことができ（早期警告徴候）、状況に対処することができます。

⑤第5段階：達人レベル（expert）

達人レベルになるには、個人差があるため経験年数で表すことができません。

達人になると、自分自身が多種多様な、膨大な経験を積んでいるため、状況把握をするためにガイドラインや原則に頼りません。経験や知識などから患者の状況を直感的に把握し、問題解決することができます。

達人の判断は、中堅レベルよりさらにホリスティック（全人的）です。この実践力、問題解決能力は、ガイドラインや原則を用いた評価表では測ることができないほど卓越したものです。

＊

第1〜4段階は、同じ領域で経験を積めば進むことができます。これらの段階は、経験年数のみではなく、同じ領域での経験ということが重要です。経験年数を積んでいても、他の領域や病棟に移動した場合には、第1段階の初心者からの技能習得レベルとなります。

第5段階の達人レベルは、経験年数を積んだからといって、すべての看護師が到達できるわけではありません。

技能を磨いていくには、①過去の臨床経験を範例として状況を判断する、②状況を全体像としてとらえる、③状況に積極的なかかわりをもつ、という3つの技能実践分野が重要です。この3つの技能分野から知識や経験を学んでいくことで、看護師として成長していきます。

技能習得モデルは、臨床では、継続教育におけるキャリア開発のなかで、クリニカルラダーとして使われています。

5 看護実践の領域と能力

ベナーは、看護師による患者ケアのエピソードの語りや参加観察により、31の能力を明らかにしました。

さらに、この31の能力を、機能と意図の類似性に基づき7つの領域に分類しました。

7つの領域とは、①援助役割、②教育とコーチングの機能、③診断とモニタリングの機能、④容態の急変を効果的に管理する、⑤治療処置と与薬を実施し、モニターする、⑥医療実践の質をモニターし、確保する、⑦組織能力と役割遂行能力、です。

①援助役割

援助役割とは、社会的な契約や、患者からの交換条件には依存せず、心の通じ合う関係で、患者にケアを行うことです。

患者によっては、援助を求める者もいれば、自分で自分のことをしたいと思ったり、援助されて

いることを認めたくない患者もいます。患者に応じて、看護師は患者が援助を受けているという義務を感じないような心配りをします。

患者の心理社会面と身体面をホリスティック（全人的）にとらえ、状況に応じたアプローチをします（表1）。

② 教育とコーチングの機能

達人看護師は、患者に今から起こりうる身体的変化について恐怖を抱かせないように教育し、患者がおびえているときにもコミュニケーションをとり教育します。こうしたときには、態度、ユーモア、技能などの、さまざまなアプローチを行います（表2）。

③ 診断とモニタリングの機能

検査と治療処置の多くは、慎重なモニタリングが必要であり、安全であるとされる値の幅が狭いため、注意深くモニタリングすることにより問題の早期発見ができます（表3）。

表1　領域：援助役割

1	ヒーリングの関係：癒しの環境をつくり、癒しのためのコミットメント（責任感を伴う深いかかわり合い）を確立する
2	患者が疼痛や衰弱に直面したときに安楽を与え、患者の人間性を守る
3	付き添い：患者のそばにいる
4	回復に向かう過程で、患者自身の関与を最大限に引き出し、自律しているという自覚と自信を与える
5	痛みの種類を見きわめ、疼痛管理とコントロールの適切な対応策を選択する
6	触れることによって安楽をもたらし、コミュニケーションを図る
7	患者の家族を、情緒面と情報面で援助する
8	情緒的な変化や状況の変化に応じて患者を指導する：状況に合わなくなった対策を取りやめ、新たな選択肢を提供する：方向づけし、教育し、仲介する ・心理的・文化的仲介者 ・目標を治療的に移用する ・治療的なコミュニティをつくり、維持する

パトリシア・ベナー著、井部俊子監訳：ベナー看護論―初心者から達人へ、新訳版、医学書院；2005．p.43．より許可を得て転載

表2　領域：教育とコーチングの機能

1	タイミング：患者が学習を受け入れる準備ができた時機をとらえる
2	病気と回復の過程がもたらすものを、患者が自分のライフスタイルの一環として取り込むのを援助する
3	患者が自分の病気をどう解釈しているかを聞き出し、理解する
4	患者の病態について考えられることを患者に伝え、治療や処置の根拠を説明する
5	コーチングの機能：文化的に避けられている病気の局面を、とりつきやすく、理解しやすいものにする

パトリシア・ベナー著、井部俊子監訳：ベナー看護論―初心者から達人へ、新訳版、医学書院；2005．p.69．より許可を得て転載

表3　領域：診断とモニタリングの機能

1	患者の状態の重要な変化を察知し、記録する
2	早期警告徴候を提供する：診断を確定する明確な徴候が現れる前に患者の衰弱や病状悪化を予測する
3	問題を予知する：先の見通しを立てる
4	病気によって異なる個別の要求や経験を理解する：患者ケアのニーズの予測
5	患者が健康を取り戻す可能性と、さまざまな治療法に反応する可能性をアセスメントする

パトリシア・ベナー著、井部俊子監訳：ベナー看護論―初心者から達人へ、新訳版、医学書院；2005．p.85．より許可を得て転載

④容態の急変を効果的に管理する

患者の容態の悪化の徴候に最初に気づくのは看護師であることが多いため、患者が急変したときには、医師がその場に到着するまで状況を管理しなければなりません。

切迫した緊急事態では、迅速な対応が不可欠であり、エラーや処置の重複が起こらないように、全体像を監視しなければなりません（表4）。

⑤治療処置と与薬を実施し、モニターする

患者に与薬や治療処置をし、モニターすることは看護師の仕事であり、手順書どおりに行うことができる場合もあります。しかし、この領域での知識は手順書どおりに行われることではなく、看護師が患者や状況によって臨機応変に対応することです。看護師は、その技能を試行錯誤の中で身につけています（表5）。

⑥医療実践の質をモニターし、確保する

看護師は、常に患者のそばにいる存在であるため、患者や医療チーム間の調整役として過失を防ぎ、見つけ出す立場にあります（表6）。

⑦組織能力と役割遂行能力

経験を積んだ看護師は、患者の多様なニーズを整理し、計画を立て、調整し、常に変化する患者の状況に応じケアの優先順位を入れ替えています。また、過重労や人員不足の事態においても、状況を判断し優先順位を常に変更し、チームが一致団結し対処します（表7）。

6 ベナーの看護理論の事例展開への方法

ベナーの看護理論は、従来の看護理論にみられた患者や患者－看護師関係ではなく、臨床の看護師に焦点をあて、その看護実践の中から理論を導き出しています。そのため、新人の看護師がどのようにすれば達人になれるのかを知ることができます。臨床の現場では、ベナーの看護理論を使って、病院内の看護師教育を行うこ

表4　領域：容態の急変を効果的に管理する

1	生命がきわめて危険な状況にさらされている緊急事態での熟練した実践：問題をすばやく把握する
2	危機管理：緊急事態において必要な資源の供給をすばやく手配する
3	医師の援助が得られるまで、患者の危機の本質を見きわめ、管理する

パトリシア・ベナー著、井部俊子監訳：ベナー看護論－初心者から達人へ、新訳版、医学書院；2005. p.96. より許可を得て転載

表5　領域：治療処置と与薬を実施し、モニターする

1	リスクと合併症を最小限にとどめつつ、経静脈的治療を開始し、維持する
2	正確かつ安全に与薬する：有害作用、反応、効果、毒性、禁忌などをモニターする
3	不可動性がもたらす問題に対抗する：褥瘡予防と処置。患者の歩行と運動を促して可動性とリハビリ効果を最大限にする。呼吸器系の合併症を防ぐ
4	治療を促し、痛みを緩和させ、適切なドレナージを助ける創傷管理の戦略を立てる

パトリシア・ベナー著、井部俊子監訳：ベナー看護論－初心者から達人へ、新訳版、医学書院；2005. p.106. より許可を得て転載

表6　領域：医療実践の質をモニターし、確保する

1	安全な医療と看護ケアを確保するために、バックアップする
2	医師の指示から、支障なく何を省き、加えることができるかをアセスメントする
3	医師から、適切で時宜にかなった対応を得る

パトリシア・ベナー著、井部俊子監訳：ベナー看護論－初心者から達人へ、新訳版、医学書院；2005. p.119. より許可を得て転載

表7　領域：組織能力と役割遂行能力

1	患者の多様なニーズや要求を調整し、順序づけ、それらに応える：優先順位の設定
2	最適な治療を提供するための治療チームをつくり、維持する
3	スタッフの不足と高い異動・退職率に対処する ・緊急時の対策づくり ・勤務帯で作業負担が過剰になる時間帯を予測し、それを予防する ・チームの団結心を利用、維持する：ほかの看護師から仲間としての協力を得る ・密接で頻繁な接触ができなくても、患者への思いやりある態度を維持する ・患者やテクノロジー、および組織のお役所的な硬直性に対して柔軟な姿勢を維持する

パトリシア・ベナー著、井部俊子監訳：ベナー看護論―初心者から達人へ、新訳版、医学書院；2005. p.128. より許可を得て転載

とができます。新人教育だけではなく、経験年数に応じた教育を、技能習得の特長を生かしながら行うことができます。

たとえば、第2段階の新人レベルの看護師は、第1段階の初心者レベルより知識と経験はあるものの、まだ自分の判断で行動することができず、マニュアルを頼りに行動します。そのため、まずは日常の看護業務が、マニュアルに沿って行うことができるかの見きわめが重要になります。この評価をするためには、卒業後に臨床でよく使う技術項目を整理することが必要であるといえます。

マニュアルに沿って技術を提供できるようになると、状況の判断が自分でできるように、さまざまな状況を設定して、技術内容を変えることができるように教育していくことで、第3段階の一人前レベルの看護師になれるように教育することができます。

【引用文献】
1）パトリシア・ベナー著、井部俊子監訳：ベナー看護論―初心者から達人へ、新訳版、医学書院；2005.

【参考文献】
1）アン・マリナー・トメイ、マーサ・レイラ・アリグッド編著、都留伸子監訳：看護理論家とその業績、第3版、医学書院；2004.
2）パトリシア・ベナー、ジュディス・ルーベル著、難波卓志訳：現象学的人間論と看護、医学書院；1999.
3）パトリシア・ベナー、パトリシア・リー・フーパー-キリアキディス、ダフネ・スタナード著、井上智子監訳：看護ケアの臨床知―行動しつつ考えること、医学書院；2005.
4）パトリシア・ベナー編著、早野真佐子訳：エキスパートナースとの対話―ベナー看護論・ナラティブス・看護倫理、照林社；2004.

■ベナーの看護理論による事例の展開 ■
早期胃癌と診断された患者のアセスメント

事例紹介

Gさん、38歳、女性。身長157cm、体重50kg。
（本事例はプライバシーの保護、看護の倫理性を重視し、実在の患者情報をもとに作成した創作です）

■**医学診断**：早期胃癌（Ⅱc型）。
■**家族構成**：夫と子ども2人（9歳、6歳）がいる。
■**生活歴**

幼少より私立の学校に通い、不自由のない生活を送っていた。大学卒業後、夫の勤めている会計事務所に就職した。その後、結婚し、現在は専業主婦である。

近所には、両親が住んでいる。両親は、現在も共働きであるが、育児の援助は受けることができる。

夫は公認会計士で、仕事のため、ほとんど家

● **ベナーの看護理論の対象** ●

ベナーの看護理論は臨床の看護師に焦点をあて、その看護実践の中から理論を導き出しています。

看護師は患者の入院時、看護上の問題をとらえるために情報収集を行います。ベナーのいう7つの看護実践の領域（援助役割、教育とコーチングの機能、診断とモニタリングの機能、容態の急変を効果的に管理する、治療処置と与薬を実施しモニターする、医療実践の質をモニターし確保する、組織能力と役割遂行能力）と31の能力を発揮し、その経験から入院時の状況判断や今後の成り行きを予測でき、十分な情報収集を行い、質の高い看護介入につなげることができます。

患者を疾患や症状だけでなく、環境や心理・社会面からとらえ、意図的に情報収集できるためには、経験に基づいた状況の判断が必要になります。

そこで、ここでは疾患に関する症状だけではなく、患者の心理・社会面のアセスメントも含め、新人レベルと達人レベルでは入院時の情報収集はどのように異なっているのかを比較しました。

事例はGさんが早期胃癌と診断され、手術目的で入院となった場面です。看護師は、入院してくる患者や家族から情報収集をし、看護診断・看護介入・看護成果を立案します。看護過程の中にも、看護師の実践能力の差が表れてきます。新人と達人の語り（ナラティブス）から看護過程の展開に焦点を当て事例を分析しました。

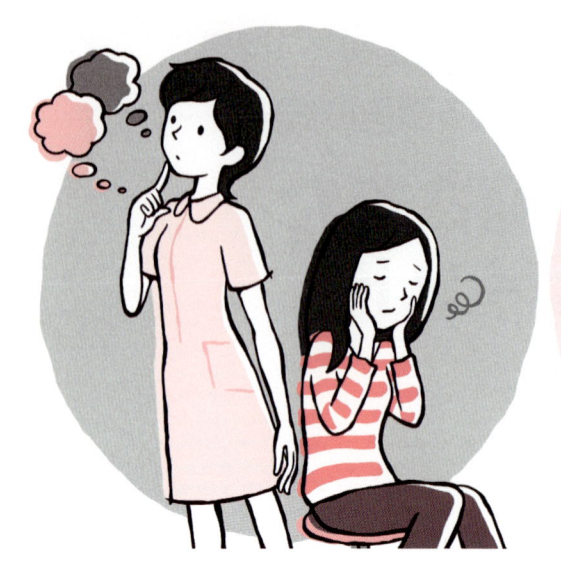

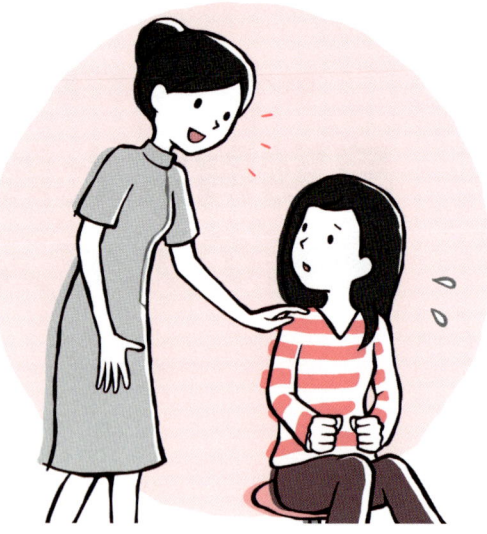

にいない。経済的な心配はない。
■病気の経過
　今まで大きな病気にかかることなく、健康に生活を送っていた。結婚後の日常生活は、夫と子どもたちを送り出した後は、家事をこなし、自由な時間は友人との食事や、お稽古事をして過ごしていた。
　夫は仕事が忙しいため家事や子育てはすべてGさんが行っていた。
　2か月前より食欲低下、軽度のむかつきがあった。近医を受診したところ、胃カメラにて胃下部にⅡc型の早期胃癌が発見され、手術目的（腹腔鏡下術）にて入院となった。
■医師からの説明
　入院に際し、外来にて入院・治療内容についての説明が夫同席のもと行われた。

「胃に腫瘍があります。腫瘍は検査の結果、癌であることがわかりました。癌と聞いてショックだと思いますが、幸い発見が早かったので、悪いところはすべて手術で取ってしまえそうです。最近では手術の技術が進んでいるので、お腹を切らなくても、お腹に4か所穴を開けて、そこから手術の器具を入れて、胃の悪いところを切除できます。手術の傷がほとんどないので、手術後の回復は早いと思います」
■担当看護師の背景
　新人レベル看護師：今年の春、看護師国家試験に合格した臨床経験3か月の看護師。先月から、日常業務を一人で任されるようになった。
　達人レベル看護師：臨床経験10年目のベテラン看護師。病棟ではリーダーシップを発揮し日常業務を行っている。

新人レベルの看護師の語り

　今回入院のGさんは若いし、早期の胃癌なので、病態的にはあまり心配ありません。情報収集は電子カルテの順番どおりに話を聞いていきました。

　最初の項目はヘルスプロモーションだったと思いますが、あまり情報収集の順番とか内容とか考えたことないですね。順番どおり

☞データベースの順番どおりに情報収集を行う。

に話をしていかないと、必ずどこかの情報を落としてしまうんです。やっぱりきちんとカルテの内容を埋めないといけないので順番どおりにします。でも、ほとんどの情報入力は画面で「あり」「なし」にチェックするだけなので簡単にとれます。今回のGさんの場合も若い方なのでADLにも問題ないし、身体機能とかコミュニケーションとかの障害もないし、そんなところは聞かなくてもわかるので「なし」にチェックします。

　まずヘルスプロモーションから情報収集をしました。
　「今まで病気をしたことがありますか？」って聞くと、「いいえ。今まで大きな病気はしたことがなかったです。だから、ちょっとびっくりしました。癌だっていうし……。でも、先生が、発見が早かったから悪いところは、すべてとってしまえそうですっておっしゃるし、傷も目立たないみたいなので安心してます。もう、お任せしてますから」と笑顔でお答えになりました。
　特に、入院や治療に対して心配ということはなさそうです。早期癌だったので、あまり心配してないようです。先生に対しても信頼してるみたいなので、きっと退院の指導をしていくときもスムーズに行くような気がしました。

　次に、栄養について話を聞きました。「2か月くらい前からあまり食事が入りません」とおしゃっているので、ここでは栄養が十分摂れていないことが問題だと思いました。食事のことは、Gさんに限らず手術後は絶食になるので、栄養摂取消費バランス異常：必要量以下を患者さん全員にあげます。
　排泄、活動/休息、知覚/認知は、Gさんは若いし自覚症状もあまりないので問題ないです。自己知覚も話をしていくと、しっかりした方という印象が強かったので問題ないと思います。
　役割は、家では主婦なので入院すると家のことが心配なのかなあと思いました。でも、「主人は仕事が忙しいので、家事や子どもたちの世話は任せられないんです。でも、近所に両親が住んでるから、両親に子どもたちのことは甘えて面倒見てもらおうって思ってます」とおしゃっていたので、気になっている子どもたちのことや家事も、しばらくはできないにしても、両親の援助が受けられるので安心なのではないかと思います。
　セクシャリティも問題ないし、コーピングのところは、大抵の人は手術を受けるから不安があると思うので不安を診断にあげるけど、今回の場合は、早期の胃癌でとってしまえるって説明をされてるし、先生にお任せしてますからっておっしゃってるし、問題はないと思います。
　生活原理も問題ないと思います。ここは、よっぽど信仰があるとかじゃないと問題はあがらないですね。
　安全/防御は高齢者の場合は、問題にあげることが多いです。身体損傷は高齢者の場合、手術前から診断としてあげておきます。

- 身体機能やコミュニケーション能力は、主観的データではなく一般論で判断する。

- 自分の考えで判断する。判断の根拠が明確でない。

- フィジカルアセスメントが十分でない。
- 疾患ベースに看護診断を考える。

- 役割関係の情報で判断する。

- コーピング/ストレス耐性の情報で判断しようとするが、Gさんの情報の分析でなく疾患からの判断や自分の考えで判断する。

- 領域と類の理解が不十分。

- 一般論で判断する。

危険行動がおきやすいし、問題になってからでは対処できないので。でも、Gさんは若いし問題ないです。安楽も腹腔鏡下術なのであまり痛くならないと思います。成長/発達も問題ないです。

　アセスメントは13領域それぞれでします。
　身体面に関連のある排泄、栄養、安全/防御、などは疾患によって書く内容がだいたい同じなので、同じ書き出しで内容も同じことが多いです。Gさんは胃癌なので病棟の中でも多いケースです。だから、以前受け持っていた胃癌の患者さんのアセスメントをコピーペーストで貼り付けたり、他の看護師が書いたアセスメントを見て使えそうなところをコピーペーストしたり、内容を少し変えたりして使います。同じ疾患だと経過も同じなので考えなくていいから楽です。Gさんは胃癌だけど早期なので、病態的に複雑じゃないから、身体面はコピーペーストで全部書けました。

☞疾患ベースでのアセスメント。

　それぞれのアセスメントが終わったら、領域間の関連図を描きます。関連図も疾患が同じなら、ほとんど同じになってくるので書くのに時間はかかりません。今回も他の胃癌の事例と一緒です。その後、全体像描写をします。全体像描写もプロフィールは違っていても疾患の病態は同じなので、コピーペーストできるところはします。

☞疾患から考えた全体像描写をする。

　看護診断は、全体像描写をした後に考えましょうって言われているのですが、各領域のアセスメントをしていると、それぞれの領域で問題になりそうなところが出てくるので、それを診断にあげるようにしています。そう考えると、関連図と全体像描写はあまり意味がないですね。疾患によって、だいたい看護診断が決まってますからね。診断は、不安は手術をする患者さんであれば必ずあると思うので、不安をあげるようにしています。

☞領域ごとのアセスメントで看護診断を考える。

☞疾患ベースで看護診断を考える。

　今回のGさんは家族のサポートがあったり、経済的にも恵まれていて何不自由ない方だし、先生に対してもお任せしますって信頼しておられるのであげませんでした。消化器の手術で絶食になる患者さんには、栄養摂取消費バランス異常：必要量以下や感染リスク状態を立案します。今回、Gさんは若いので感染はしないと思うので感染はあげませんでした。お年寄りだったら栄養状態とかも若い人に比べたらよくないので、用心のために感染リスク状態をあげます。疾患や手術の術式で大体の診断の予測がつきます。

☞一般論的な自分の考えで判断する。

☞疾患ベースで看護診断を考える。

　関連図を描いて全体像描写をしても、立案する問題はだいたい決まっています。いつも使っているものばかりなので、定義や診断指標も覚えています。ゆっくり本で調べる時間があれば本で定義の確認をすることもありますが、いつも使ってるものなので調べないことが多いです。最近は手術してから退院までが早いので、手術前に手術後の診断を立てておくと手術後に立てなくていいので楽です。問題が手術後に起こらない場合も多いですが、もし問題が起こるといけないので診断は立てます。

☞看護診断の定義を確認しない。

☞予測で看護診断を立案する。

NOC、NICは看護診断が立つと電子カルテ上に候補があがってくるので、そこから合いそうなものを選びます。でも、Aさんだからとか、お年寄りだからとかで、NOCやNICが変わることはあまりないです。治療内容は同じですから、同じ看護診断に対しては決まったNICやNOCになります。だから患者さんによってというより、疾患によってあげるものが決まります。
　Gさんは、栄養摂取消費バランス異常：必要量以下を立案したのでこの診断に対してのNIC、NOCの候補の中から選択します。3N（NANDA-NOC-NIC）が導入されているのでクリックするだけで診断と計画、目標設定までできます。

▷看護介入・成果は候補から選択式に選ぶ。

▷疾患ベースで看護介入・成果を考える。

看護診断、NOC、NICについては、p.46を参照。

新人レベルの看護師の語りについて

　ベナーの看護論の技能習得モデルで「新人レベル」とは、新卒の看護師がこの段階にあたります。この段階では、ある程度の実践的知識と理論的知識があるため、かろうじて業務をこなせます。しかし、状況の判断は一人でできないため、指導者の指導や助言が必要です。新人レベルでは、自分の判断で実際の状況の優先順位をつけることができないとされています[1]。

　ここにあげた分析例では、看護過程について語られている部分に注目し、どのような内容の語りがなされていたのかを分析しました。

　この新人看護師の看護過程の語り（ナラティブス）のなかで特徴的なものは疾患ベースに患者をとらえている、判断に根拠がなく自分の価値観で判断しているということです。

①疾患ベースで患者をとらえている

　疾患で患者の状況をとらえることは、ある程度の知識を身につけ、それを実践する段階の新人レベルの看護師には、患者の身体的側面から必要な看護を考える上で重要です。まずは、マニュアルにそって、疾患からあらわれた症状に介入する看護をすることで、患者の苦痛を緩和することができるからです。しかし、不快な症状を緩和できたとしても、患者の環境や心理・社会面を理解できない限りは、入院生活を快適に送るための日常生活上の援助をすることはできません。

　疾患ベースで患者をとらえているということに関しては、語りの中にGさんという患者は出てきてはいるものの、Gさんというとらえ方ではなく、「胃癌の患者」という解釈に留まっています。新人レベルの特徴のひとつとして一通りの業務はこなせるが状況の判断ができないことがあげられます。疾患を通しての患者に対する観察、ケア、教育は提供できますが、患者の心理・社会面をとらえた個別性を考慮しての介入や状況の判断はできません。

　そのため「Gさんは胃癌だけど早期なので病態的に複雑じゃないから、身体面はコピーペーストで全部書けました」「診断は、不安は手術をする患者さんであれば必ずあると思うので、不安をあげるようにしています」「消化器の手術で絶食になる患者さんには、栄養摂取消費バランス異常：必要量以下や感染リスク状態を立案します」など、同じ疾患であれば同じ看護診断をあげればいいという疾患に介入する思考になっています。

②判断に根拠がない

　判断に根拠がないという点では、情報を解釈するときの判断が、自分の考えのみでなされています。

「Gさんの場合も若い方なのでADLにも問題ないし、身体機能とかコミュニケーションとかの障害もないし、そんなところは聞かなくてもわかるので『なし』にチェックします」「特に、入院や治療に対して心配ということはなさそうです。早期癌だったので、あまり心配してないようです」「安楽も腹腔鏡下術なのであまり痛くならないと思います。今回のGさんは、家族のサポートがあったり、経済的にも恵まれていて何不自由ない方だし、先生に対してもお任せしますって信頼しておられるのであげませんでした」などは、問題にならないという判断の根拠が明確でなく、自分の価値観や一般論的な判断が行われています。

ベナーの看護論での達人ナースは、患者を全人的に把握することができます。そのため、疾患で患者をとらえ介入するというマニュアル的な介入になっているのは、新人レベルの特徴であるといえます。また、自分で状況の判断ができないため、患者のおかれている状況も何が問題であるのか感じとることができず、問題として意識できていません。

達人レベルの看護師の語り

患者様から情報収集するときは<u>本人の訴えとか、今ある症状で困っていること</u>から聞いていきます。情報収集の順番は、私の病院ではNANDAの13領域でデータを取っているのですが、データベースの画面どおりの順番ではしません。来院理由とか、いろいろ聞いていくうちに患者様が、ご自分から話をしてくださるので。患者様のいったことに関する内容について話が進んでいきます。<u>話をしながら頭の中でデータベースの、どの領域についての情報だということがわかります。だから、話が飛んでも、どこの情報だということが頭の中で整理</u>できます。そうすると、その中でもっとここを聞いたほうがいいかとか、だいたい関連してくることとかが分かってきます。<u>問題点がわかってくるので、その内容に注目しながら話を進めていきます。そして、いろいろな情報を統合して、本当に問題点としてあげるべきなのか</u>考えます。

☞ 患者の訴えを中心に情報収集する。

☞ 患者の訴えを中心に話を進める。

☞ さまざまな情報を統合し、問題点を考える。

Gさんは、早期の胃癌で手術目的で入院されてきたのですが、まず最初にこの方を見て、<u>顔色や皮膚の状態もよかったので、病状はさほど深刻な状態ではないと思いました</u>。主訴も、食欲低下と軽度のむかつきだったので、これらの症状で<u>生活に困難をきたしているとは考えられません。ですから今の段階で身体面は特に問題ない</u>と思いました。入院生活を実際送っていくうちに何か問題があがってくるかもしれませんが、診断は問題があがってきたときにあげるもので、今考えられることを予測的にあげるのは正しくないと思います。予測的にあげた問題でできることといったらモニタリングしかないし、可能性として考えられる状態が起きないようにモニタリングするのはルーティンワークだと思っています。Gさんも、予測診断をあげれば栄養や感染などたくさんあがりますが、今の段階では診断をあげるほどではないと思います。

☞ 経験に基づいたフィジカルアセスメントで患者の病状を判断する。

☞ 予測で看護診断を立てない。

私がGさんと話をしていて気になったのは、Gさんの心理面です。今まで、お嬢様育ちで何の不自由もなく育ち、経済的にも不自由がなく、結婚してからも何の心配もなく幸せな暮らしをしてきたと思いました。それで、今回胃癌になったことが人生のはじめての挫折というか困難というか、おそらく、かなりショックを受けていると思います。
　「今まで病気をしたことがありますか？」と聞くと、「いいえ。今まで大きな病気はしたことがなかったです。だから、ちょっとびっくりしました。癌だっていうし……。でも、先生が、発見が早かったから悪いところはすべてとってしまえそうですっておっしゃるし、傷も目立たないみたいなので安心してます。もう、お任せしてますから」と笑顔でお答えになりました。でも、気になって「癌ってどんなイメージですか？」って聞いてみると、「祖父母が癌で亡くなりました」とおっしゃいました。きっと、癌＝死のイメージがあると思いました。幸い、早期癌ということなので、Gさんは「お任せしてますから」とおしゃっていますが、病状やこれからの入院生活で、わからないことがあって不安を感じないように接していく必要があると思いました。

☞患者の気がかりを感じとる。13領域の領域間の関連を探る。

☞判断の根拠を明らかにして介入する。

　Gさんとお話をしていると、本当に家族のことが自分の生活の中心なんだなあと思いました。「主人は、仕事が忙しいので、家事や子どもたちの世話は任せられないんです。でも、近所に両親が住んでるから両親に子どもたちのことは甘えて面倒見てもらおうって思ってます」という発言からも、主婦として家族のことをしっかりと支えてきたことがわかります。
　普通は夫が、仕事が忙しいといっても病気をしたときくらいは家のことをしてほしいと頼むと思いますが、ご主人とは以前、同じ職場で働いていたこともあり、仕事の忙しさを理解して、夫には迷惑をかけたくないと思っているようです。でも、子どものことが心配なので信頼できる両親に頼もうとしています。きっと母親として子どもの世話をできないことや、夫の世話ができないことが心理的に負担になっていると思います。ですから、心理面の情報収集を中心にしていきました。Gさんは今のところは、特に問題となることはありませんでしたが、入院生活を送る中で、母親や妻としての役割を担えないことから、精神的に不安定になることも考えられるので、コミュニケーションをとるときには、ちょっとした徴候を見のがさないようにしたいです。

☞判断の根拠を明らかにして介入する。

　看護診断の立案までの過程は、データベースをもとに、ひとつひとつの領域ごとのアセスメントをしていきます。領域ごとのアセスメントをすると各領域を、くわしく見ていくことができます。先ほどお話した内容のように、情報収集のときに大体のアセスメントの視点はありますが、なかなか文章に表すのはむずかしいです。無意識に考えてるじゃないですか。Gさんの場合も、身体面ではなくて心理面に注目したほうがいいなあと思ったのは、意識的にそうしたのではなく

☞経験知から、無意識のうちに患者の状態を捉える。

て、今までの経験というか、そこが大事じゃないかって感じたからです。そこが書くとなると、なかなかむずかしい。経験的なところから、わかることって、アセスメントに書き表すのがむずかしいです。ひとつひとつの領域を考えながら全体像描写も考えています。	
領域ごとのアセスメントを書き終わったら、13領域それぞれの関連を関連図に表していきます。関連図を描くことで、どことどこのつながりが強いかなどの、領域間のつながりがはっきりとします。生活面では、この人は今後こんなふうになっていくんじゃないかって考えたり、じゃあ栄養指導をしようとか、誰に指導すればいいかなど将来のことも見通しをつけていきます。関連図を描いた後は、関連図をもとに全体像描写をします。ある程度、情報収集の段階で頭の中で全体像描写はできあがっているのですが、もう一度情報を改めて目でみて考えるとより問題点がはっきりとしてきます。	☞領域間の関連を明らかにし、問題を焦点化していく。 ☞情報収集の段階から患者の全体像を意識する。
看護診断の立案では、診断名や定義や診断指標の内容など、よく使うものは大体頭の中に入っています。でも、もう一度、本などで確認してから、どっちの定義に合うのかとか、本当に診断としてあげる必要があるのかを考えます。定義をしっかりと確認するのが大切だと思います。	☞看護診断の根拠を明確にする。
その次は、NOC、NICを考えます。この時にも、本で定義を確認して、ふさわしいと思うものを選びます。NOC、NICともコメントを入れていきます。この人は、こんなふうになってもらいたいとか、こんなふうなことをしなければいけないとか抽象的なものについては、私はこう思うということを。特にNOCは、次に評価をするときに評価基準がはっきりしていないと評価できませんから。	☞コメントを入れ個別性を出す。

達人レベルの看護師の語りについて

　ベナーの看護論の技能習得モデルで、**達人レベル**は「自分自身が多種多様な膨大な経験を積んでいるため、状況把握をするためにガイドラインや原則に頼らない。経験や知識などから患者の状況を直感的に把握し、問題解決することができる。達人の判断は中堅レベルより、さらにホリスティック（全人的）である。この実践力、問題解決能力は、ガイドラインや原則を用いた評価表では測ることができないほど卓越したものである」とされます[1]。

　身体的な面は「早期の胃癌で、手術目的で入院されてきたのですが、まず最初にこの方を見て、顔色や皮膚の状態もよかったので、病状はさほど深刻な状態ではないと思いました。主訴も、食欲低下と軽度のむかつきだったので、これらの症状で生活に困難をきたしているとは考えられません。ですから、今の段階で身体面は特に問題ないと思いました」のように、患者の顔色や病状から経験的に**フィジカルアセスメント**を行い、問題がないと判断しています。これは看護師としての疾患の経過に関しての知識があるからこそできる判断であり、疾患から表れる徴候を判断し、表れている症状は疾患の経過からすると逸脱した経過ではなく、特に問題がなさそうだという判断です。

　達人レベルで特徴的なのは、**患者を全人的に**

とらえることです。この達人レベルの看護師も疾患で患者をとらえようとするのではなく、全人的にとらえようとしています。そのため、情報収集の段階から、患者に質問する内容が疾患に関する身体的なものばかりではなく、心理・社会面にも目を向け、情報をとる努力をしています。

アセスメントをする際も、領域ごとにアセスメントし、**問題を焦点化**したうえで、領域ごとの関連を関連図に描いています。そのため、問題の関連や問題となっているものの原因がはっきりし、患者の個別性が考えられた、根拠が明確な看護診断が立案できます。

問題としてとらえる**判断の根拠**がしっかりとしいるため、看護診断立案の際の定義も本で確認し、立案の根拠が明確な診断も立てようとしています。

看護診断は各領域で問題を立案するのではなく、患者の全体像から導き出されたものであるため、患者を全人的にとらえられたものになっています。

事例のまとめ

ここでは技能習得レベルの違いを、新人レベルと達人レベルの看護過程の語りから説明していきました。

新人レベルでは、まず疾患から考えられる看護を考え、介入しようと考えていました。また、情報を解釈しようとするときに明確な根拠や他の情報との関連から考えるのではなく、1つ1つの情報ごとに断片的に判断したり、自分の価値観で判断していました。

達人レベルでは、疾患から考えられる問題を考えるときも、問題の根拠となるフィジカルアセスメントがしっかりとでき、疾患だけでなく心理・社会面も総合して患者をとらえ、直感的に問題を焦点化していました。

今回は看護過程の場面を例にあげましたが、ベナーの看護理論は、入院時の情報収集の場面にかかわらず、どんな場面にも応用することができます。場面の再構成をすることで自分がどのレベルであり、レベルに応じた技能習得ができ ているのかを知ることができます。しかし、1場面だけでは、どんな要素が優れているのか、または不十分であるのか判断できない場合もあります。たくさんの場面を総合的に考えることで、自分の技能習得レベルを評価することができます。

【引用文献】
1) パトリシア・ベナー著、井部俊子監訳：ベナー看護論―初心者から達人へ、新訳版、医学書院；2005. p.18, 26.

【参考文献】
1) NANDAインターナショナル、日本看護診断学会監訳、中木高夫訳：NANDA-I看護診断―定義と分類2007-2008、医学書院；2007.
2) スー・ムアヘッド、マリオン・ジョンソン、メリディーン・マース編、江本愛子監訳：看護成果分類（NOC）―看護ケアを評価するための指標・測定尺度、第3版、医学書院；2005.
3) ジョアン・マクロスキー・ドクターマン、グロリア M ブレチェク編、中木高夫、黒田裕子訳：看護介入分類（NIC）、原著第4版、南江堂；2006.
4) パトリシア・ベナー編著、早野真佐子訳：エキスパートナースとの対話―ベナー看護論・ナラティブス・看護倫理、昭林社；2004.

本書に出てくる重要用語

本書に出てくる略語はp.10を、カタカナ語はp.40を参照。

用　語	意　味
あ	
愛情のニード	ある集団に所属することによって、愛情を受けたり、愛情を発揮したりするニード。→所属と愛情のニード。
安全のニード	依存、保護、安堵感に対するニード。
一次的役割	個人が人生の特定成長期に従事する行動の大半を決定するもの。エリクソンの発達段階そのものを意味する。ロイ適応看護理論の用語。→二次的役割
一次評価	環境とのある出会いのなかで何かが"危うくなっている、または賭けられている"とある個人が判断する、評定すること。無関係、無害－肯定的、ストレスフルの3種類がある。ラザルスの心理的ストレスモデルの用語。→二次評価
一般システム理論	自然、社会、機械など、すべてを同じシステムという考え方でとらえる理論。オーストリア出身の理論生物学者、ベルタランフィが提唱した。
エリクソン	Erik Homburger Erikson、1902-1994。アメリカの精神分析学者。精神分析学的自我心理学を確立した代表的人物。
か	
外的活動	セルフケアのために、環境のコントロールや資源の確保などを目的とした活動。→内的活動
概念	concept、コンセプト。基本的な考え方、そのものの意味内容。
開放システム	開かれた系とも。環境との間で物質やエネルギーの交換がみられるシステム。→閉鎖システム
仮説検証	推測に基づき、診断的手がかりをさらに収集し、その推測が支持されるかどうか判断する。
仮説生成	手がかりあるいは診断的手がかりをもとに知識に基づく推測をする。
家族システム論	家族集団をひとつの有機体とみなし、その構造と機能、発達段階の3つの側面から捉える理論。
家族周期	ファミリー・ライフサイクル、family life cycle。家族の変化の過程を家族の成長、発達であると考え、その家族のたどる周期的変化を各期で表したもの。
家族ストレス対処理論	家族がストレス状況におかれた場合、どのように対処してどう乗り越えていくのかを明らかにしようと記述した理論。

家族発達理論	個人が誕生して成長し、衰退、死亡するのと同じように、ひとつの家族という集団が発生して消滅するまでの変化の過程を、生命体と同じように捉えようとする理論。
看護過程	nursing process。さまざまな看護実践を組織化するひとつの方法。また、看護実践の流れを示す道筋であり、枠組み。①アセスメント、②看護診断、③計画（目標設定、ケア計画）、④実施、⑤評価、の5つの構成要素をもち、それぞれが関連しあっている。
看護研究	nursing study、nursing research。看護に関して看護学の視点で行われる研究。看護ケアの科学的な法則性を見出し、体系化をはかる。
看護現象	健康状態に影響を及ぼす要因の中で、看護実践により解決が可能なもの。
看護事故	看護者がその業務を行う際、業務上必要とされる注意義務（結果予見義務・結果回避義務）を怠ったことによる過失が生じ、クライエントの生命・身体に危害を加えること。
看護診断	アセスメントで整理され分析されたデータから、クライエントの健康上の問題に名前をつけて表現すること。
看護理論	nursing theory。看護に対する考え方や見方を体系的に理論づけたもの。
関連刺激	状況の中で確認される、すべての内的外的刺激であり、焦点刺激が原因となって起こる行動に影響する。ロイ適応看護理論の用語。
危機	crisis。ギリシャ語の「カイロス」という言葉に由来し、神との出会いや運命の時を意味するものだといわれる。経過の岐路、分かれ目といった意味が含まれており、すべてが悪い状態ではなく、よい方向に向かう出発点にもなる。
危機的移行	家族周期の各期には、それぞれ家族が重点的に取り組むべき課題があり、これらの課題を達成しながら次の段階へ移行するが、その課題への転換がスムーズに行かない場合、危機に陥りやすくなる。
危機モデル	危機の過程を模式的に表現したもので、危機の構造を明らかにし、援助者が何をすべきかを示唆するもの。
技能修得モデル	スチュワート・ドレイファスとヒューバート・ドレイファスが、チェスプレーヤーと航空機パイロットに関する調査から、どのように専門的な技能を習得し、それを磨いていくのかを明らかにしたもの。技能習得は5段階の技能習得過程を経ていくとされている。
機能的健康パターン	ゴードンによって開発された臨床実践のための基本的データベースを収集する指針。すべての人間は、その健康、生活の質、人間の可能性の達成に寄与するような機能的健康パターンをもっている。ゴードンは、この機能的特性を11に分類した。
機能パターン	健康、ウエルネスな状態を意味し、人間の潜在能力の継続的発達のための基礎を提供する。
機能不全パターン	期待される基準値を満たしておらず、治療的処置を要する健康問題。

キャプラン	Gerald Caplan。イギリス出身の精神医学者。リンデマンとともに危機理論の構築にたずさわった。
急性悲嘆反応	突然、愛する家族を失ったなどの喪失体験をしたときに出現する悲嘆反応の過程。
寄与的行動	重要他者あるいはサポートシステムに対して養育を与える、あるいは供給する行動。ロイ適応看護理論の用語。
軍隊精神医学	戦時下で危機的状況におかれた兵士たちの神経症状（主に戦争神経症）を取り扱った精神医学。
計画立案	クライエントの問題を解決するために計画を立てること。問題解決の優先順位を決定し、問題が解決された場合の期待される成果を設定する。
経験知	単なる経験の積み重ねではなく、科学的（客観的な事実を実証することを基盤にしている）に裏づけされた知識の積み重ねによる経験のこと。カーパーの知の形態の1つ。
欠損動機	欠乏欲求とも。人格内で精神的、身体的に欠乏状態が生じ、これを外界の資源によって補おうとする働き。
欠乏欲求	欠損動機とも。人格内で精神的、身体的に欠乏状態が生じ、これを外界の資源によって補おうとする働き。
顕在的問題	クライエントに実際に起こっている健康問題。
効果器	生理的様式、自己概念様式、役割機能様式、相互依存様式、それぞれの活動を表す。ロイ適応看護理論の用語。
行動主義的心理学	客観的に観察・測定できる行動を研究対象とする心理学。
行動のアセスメント	生理的様式、自己概念様式、役割機能様式、相互依存様式の4つの様式すべてにおいての系統的な行動のアセスメント。ロイ適応看護理論の用語。
個人情報	生存する個人に関する情報であって、それにより特定の個人を認識することができるもの。
個人情報保護法	個人情報の保護に関する法律の通称。個人情報の有用性に配慮しつつ個人の権利利益を保護する法律。
コントロール過程	調節器と認知器というサブシステムによって制御されるプロセス。ロイ適応看護理論の用語。
さ	
三次的役割	個人が一次的、二次的役割にともなう責任を果たす目的で行う一時的な選択方法。ロイ適応看護理論の用語。
残存刺激	行動に影響を及ぼすと予測される因子であるが、未確認のもの。ロイ適応看護理論の用語。
刺激のアセスメント	アセスメントされた行動に影響を及ぼす焦点刺激、関連刺激、残存刺激を明らかにする。ロイ適応看護理論の用語。

自己概念様式	3つの心理社会的様式のひとつ。これは特に心理的・精神的側面に焦点をおいているもの。ロイ適応看護理論の用語。
自己実現のニード	最高次のニードで、能力を最大限に発揮して自己存在を高めようとするニード。
システム的思考	円環的思考として、だれの行動がどのように他の家族に影響を与え、その影響を受けた家族の行動がどのように周りの人に影響を及ぼしているのかという考え方。
実施	計画されたケアを実行すること。看護過程の段階。
実践的知識	臨床のなかで何気なく身につけたり、経験から学んだ知識や技能を身につけること。ベナーの用語。
実践理論	小範囲理論のこと。もっとも抽象度の低い理論。→小範囲理論
手段的行動	長期目標をめざした行動、行為志向行動。
出力	アウトプット、output。目的を達成して外部に出ていくもの。
受容的行動	重要他者あるいはサポートシステムからの養育行動を受け入れ、取り入れ、あるいは吸収する行動。
焦点刺激	その人の、もっとも直面している内的外的刺激であり、行動の原因、行動を促進させる因子となるもの。
情動中心の対処法	苦痛をもたらす厄介な問題に対する情動反応を調節していく対処方法。危険な脅威に満ちた挑戦的な状況が自分では変えることができないと評価されたときに起こる→問題中心のコーピング
小範囲理論	実践理論のこと。大理論（グランド・セオリー、ground theory）、中範囲理論（大理論と小範囲理論の中間に位置する）、小範囲理論の順に抽象度が低くなり、より実践的な理論になる。ただし、これらは明確に区分けされるものではない。
所属と愛情のニード	他者との愛情に満ちた関係や自分が属する集団内でのひとつの位置や役割を求めること。
診断的推論	情報の収集・情報の分析によって問題を推測し（仮説生成）、さらにその推測を支持するために必要な情報をクラスタリングして検証する（仮説検証）。検証したならば、問題のネーミングを行う。この過程をいう。→仮説生成、仮説検証
診断的手がかり	①看護診断の定義・診断指標・関連因子に一致する情報（機能不全パターン）、②「リスク状態」診断の徴候である危険因子を示す情報（潜在的機能不全パターン）、③機能的健康パターンが機能していることを示す強みとなる情報のこと。ゴードンの用語。
心理的ストレス	人間と環境との間の特定の関係であり、その関係とは、その人の原動力に負担をかけたり、資源を超えたり、幸福を脅かしたりすると評価されるものである。ラザルスの定義。

診療情報	診療の過程で、患者の身体状況、病状、治療などについて医療者が職務上知り得た情報。
ストレス反応	生理的ストレス反応：何らかの刺激が生体に加えられ生じる生体側の歪み。心理的ストレス反応：短期的な情動反応や行為、長期的な結果としての精神的不健康、病気、心理的によい状態などという反応。
精神分析学	フロイトにより創始された無意識の意味を重視した心理学。
成長動機	成長欲求とも。人格内に充実したエネルギーを外の対象にむけ、成長へのステップにしようとする動き。
成長欲求	成長動機とも。人格内に充実したエネルギーを外の対象にむけ、成長へのステップにしようとする動き。
生理的ストレス	刺激を受けた生体に起こる反応。セリエによって体系づけられた。
生理的ニード	生命維持に関する欲求であり、もっとも優勢なもの。
生理的様式	人間の身体をつくっているすべての細胞、組織、器官、そして系統的な生理的活動の証明。ロイ適応看護理論の用語。
セリエ	Hans Selye、1907-1982。オーストリア出身の生理学者。生理学的立場からストレス学説を提唱した。
セルフケア要件	人間が、自分の生命や健康、安寧を維持していくためにもつ欲求（ニード）のこと。オレムのセルフケア理論の用語。
潜在的機能不全パターン	期待される基準値を満たしておらず、治療的処置を要する健康問題。
潜在的問題	クライエントに今後起こるおそれや疑いのある健康問題。
全代償システム	全面的な援助のこと。患者が意識障害、治療や病状によって自分のセルフケア要件を、まったく満たせないときに、それを看護師が代行する。
相互依存様式	愛情、尊敬、価値を他者に与え、また受けとるといった相互作用のこと。
尊重のニード	自尊心のニードや他者から尊敬され、理解されたいというニード。
た	
第3勢力の心理学	人間主義的心理学のこと。精神分析学、行動主義心理学に対抗する第3の心理学で、マズローがこういった。
対処機制	コーピング・プロセス、coping process。変化する環境に反応する生来的あるいは獲得された応答方法。
大理論	グランド・セオリー、ground theory。抽象度のもっとも高い理論。→小範囲理論
中範囲理論	大理論と小範囲理論の中間に位置する。看護現象をとらえるとき、有効といわれている。→小範囲理論
調節器	内的外的環境から入力を受けとり、反応を作り出す神経学・内分泌的チャンネルを通して変化を処理していく。ロイ適応看護理論の用語。

直接的ヒューマンサービス	社会の経済的支援、地域内の活用可能なサービス。人間対人間の対人関係とサービス提供関係。
直線的思考	だれが何をしたから、だれがこうなったという直線的な考え方。
治療的な対人的プロセス	何らかのニードを抱えている患者と、専門職者として健康問題やいろいろな課題解決に取り組む看護師との治療的な人間関係のプロセス。ペプロウの用語。
手がかり	cue。自分たちの判断に影響を与える1つの情報。
適応	動物や植物が状況に応じて、保護色をしめしたり擬態をとったりすることをいう。人間の場合、適応の概念の規定をなすものに、ホメオスタシスの概念がある。
適応行動	adaptive responses。適応反応とも。生存、成長、円熟という目標に関して、人間の統合性を促進する反応。
適応システム	人間は環境と絶えず相互作用し、成長発達していく存在である。また、人間は刺激に対処するためにコントロール過程を通過して適応的または非効果的反応を示すシステムであることを、ロイが提示した。
適応的反応	生存、成長、生殖、円熟という人生の目標に対して人間の統合性を促進する反応。
適応反応	adaptive responses。適応行動とも。生存、成長、円熟という目標に関して、人間の統合性を促進する反応。
適応問題	適応に関する広範囲にわたる関心事や肯定的な適応支持について困難性を述べたもの。
適応レベル	生命・生活過程の状況を統合、代償、障害の3つのレベルで説明したもので、影響を受ける変化点をいう。
閉じられた系	閉鎖システムとも。環境との間で物質やエネルギーの交換がみられないシステム。→開かれた系

な

内的活動	セルフケアのための自分自身の行動のコントロールをめざす活動。→外的活動
難問発生状況	hazardous environment。病気に限らず成長発達におけるライフサイクルを通じ、あるいは他の状況的、偶発的な出来事によりもたらされる脅威、喪失、挑戦など。
二次的役割	多様な場で行動に影響を及ぼすもの。個人が人生の特定時期に自立性を達成するために果たさなければならない発達課題によって占められる役割。ロイ適応看護理論の用語。
二次評価	ある事態について何らかの一次評価をした場合、その状況に適応するためには一体何ができるのだろうか、というコーピング（対処）。ラザルスの心理的ストレスモデルの用語。→一次評価
入力	インプット、input。目的を果たすために外部から入ってくるもの。

人間知	人間に関する知識は、限られた情報やごく一部の情報で判断するより、現象の全体を大まかに把握して正確な結論を導き出すことが必要である。看護においては直観と同じ扱いとなる。カーパーの知の形態の1つ。
認知器	内的外的環境からの入力を受けとる。生理的因子と同様に心理的・社会的因子が関係し、調節器機制の出力となるものも含まれる。これらの入力は、さまざまな認知情報経路を通って処理される。ロイ適応看護理論の用語。

は

媒介過程	システムスループット、system throughput。目的を果たすための処理過程。
ハイデッガー	Martin Heidegger。ドイツの哲学者で、人間の存在について研究をした。これは、ベナーの実践的知識と理論的知識に関する考えに影響を与えている。
ハリー・ヘルソン	Harry Helson、1898-1977。アメリカの心理学者。適応理論を提唱した。
非効果的行動	ineffective responses、非効果的反応とも。生存、成長、生殖、円熟という適応目標に寄与しない応答。
非効果的反応	ineffective responses、非効果的行動とも。生存、成長、生殖、円熟という適応目標に寄与しない応答。
美的知	クライエントのケアを通して生まれる看護のダイナミックさや看護実践を経て獲得される共感的理解をさす。カーパーの知の形態の1つ。
ヒューバート・ドレイファス	Hubert Dreyfus。アメリカの哲学者で、数学者の弟スチュアート・ドレイファスと「ドレイファス・モデル」を開発した。
評価	クライエントの期待される成果／目標と、クライエントの実際の反応を比較し、どの程度その成果が到達されているのかを判断すること。
表出的行動	役割遂行について人が示す感情や態度。
開かれた系	開放システムとも。環境との間で物質やエネルギーの交換がみられるシステム。→閉じられた系
フィンク	Fink,SL。アメリカの心理学者。危機を、①衝撃、②防御的退行、③承認、④適応、の4つの段階で示した。
部分代償システム	部分的な援助システムのこと。一部は患者自身がセルフケア要件をみたすことができるが、一部はできないため看護師の支援を必要とする場合。
閉鎖システム	閉じられた系とも。環境との間で物質やエネルギーの交換がみられないシステム。→開放システム
ベルタランフィ	Ludwig von Bertalanffy、1901-1972。オーストリア出身の理論物理学者。一般システム理論の提唱者。同理論は生物学にとどまらず、心理学、社会学、システム工学など多くの分野に影響を与えた。
防衛規制	無意識的な問題解決の対処。意識的な対処はコーピングという。

ま	
マズロー	Abraham H. Maslow、1908-1970。アメリカの心理学者。人間主義的心理学の構築にかかわった。
命題	「○○は△△である」と明確な判断を述べたもの。
問題中心のコーピング	苦痛をもたらす厄介な問題を巧みに処理し、変化させていく対処方法。危険な脅威に満ちた挑戦的な状況が自分の力で変えられると評価されたときに起こる。→情動中心のコーピング
や	
役割機能様式	人間が社会の中で占めている役割に焦点をおいている。役割機能とは、あるひとつの立場を占めている人が、他の立場にいる人に向かって、どのように行動するかということについての一連の期待。ロイ適応看護理論の用語。
ら	
ラザルス	Richard S. Lazarus、1922-2002。アメリカの心理学者。セリエの生理的ストレスに対し、心理的ストレスを提唱した。
理論	実践を左右したり、あるいは観察した事実を説明するために提示される科学的に受け入れられる一般的な原理。
理論的知識	臨床で起こった事柄を実践的知識だけで説明できないときや、もっと高度な技術を学ぼうとするときに、専門的な理論や根拠を学び、よりよい方法を学習すること。ベナーの用語。
リンデマン	Erich Lindemann、1900-1974。アメリカの精神医学者。急性悲嘆反応に関する研究で、危機についてのはじめての理論化を行った。
倫理知	看護の価値と患者に対する倫理道徳基準が日本看護協会や米国看護師協会により規定されている。その基準はクライエントやその家族への看護者の道徳的責務として、看護実践における判断を倫理的知識に基づいて行うことを明記している。カーパーの知の形態の1つ。

索 引

4つの知の形態…… 7
5つの思考様式…… 8

A〜Z

A…… 81, 93, 170
ABCXモデル…… 38
ANA…… 5, 46
C…… 81, 93
CP…… 147
cue…… 147
E…… 68, 93, 170
ESWL…… 116
F…… 81, 93
I…… 81
ICN…… 46, 48
ICNP…… 46
IT…… 46
JNA…… 5
NANDA…… 46, 144
NANDA-I…… 46, 75
NANDAインターナショナル
　　…… 46, 75
NIC…… 46
NOC…… 46
O…… 68, 81, 93, 170
P…… 81, 93
R…… 81, 93
S…… 81, 93, 170
SLE…… 101
SST…… 60, 68
T…… 68, 93, 170

あ

アーネスティン・ウィーデン
　バック…… 16
愛情のニード…… 22
アイダ　J. オーランド…… 16
アイデンティティ…… 25
アイモジン　M. キング…… 16
アウトプット…… 72
アギュララ…… 34
アセスメント…… 43, 50, 145
アブデラ…… 16
安全のニード…… 21
安定器…… 73

い

医学的にいう機能…… 144
痛み…… 156
一次的役割…… 77
一次評価…… 31
一人前レベル…… 174
一般システムモデル…… 27
一般システム理論…… 18
一般モデル…… 19, 21
意図的過程…… 98
インプット…… 72, 78

う

ウィーデンバック…… 16
ヴェリティヴィティ…… 77

え

栄養－代謝パターン…… 143, 148, 154, 158, 164
栄養不足…… 154
エリクソン…… 24
演繹…… 19
円熟期…… 26
援助仮説…… 137
援助役割…… 175
エンパワーメント…… 129

お

大橋薫…… 37
オーランド…… 16
親乳児間分離…… 154
オレム…… 5, 16, 95
オレム－アンダーウッド理論
　　…… 100

か

カーパー…… 7
外因性肥満…… 154
開拓利用…… 109, 110, 113, 123
外的活動…… 97
介入…… 44, 76
概念…… 2
回避的コーピング…… 154
カイロス…… 33
カウンセラーの役割…… 112
核家族…… 36
学術用語…… 46
革新器…… 73
過失…… 51
仮説検証…… 145, 147
仮説生成…… 145, 147

家族アセスメントの構造…… 130
家族エンパワーメント…… 129
家族看護モデル…… 36, 38, 128
家族機能…… 37
家族システムの 5 つの特性
　…… 38
家族システム理論…… 37
家族周期…… 37
家族ストレス対処理論…… 37
家族の機能的側面…… 132
家族の形態…… 36
家族の構造的側面…… 132
家族の定義…… 36
家族発達理論…… 37
語り…… 179
価値－信念パターン…… 143,
　152, 162, 165
活動－運動パターン…… 143,
　148, 160, 165
ガリソン…… 34
カルガリー家族アセスメントモ
　デル…… 129
感覚過負荷…… 154
感覚減弱…… 154
間欠的便秘パターン…… 154
看護介入…… 44, 76
　―分類…… 46
看護過程…… 2, 4, 9, 42, 50
　―の構成要素…… 4, 42
　―の構造…… 42
看護記録…… 50
看護研究…… 2
看護現象…… 18, 19
看護事故…… 51
看護システム論…… 99

看護実践…… 2, 50
　―国際分類…… 46
　―の責務…… 49
看護診断…… 44, 46, 75, 144, 157,
　166
看護成果分類…… 46
看護的にいう機能…… 144
看護の基本となるもの…… 54
看護の自立…… 3
看護モデル…… 19
看護理論…… 2, 4, 12, 18
　―の歴史的位置づけ…… 13
関連因子…… 157, 166
関連刺激…… 77, 81

き

危機…… 33
　―的移行…… 37
　―プロセス…… 34
　―モデル…… 33, 34, 35
　―理論…… 33
期待される成果…… 44
機能…… 144
帰納…… 19
技能…… 175
　―習得モデル…… 173
機能的健康パターン…… 143,
　144, 158, 164
機能パターン…… 144 146
機能不全パターン…… 144 146
基本的看護…… 55
　―システム論…… 99
　―の構成要素…… 56, 57
基本的欲求…… 59
キャプラン…… 33, 34

急性疼痛…… 166
急性悲嘆反応…… 33
教育・支援システム…… 99
教育的役割…… 111
共同問題…… 147
寄与的行動…… 75, 77
キング…… 16
筋拘縮リスク状態…… 154

く

クライエント…… 4, 7
クラスタリング…… 145
グランド・セオリー…… 19
クリティカルシンキング…… 8, 9
クリニカルラダー…… 175
軍隊精神医学…… 33

け

計画立案…… 44
経験知…… 7
軽度不安…… 154
欠損動機…… 22, 23
欠乏欲求…… 22, 23
健康…… 152
　―逸脱に関するセルフケア要
　件…… 98, 103
　―管理不足（特定領域の）
　…… 154
　―行動…… 145
　―知覚－健康管理パターン
　…… 143, 148, 158, 164
　―な対象に対する人間観
　…… 56, 57
　―パターン…… 144
現象…… 18

―学…… 19

こ

効果器…… 77
行動主義心理学…… 21
行動のアセスメント…… 72, 75
広範囲理論…… 19
高齢者…… 79, 156
コーチング…… 176
ゴードン…… 5, 143
コーピング…… 30, 31
　―過程…… 31
　―・ストレス耐性パターン
　　…… 143, 152, 162, 165
　―・プロセス…… 72
ゴーラン…… 34
国際看護師協会…… 46, 48
個人情報…… 50, 59
　―の保護に関する法律…… 51
　―保護…… 51
　―保護法…… 50
骨粗鬆症…… 101
骨転移…… 101
コンセプト…… 2
コントロール過程…… 77

さ

サポートシステム…… 77
　―不足…… 154
サリバン…… 108
三次元的役割…… 77
残存刺激…… 77, 81

し

ジーン・ワトソン…… 17

ジェットコースターモデル
　…… 38
刺激のアセスメント…… 72, 75
自己概念様式…… 74, 77
自己実現のニード…… 22
自己知覚−自己概念パターン
　…… 143, 150, 162, 165
思春期…… 25
シスター・カリスタ・ロイ
　…… 3, 5, 16, 70
システム…… 27
　―スループット…… 27
　―的思考…… 129
実施…… 44
実践的知識…… 173
実践理論…… 19
児童期…… 25
社会的拒絶…… 154
集団アイデンティティ様式
　…… 74
重度不安（パニック）…… 154
手段的行動…… 75, 77
出力…… 27, 30, 72
守秘義務…… 50, 51, 52
受容的行動…… 75, 77
ジョイス・トラベルビー…… 16
焦点刺激…… 77, 81
情動中心のコーピング…… 32
小範囲理論…… 19
情報解釈上のエラー…… 147
情報技術…… 46
情報収集…… 50, 145
情報収集上のエラー…… 147
情報提供者の役割…… 111
褥瘡（特定ステージの）…… 154

初心者レベル…… 174
所属のニード…… 21
ジョンソン，ドロシー…… 18, 70
ションツ…… 34
人格的自己…… 74
新人レベル…… 174
身体的自己…… 74
診断指標…… 157, 166
診断的推論…… 147
診断的手がかり…… 147
診断的判断…… 145
心理的ストレス…… 30
診療情報…… 50

す

睡眠−休息パターン…… 143, 150, 160, 165
睡眠パターン逆転…… 154
スキル…… 111
スチュアート・ドレイファス
　…… 172, 173
スティーブンス…… 3
ステュアート…… 36
ストレス・コーピング理論
　…… 172
ストレス源…… 136
ストレス反応…… 30
ストレッサー…… 30

せ

生活周期…… 25
精神分析学…… 21
生体システム…… 28
成長動機…… 22, 23
成長発達に関するセルフケア要

件……97, 103
成長モデル……35
成長欲求……22
成年期……26
生理的ストレス……30
生理的ニード……21
生理的様式……73, 77
セクシュアリティ−生殖パター
　ン……143, 150, 162, 165
切実なニード……112
セリエ……30
セルフケア……97
　―・エージェンシー……99
　―能力……98, 99
　―不足の理論……98
　―要件……97
　―理論……97
潜在的機能不全パターン
　……144, 146
全身性エリテマトーデス……101
全人的……176, 186
全代償システム……99
全体像……166
全体的セルフケア不足（特定レ
　ベルの）……154
専門用語……46

そ
早期胃癌……179
相互依存様式……75, 77
相互作用理論……109
壮年期……26
組織能力……178
尊重のニード……22

た
第3勢力の心理学……21
体外衝撃波結石破砕術……116
対処機制……72, 77, 78
対処行動……32
大腿骨頸部骨折……156
代理人の役割……112
大理論……19
タキソノミーⅠ……47
タキソノミーⅡ……47
達人レベル……175
探索的アプローチ……128

ち
注意集中不足……154
中堅レベル……174
中等度不安……154
中範囲理論……19
長期臥床……79
調節器……72, 77
直接的ヒューマンサービス
　……96
直線的思考……129
直系制家族……36
治療的判断……145

て
手がかり……147
適応……77
　―看護理論……70, 71
　―システム……74, 77
　―的反応……77
　―問題……77
　―レベル……78

転倒リスク状態……168

と
同一化……109, 110, 113, 122
道具的行動……75
統合失調症……59, 133
疼痛自己管理不足……154
ドゥリン……34
閉じられた系……29
トメイ……3
トラベルビー……16
ドレイファス……172, 173
　―・モデル……172
ドロシー・ジョンソン……18, 70
ドロセア・オレム……5, 16, 95

な
ナイチンゲール……3, 12
内的活動……97
ナラティブス……179
難問発生状況……33

に
ニーズ……21
ニード……21
　―階層……22
二次的役割……78
二次評価……31
二重ABCXモデル……38, 39
日本看護協会……5, 48
日本国憲法……48
乳癌……101
乳児期……24
ニューマン，マーガレット
　……16

入眠困難……154
入力……27, 30, 72
尿路結石症……115
人間愛……95
人間主義的心理学……21
人間知……8
認知器……73, 78
認知障害リスク状態……154
認知-知覚パターン……143, 150, 160, 165

の

ノンコンプライアンスリスク状態（特定領域の）……154

は

バージェス……36
バージニア・ヘンダーソン……5, 16, 54
パースイ……17
パーソンズ……37
ハーマー……54
媒介過程……28, 31
排泄パターン……143, 148, 158, 164
ハイデッカー……172
パターン……144
発達過程……24
発達遅延：コミュニケーション技能（特定タイプの）……154
発達遅延：社会的技能（特定の）……154
発達遅延：セルフケア技能（特定レベルの）……154
発達遅延：歩行……154

発達モデル……24
パトリシア・ベナー……5, 17, 172
ハリー・ヘルソン……70
反応性うつ病（特定焦点の）……154

ひ

非効果的治療計画管理リスク状態（特定領域の）……154
非効果的反応……78
非効果的否認または否認……154
非代償性感覚喪失（特定タイプと程度の）……154
非代償性記憶喪失……154
美的知……7
皮膚損傷リスク状態……154
肥満リスク状態……154
ヒューバート・ドレイファス……172, 173
ヒューマニズムの心理学……21
評価……45, 76, 78
表出的行動……75, 78
病人に対する人間観……56, 57
開かれた系……29
ヒル……37
ヒルガデード　E. ペプロウ……5, 15, 108

ふ

ファミリー・ライフサイクル……37
不安……101
フィードバック……4, 28
フィジカルアセスメント……186

フィンク……34, 35
夫婦制家族……36
フェイ G. アブデラ……16
複合制家族……36
フッサール……19
部分代償システム……99
普遍的セルフケア要件……97, 102
フリードマン……36, 37
―家族アセスメントモデル……128
フレデリック……34
フローレンス・ナイチンゲール……3, 12
プロセスレコード……114, 115, 116
分類法Ⅰ……47
分類法Ⅱ……47

へ

米国看護師協会……5, 18, 46
ベナー……5, 17, 172
ペプロウ……5, 15, 108
ヘルスケアシステム……96
ヘルソン……70
ベルタランフィ……29, 37, 70
ヘンダーソン……5, 16, 54
便秘リスク状態……167

ほ

防衛機制……31
方向づけ……109, 110, 112, 116
法的責任……51
北米看護診断協会……46, 144
保健師助産師看護師法……49

ホメオスターシス…… 29
ホリスティック…… 176, 186

ま

マーガレット・ニューマン
　…… 16
マーサ　E. ロジャース…… 16
マージョリー・ゴードン…… 5,
　143
マードック…… 37
マクマナス…… 46
マズロー…… 21, 108
マッカバン…… 38
マッギール看護モデル…… 128
松原治郎…… 37
マドレーヌ M. レイニンガー
　…… 16
マリーナー・トメイ…… 3
慢性疼痛…… 167

み

未解決の自立-依存葛藤…… 154
未知の人の役割…… 111
ミラー…… 108

め

命題…… 55, 95
メズィック…… 34
メタパラダイム…… 95, 173
メレイス…… 3

も

目標…… 44, 76
モデル…… 19
モニタリング…… 176

モラトリアム…… 25
問題解決…… 109, 110, 113, 126
問題中心のコーピング…… 31, 32

や

役割-関係パターン…… 143,
　150, 162, 165
役割機能様式…… 75, 78
役割遂行能力…… 178
安らぎ…… 173

ゆ

ユニタリーマン…… 47

よ

幼児後期…… 25
幼児前期…… 25
予期不安（軽度、中等度、重度）
　…… 154
弱い親乳児間愛着…… 154

ら

ライフサイクル…… 25
ラザルス…… 30, 172

り

リーダーシップ的役割…… 112
リチャード・ラザルス…… 172
理論…… 3, 18, 19
　―的知識…… 173
リンデマン…… 33
倫理綱領…… 48, 49
倫理知…… 7
倫理的判断…… 145

る

ルーベンフェルド…… 8, 9

れ

レイニンガー…… 16

ろ

ロイ…… 3, 5, 16, 70
　―適応看護理論…… 71
ローズマリー・リゾ・パースイ
　…… 17
ロジャーズ…… 16

わ

渡辺式家族アセスメントモデル
　…… 5, 129, 131
ワトソン…… 17

事例でわかる　看護理論を看護過程に生かす本

2008年8月4日　第1版第1刷発行	編著者	小田　正枝
	発行者	有賀　洋文
	発行所	株式会社　照林社

〒112-0002
東京都文京区小石川2丁目3-23
電　話　03-3815-4921（編集）
　　　　03-5689-7377（営業）
http://www.shorinsha.co.jp/
印刷所　大日本印刷株式会社

● 本書に掲載された著作物（記事・写真・イラスト等）の翻訳・複写・データベースへの取り込み、および送信に関する許諾権は、照林社が保有します。
● 本書の無断複写は、著作権法上での例外を除き禁じられています。本書を複写される場合は、事前に許諾を受けてください。
● 万一、落丁・乱丁などの不良品がございましたら、「制作部」あてにお送りください。送料小社負担にて良品とお取り替えいたします（制作部 ☎0120-87-1174）

検印省略（定価はカバーに表示してあります）
ISBN978-4-7965-2175-8
©Masae Oda / 2008 / Printed in Japan